"十二五"职业教育国家规划教材
经全国职业教育教材审定委员会审定

 全国中医药行业高等职业教育"十二五"规划教材

# 市场营销学

（供药品经营与管理、药品服务与管理、药学专业用）

主　编　金文辉（长春中医药大学）
　　　　袁定明（重庆三峡医药高等专科学校）

副主编　刘　徽（辽宁医药职业学院）
　　　　马翠兰（南阳医学高等专科学校）
　　　　张春玲（北京卫生职业学院）
　　　　郭莉华（邢台医学高等专科学校）

编　委　（以姓氏笔画为序）
　　　　王　力（江西中医药大学）
　　　　文占权（北京中医药大学）
　　　　严　洁（遵义医药高等专科学校）
　　　　李双力（重庆三峡医药高等专科学校）
　　　　张　琳（南阳医学高等专科学校）
　　　　赵文骅（山西药科职业学院）

U0346311

中国中医药出版社
·北京·

图书在版编目（CIP）数据

市场营销学/金文辉，袁定明主编 . —北京：中国中医药出版社，2015.8（2022.3 重印）
全国中医药行业高等职业教育"十二五"规划教材
ISBN 978 - 7 - 5132 - 2596 - 0

Ⅰ.①市… Ⅱ.①金… ②袁… Ⅲ.①市场营销学 - 高等职业教育 - 教材
Ⅳ.①F713.50

中国版本图书馆 CIP 数据核字（2015）第 128453 号

**中国中医药出版社出版**
北京经济技术开发区科创十三街 31 号院二区 8 号楼
邮政编码 100176
传真 010 - 64405721
三河市同力彩印有限公司印刷
各地新华书店经销

开本 787 × 1092 1/16 印张 19 字数 425 千字
2015 年 8 月第 1 版 2022 年 3 月第 7 次印刷
书 号 ISBN 978 - 7 - 5132 - 2596 - 0
定价 55.00 元
网址 www. cptcm. com

**服 务 热 线 010 - 64405510**
**购 书 热 线 010 - 89535836**
**侵 权 打 假 010 - 64405753**

**微信服务号 zgzyycbs**
**微商城网址 https://kdt. im/LIdUGr**
**官 方 微 博 http://e. weibo. com/cptcm**
**天猫旗舰店网址 https://zgzyycbs. tmall. com**

如有印装质量问题请与本社出版部联系（010 - 64405510）

# 前　言

中医药职业教育是我国现代职业教育体系的重要组成部分，肩负着培养中医药多样化人才、传承中医药技术技能、促进中医药就业创业的重要职责。教育要发展，教材是根本，在人才培养上具有举足轻重的作用。为贯彻落实习近平总书记关于加快发展现代职业教育的重要指示精神和《国家中长期教育改革和发展规划纲要（2010—2020年）》，国家中医药管理局教材办公室、全国中医药职业教育教学指导委员会紧密结合中医药职业教育特点，充分发挥中医药高等职业教育的引领作用，满足中医药事业发展对于高素质技术技能中医药人才的需求，突出中医药高等职业教育的特色，组织完成了"全国中医药行业高等职业教育'十二五'规划教材"建设工作。

作为全国唯一的中医药行业高等职业教育规划教材，本版教材按照"政府指导、学会主办、院校联办、出版社协办"的运作机制，于2013年启动了教材建设工作。通过广泛调研、全国范围遴选主编，又先后经过主编会议、编委会议、定稿会议等研究论证，在千余位编者的共同努力下，历时一年半时间，完成了84种规划教材的编写工作。

"全国中医药行业高等职业教育'十二五'规划教材"，由70余所开展中医药高等职业教育的院校及相关医院、医药企业等单位联合编写，中国中医药出版社出版，供高等职业教育院校中医学、针灸推拿、中医骨伤、临床医学、护理、药学、中药学、药品质量与安全、药品生产技术、中草药栽培与加工、中药生产与加工、药品经营与管理、药品服务与管理、中医康复技术、中医养生保健、康复治疗技术、医学美容技术等17个专业使用。

本套教材具有以下特点：

1. 坚持以学生为中心，强调以就业为导向、以能力为本位、以岗位需求为标准的原则，按照高素质技术技能人才的培养目标进行编写，体现"工学结合""知行合一"的人才培养模式。

2. 注重体现中医药高等职业教育的特点，以教育部新的教学指导意见为纲领，注重针对性、适用性及实用性，贴近学生、贴近岗位、贴近社会，符合中医药高等职业教育教学实际。

3. 注重强化质量意识、精品意识，从教材内容结构、知识点、规范化、标准化、编写技巧、语言文字等方面加以改革，具备"精品教材"特质。

4. 注重教材内容与教学大纲的统一，教材内容涵盖资格考试全部内容及所有考试要求的知识点，满足学生获得"双证书"及相关工作岗位需求，有利于促进学生就业。

5. 注重创新教材呈现形式，版式设计新颖、活泼，图文并茂，配有网络教学大纲指导教与学（相关内容可在中国中医药出版社网站 www.cptcm.com 下载），符合职业院校学生认知规律及特点，以利于增强学生的学习兴趣。

在"全国中医药行业高等职业教育'十二五'规划教材"的组织编写过程中，得到了国家中医药管理局的精心指导，全国高等中医药职业教育院校的大力支持，相关专家和各门教材主编、副主编及参编人员的辛勤努力，保证了教材质量，在此表示诚挚的谢意！

我们衷心希望本套规划教材能在相关课程的教学中发挥积极的作用，通过教学实践的检验不断改进和完善。敬请各教学单位、教学人员及广大学生多提宝贵意见，以便再版时予以修正，提升教材质量。

国家中医药管理局教材办公室
全国中医药职业教育教学指导委员会
中国中医药出版社
2015 年 5 月

# 编写说明

全国中医药行业高等职业教育"十二五"规划教材《市场营销学》是由全国中医药职业教育教学指导委员会、国家中医药管理局教材办公室统一规划、宏观指导，中国中医药出版社具体组织，全国多所开展中医药高等职业教育的院校联合编写。

本教材的指导思想是以国家部署加快发展现代职业教育，牢固确立职业教育在国家人才培养体系中的重要位置为前提，在力求达到职业教育专业设置与产业追求、课程内容与职业标准、教学过程与生产过程"三对接"的目标中，起到至为关键的作用。

本教材以服务人才培养为目标，坚持以育人为本，充分发挥教材在提高人才培养质量中的基础性作用，力求充分吸收最新的教育、教学改革成果；以高职人才培养目标及高职学生教学特点为出发点，在保持较为完整的市场营销理论体系上，力求做到以实践为基础，理论与实践相结合。

本教材注重实用性与针对性的原则，对于市场营销理论既注重与其他专业课程的衔接，又体现合理够用，重点强调理论为实践服务。通过对本门课程的学习，使学生了解、熟悉和掌握市场营销学的基本概念、基本原理及进行市场分析的一些基本方法，重点是掌握对现代营销观念和方法的分析，从中得到锻炼和提高。

本教材共分十二章，编写分工如下：第一章市场营销学总论由北京中医药大学文占权负责编写；第二章市场营销环境分析由重庆三峡医药高等专科学校袁定明负责编写；第三章消费者市场与消费者购买行为分析由重庆三峡医药高等专科学校李双力负责编写；第四章市场调研与预测由北京卫生职业学院张春玲负责编写；第五章市场竞争战略由南阳医学高等专科学校马翠兰负责编写；第六章目标市场营销战略由南阳医学高等专科学校张琳负责编写；第七章产品策略由江西中医药大学王力负责编写；第八章价格策略由山西药科职业学院赵文骅负责编写；第九章分销渠道策略由辽宁医药职业学院刘徽负责编写；第十章促销策略由遵义医药高等专科学校严洁负责编写；第十一章市场营销计划、组织与控制由长春中医药大学金文辉负责编写；第十二章几种新的营销方式由南阳医学高等专科学校马翠兰负责编写。本教材供药品经营与管理、药品服务与管理、药学专业用。

由于编者水平所限及营销学的迅速发展，本教材内容难免会存在一些缺点和不足之处。敬请广大师生在使用时提出宝贵意见，以便再版时修订和提高。

《市场营销学》编委会
2015 年 7 月

# 目　录

## 第一章　市场营销学总论

## 第二章　市场营销环境分析

# 第一章  市场营销学总论

 本章重点

1. 市场营销学的基本概念。
2. 企业经营观念。
3. 顾客满意与顾客让渡价值。
4. 市场营销管理过程。

【基本概念】

医药市场营销，需要、欲望和需求，市场营销观念，社会市场营销观念，顾客满意，顾客让渡价值。

【引导案例】

天津天士力集团是我国最早提出并全面实现现代中药推广的企业之一。天士力集团研制生产的"复方丹参滴丸"是国内制药企业第一个通过美国 FDA – IND 临床用药申请的中药，实现了"国药"进军国际市场"零"的突破；2013 年，复方丹参滴丸的销售额达到了 29 亿元。天士力以其卓越的市场把握能力、精细的差异化营销策略、强烈的创新意识赢得了市场的认同。

1. 适应市场需求，打造现代中药概念　传统中药已有数千年的历史，有系统的理论与丰富的临床经验，然而由于中药材质量不稳定、生产工艺技术和剂型比较落后、传统中药质量标准体系不完善及控制方法落后等原因，严重制约了中药行业技术水平的发展，并且与未来国际医药业的发展趋势格格不入。

为改变人们对中药的传统看法，天士力在国内率先提出"现代中药"的概念，致力于将中药发展成为"高、精、尖"的产品，把中药产业打造成与时俱进的现代化产业。10 年来，天士力总是在中药现代化过程中的每一个转折关头发挥着示范作用。

天士力率先与医学科研机构的专家合作，在陕西建立了全国第一家国家级的丹参GAP（中药材生产质量管理规范）药研基地，开辟了我国符合 GAP 标准化的中药原药材培育生长的"第一生产车间"。而后，又在云南、湖南等地分别建立了三七、冰片药源基地。

经过多年研究和实践，天士力首倡中药提取生产质量管理规范——GEP，将中药提取标准化，以解决中药材本身所含有的毒性成分和重金属含量及农药残留的纯化处理问题，这将成为世界制药史上第一个由中国企业提出建立的规范标准。

为了不断提高产业化规范和水平，天士力还投资近 2 亿元，严格按照国际药品生产管理规范标准，兴建天士力高科技产业园，并先后通过了 GMP 认证和 ISO9001 - 2000质量管理体系认证。

不断创新给天士力的发展带来了无限生机。其产品复方丹参滴丸是国内制药企业中第一个通过美国 FDA - IND 临床用药申请的中药，改写了西方几百年来封锁中药制剂的历史。2013 年复方丹参滴丸的销售额达到了 29 亿元，创下了国内药品单一品种销售额的奇迹。

**2. 通过专业学术推广，确立业内专家形象**　天士力是一个以生产处方药为主的医药企业，而在处方药的形象建立与市场推广方面，医生是关键环节。之所以经常看到国内药业的销售起落较大，而合资药厂如中美史克、西安杨森、上海强生、北京诺华及国内的天士力、丽珠等的产品销售一般比较平稳，原因就在于医生处方是建立药品品牌的第一因素。

天士力的两位掌舵人闫希军和吴乃峰都是军医出身，深知医生推荐比广告效果要好得多，因此天士力一直以医院销售作为突破口，提升销售业绩，这便为公司提供了其他中药企业没有的平台。现在天士力处方药分公司的目标医院已经达到 1600 多个。

源于这种专家定位，学术推广成了天士力的主要营销模式。几乎每个星期，天士力都要举办会议来做医院的工作。每次会议规模一般保持在 200 多人，请来的嘉宾有医院院长、医生、药剂科主任等，如其组织的"现代医院高级培训班"，一次就来了 400 多人。前来的医生参观公司后，往往会对天士力的产品更放心，天士力希望通过此举可以影响更多的医务工作者。

除了常规的推广会，天士力每年还要举办一两次大型的学术研讨会。如天士力承办的中国首届中医药文化节，获得了天津市政府、卫生部（现国家卫生和计划生育委员会，下同）和国家中医药管理局的支持，影响了相当一部分中高层医务工作者。

**3. 通过事件营销，影响医生和消费者**　天士力创业初期靠扎实的医院推广来做广告、做口碑。在之后的发展中，天士力启动了一系列公关活动和包装，不但为企业和产品吸引了社会广泛关注的眼球，而且大大提高了企业的社会美誉度。

天士力研制生产的复方丹参滴丸通过美国 FDA 的临床认证，实现了"国药"进军国际市场"零"的突破。天士力抓住这一难得的题材，在国内进行了广泛的公关宣传，并取得良好效果。

2001 年 6 月，由天士力主持策划的"健康之星天士力行"活动在中华大地启动并以燎原之势全面展开。天士力在各地举办了多次大规模的健康讲座与义诊活动，这些关爱老人、造福社会的善举得到了各地政府和老龄委的认同和大力支持。迄今为止，已经有超过 100 万的中老年人报名参加，共有 1000 多人亲临天津天士力现代中药城参观交流。

2003 年非典（重症急性呼吸综合征、SARS）肆虐的关键时刻，天士力表现出了一个优秀品牌的从容与远见。非典发生后，天士力不仅迅速承诺绝对保证产品品质一流、绝不涨价，还陆续向中国红十字会、北京红十字会、天津海河医院、北京小汤山医院等单位捐赠了大批抗病毒药品、物资及现金。天士力集团负责人甚至不顾个人安危，亲临非典防治一线，与有关方面共商抗非大计。天士力在非典时期积极的公关活动，引来各大媒体的关注，让天士力赢得了消费者的充分信任，至今仍成为人们的美谈。

**4. 弘扬中医药文化，积极开拓国际市场**　天士力认识到，产业化光靠技术是不够的，必须创新中医药文化，使其焕发新的生命力。只有这样，方能达到全民的统一认识，达到中医药进入科学时代的共识。而国际市场的开拓同样缺不了文化这件武器，因为东西方两大医学的差距其实根源也在于文化。因此天士力把中医药文化导入产业、融入产品，推动产业的发展，并期待有朝一日将中医药文化传遍世界。

在这方面，天士力踏踏实实做了很多事，不仅策划并承办了"中国首届中医药文化节"，创造了《中华医药图》巨型浮雕，更加宏伟的中医药博物馆、现代中药港等也正在建设中。

天士力首倡并承办了"中国首届中医药文化节"。这次文化节以独特的魅力吸引了全世界的目光，成为汇聚业界精英的一次盛会。更重要的意义在于，天士力用匠心独具的方式，为海内外人士、学者和企业界之间架起了交流合作的桥梁，在使中国医药让全世界了解和认同方面跨出了坚实的一步。

天士力历时 2 年、耗资 300 多万建造了浮雕巨作《中华医药图》，其目的是要唤起人们对于中华文化的自豪感，也是要提醒天士力人振兴民族医药的责任感。这座巨型浮雕全长 150m，高 1.8m。它记录了上古至今辉煌的医药发展历史，记载了重大历史事件 16 个，从神农尝百草、伏羲制九针而开先河，到吴谦奉旨编修《医宗金鉴》，荟萃了《黄帝内经》《神农本草经》《本草纲目》等医学典籍 28 部，包括神农、伏羲、扁鹊、华佗、李时珍等在内的古代医药巨人 132 位，对中医药的成就做了最形象和最生动的解读。今天，这幅《中华医药图》已经被载入吉尼斯世界纪录。

天士力对中医药文化不遗余力的推广，不仅有效带动了产品营销，强化了企业的核心竞争力，也使其离"现代中药，人类共享"的终极目标越来越近。

【导语】

由上述案例可见，医药企业产品的市场营销工作只有符合了现代市场营销理念才能在市场上获得成功。随着我国社会主义市场经济体系的不断完善，以及消费者健康需求整体水平的提高，我国医药市场得到了迅速发展，医药市场结构渐趋成熟。但同时市场竞争也日益加剧，医药市场充满了机遇和竞争风险。我国医药企业必须树立正确的现代市场营销观念，提高科学制定营销策略的水平，提高医药企业的核心竞争力。下面我们就对市场营销学的基本理论进行学习探讨。

<h1 style="text-align:center">第一节　市场营销学基本概念</h1>

## 一、市场与医药市场

市场是商品经济的范畴，哪里有社会分工和商品生产，哪里就有市场。

医药市场是医药企业从事营销活动的出发点，正确理解医药市场的含义是医药企业正确制定营销策略的基础。

### （一）市场的定义

关于市场的概念，主要有以下 3 种看法：

1. 市场是指买方和卖方进行商品交换的场所。这是一个时空概念，也是市场的原始概念，如中药材批发市场、安国药材市场等，就是这种意义的市场。

2. 市场是指商品交换关系的总和。随着社会分工和商品生产的发展，商品交换日益频繁和广泛，市场无处不在。在现代社会，交换渗透到社会生活的各个方面，打破了时空的限制，交换不一定都需要固定的时间和地点。因此市场就不仅是指具体的交易场所，而且还指所有卖者和买者实现商品交换关系的总和。市场包括供给和需求两个相互联系、相互制约的方面，是二者的统一体。这是市场的一般概念，经济学中所讲的"市场"就是指这样一个范畴。

3. 市场是指对某种或某类产品现实和潜在需求的总和。这是从营销学角度理解和使用的市场概念。在这里，市场专指买方和需求，而不包括卖方和供给，卖方构成行业，买方组成市场。在营销学的范畴，"市场"往往等同于需求。如"减肥药的市场很大"，并不是指减肥药的交易场所很大，而是指人们对于减肥药的需求很大。

### （二）医药市场的定义

医药市场是指个人和组织对医药产品现实和潜在需求的总和，即对医药产品的需求构成了医药市场。医药市场具有三个构成要素：人口、购买力和购买欲望。医药市场的这三个要素是相互制约、缺一不可的，只有三者结合起来才能构成市场，才能决定医药市场的规模和容量。例如对于减肥药这类产品，农村虽然人口多，但农民缺乏购买力和购买欲望，因此减肥药在农村的市场不大；而城市人口中有许多需要减肥的人，他们有较强的购买力和购买欲望，减肥药在城市的市场就很大。每一个医药企业所面临的医药产品市场的规模和容量的大小还取决于竞争者的情况。因此医药企业在衡量市场时，不仅要考察市场需求还要考察竞争者。

## 二、市场营销与医药市场营销

### （一）市场营销与医药市场营销的定义

人类对市场营销工作的认识是不断发展的，营销学者对"市场营销"概念的确定也是在不断完善的。美国营销学家菲利普·科特勒（Philip Kotler）认为："市场营销是个人和组织通过创造并同他人交换产品和价值以满足需求和欲望的一种社会管理过程。"2004 年美国市场营销协会（AMA）在夏季营销教学者研讨会上，公布了市场营销的最新定义，即"市场营销既是一种组织职能，也是为了组织自身及利益相关者的利益而创造、传播、传递客户价值，管理客户关系的一系列过程"。

医药企业所从事的医药市场营销是个人和医药组织创造、传播、传递客户价值的一种社会管理过程，可以从以下几个方面理解医药市场营销含义：

1. 医药市场营销的最终目标是"使个人和群体满足需求"。

2. 医药市场营销的核心是"交换"。交换是医药市场营销的核心概念，它是通过提供他人所需、所欲之物来换取自己所需、所欲之物的过程。只有通过交换，才能产生营销活动。交换过程是一个主动、积极寻找机会，满足双方需求和欲望的过程。交换过程能否顺利进行，取决于营销者提供的产品和价值满足顾客需求的程度及交换过程的管理水平。

3. 医药市场营销是一个社会管理过程。市场营销过程是由一系列活动构成的，包括营销调研、产品开发、价格制定、渠道开发、促销、售后服务、计划控制等活动。整个过程不仅是一个计划、组织、实施、控制的管理过程，而且是一个社会过程，企业在营销过程中必须注重自身的社会责任。

## （二）市场营销相关概念

### 1. 需要、欲望和需求

（1）需要　人类的需要是市场营销的基石。所谓需要是指人们与生俱来的希望得到满足的某些基本感受状态。如为了生存与发展，人们会有生理、安全、归属、受人尊重和自我实现的需要。这些需要存在于人类自身生理和社会之中，是客观的，市场营销者可以用不同方式去满足它，但不能凭空创造。药品满足的是人类对健康的需要。

（2）欲望　欲望是指想得到上述需要的具体满足物品的愿望。人们由于文化及社会环境等的不同，为满足相同的需要会产生不同的欲望。如为了满足治疗感冒的需要，由于接受的文化教育背景不同，有的人会选择用中药，有的人更偏好西药。企业可以通过促销等活动去影响人们的欲望。

（3）需求　需求是指人们有能力购买并愿意购买某种产品的欲望。人们的欲望是无穷的，只有有支付能力的欲望才是需求。营销者不仅要了解有多少顾客愿意购买其产品，还要了解他们是否有一定的支付能力。

综上所述，欲望是需要的具体化，需求是一定条件下的欲望。需要是客观存在的，营销者不能创造需要，只能满足需要。但是营销者可以影响人们的欲望和需求，企业既要开发适当的产品满足人们的欲望和需求，又要通过正确的营销活动去创造和引导需求，将潜在需求转变为现实需求。

### 2. 产品和服务　
产品是指能够满足人的需要和欲望的任何事物。产品的价值在于它给人们带来对欲望的满足。产品实际上只是获得服务的载体，这种载体可以是有形物品，也可以是不可触摸的、无形的"服务"。

**3. 效用和费用**  效用是消费者对产品满足其需要的整体能力的评价。消费者通常根据这种对产品价值的主观评价和支付的费用来做出购买决定。他将全面衡量产品的费用和效用，选择购买能够使每1元花费带来最大效用的产品。

**4. 交换和交易**  交换是指从他人处取得所需之物，而以自己的某种东西作为回报的行为。交易是交换的基本组成单位，是交换双方之间的价值交换。交换是一种过程，在这个过程中，如果双方达成一项协议，我们就称之为发生了交易。建立在交易基础上的营销可称为交易营销。

**5. 市场营销者**  在交换双方中，如果一方比另一方更主动、更积极地寻求交换，我们将前者称为市场营销者，将后者称为潜在顾客。换句话说，所谓市场营销者，是指希望从别人那里取得资源并愿意以某种有价值的东西作为交换的人。市场营销者可以是卖方，也可以是买方。当买卖双方都表现积极时，我们就把双方都称为市场营销者，并将这种情况称为相互市场营销。

## 三、市场营销与企业职能

迄今为止，市场营销的主要应用领域还是在企业，市场营销学的形成和发展与企业经营在不同时期所面临的问题及其解决方式是紧密联系在一起的。

在市场经济体系中，企业存在的价值在于它能不断提供合适的产品和服务，有效地满足他人（顾客）需要。因此管理大师彼得·德鲁克（Peter F. Drucker）指出，市场营销是企业的核心职能，顾客是企业得以生存的基础，企业的目的是创造顾客，任何组织若没有营销或营销只是其业务的一部分，则不能称为企业。企业的基本职能只有两个，这就是市场营销和创新，其中"营销是企业与众不同的、独一无二的职能"。这是因为：

1. 企业作为交换体系中的一个成员，必须以对方（顾客）的存在为前提。没有顾客，就没有企业。

2. 顾客决定企业的本质。只有顾客愿意花钱购买产品和服务，才能使企业资源变成财富。企业生产什么产品并不是最重要的，顾客对他们所购物品的感受与价值判断才是最重要的。顾客的这些感受、判断及购买行为决定着企业命运。

3. 企业最显著、最独特的功能是市场营销。企业的其他职能，如生产、财务、人事职能，只有在实现市场营销职能的情况下，才是有意义的。因此市场营销不仅以其"创造产品或服务的市场"本质将企业与其他组织区分开来，而且不断促使企业将营销观念贯彻于每一个部门。

## 四、市场营销与推销

在现实中，一些企业管理人员认为营销就是"有组织地执行销售职能"。他们着眼于用"我们的产品"寻求"我们的市场"，而不是立足于顾客需求、欲望和价值的满足。但是市场营销并不等于"推销"，"推销"仅仅是现代企业市场营销活动的一部分。

美国市场营销学权威菲利普·科特勒（Philip Kotler）指出："推销是企业市场营销人员的职能之一，但不是其最重要的职能，推销只是'市场营销冰山'的一角。这是因为如果企业的市场营销人员搞好市场营销研究，了解购买者的需求，按照购买者的需求来设计和生产适销对路的产品，同时合理定价，搞好分销、销售促进等市场营销工作，那么这些产品就能轻而易举地推销出去。"因此企业尽管也需要做销售工作，但市场营销的目标却是要减少推销工作，甚至使得推销行为变得多余。

## 五、全面质量管理

在市场营销过程中，虽然与顾客打交道的是营销部门，但对营销效果产生影响的不仅有营销部门，其他部门也会对营销效果产生影响。很显然，再出色的营销部门也无法弥补劣质产品或服务所带来的恶劣影响。从产品的设计制造程序看，虽然研发部门可按市场需求开发出新产品，但生产部门未必能有效地制造，营销部门也未必能积极推销。所以良好的营销效果需要企业内部所有部门协同提供高质量的产品和服务，这样顾客才会满意，企业才会产生盈利。

营销管理者应当将改进产品和服务质量视为头等大事，产品和服务的质量同顾客关系和公司盈利能力密切相关。更高的质量带来更高的顾客满意，同时也能支撑较高的价格并因销量增加带来更低的成本，从而提高企业的盈利水平。

美国质量管理协会认为，质量是一个产品或服务的特色和品质的总和，这些品质特色将影响产品满足所显示的或所隐含的各种需要的能力，这是一个顾客导向的质量定义。顾客有一系列的需要、要求和期望，当所售的产品和服务符合或超越了顾客的期望时，销售人员就提供了质量。一个能在大多数场合满足大多数顾客的公司就是优质公司。全面质量管理（Total Quality Management，TQM）是一个组织对所有生产过程、产品和服务进行一种广泛的、有组织的管理，以便不断地改进质量工作。

在实行全面质量管理的企业，营销人员必须发挥的重要作用有：①营销者在正确识别顾客的需要和要求时承担着重要责任；②营销者必须确保顾客的要求正确地传达给产品设计者；③营销者必须确保顾客的订货正确并能够及时得到满足；④营销者必须检查顾客在有关如何使用产品方面是否得到了适当的指导、培训和技术性帮助；⑤营销者在售后还应与顾客保持接触，以确保他们的满足能持续下去；⑥营销者应该收集顾客有关改进产品服务方面的意见，并将其反馈到公司有关部门。当营销人员做了上述一切后，他们就是对全面质量管理和顾客满意做出了自己的贡献。

【相关案例】

### 市场在哪里

有这样一个故事，英国的一家制鞋企业派一位销售人员到非洲的一个小岛考察市场，一个星期后，销售人员发回电报："岛上居民从来没有穿鞋的习惯，此地没有市场。"后来这个企业又派了一位营销人员去考察市场，一星期后营销人员也发回电报：

"我发现了一个新的市场！岛上居民人数很多，从来没有穿鞋的习惯，如果我们能教会他们穿鞋，这里将是一个巨大的市场！"最后，企业再派了一位营销人员访问该岛，该营销人员考察之后发回电报说："岛上盛产香蕉，我们可以通过收购当地产的香蕉，使居民有钱购买我们的鞋。"

## 第二节　企业经营观念

企业经营观念是企业管理人员在组织和策划企业营销活动时所依据的基本指导思想和行为准则，是对于市场的根本态度和看法。企业经营观念不是固定不变的，它随着企业经营活动和实践的发展而发展。不同的市场经济环境形成了不同的市场营销观念。随着经济的发展和社会的进步，那些曾发挥过积极作用的经营观念已显得过时与陈旧，与现代市场经济格格不入。但是任何一种经营观念的形成，都离不开对旧的经营观念的继承与发展。因此学习与研究现代经营观念，必须建立在对传统经营观念的正确认识的基础上。

以美国为代表的西方国家企业在营销实践中，大致形成了以下几种经营观念。

### 一、传统企业经营观念

#### （一）生产观念

这是一种最古老的经营观念，它产生于产业革命完成之时。当时整个社会的经济和技术比较落后，生产满足不了消费需求，产品处于供不应求的状态。这种"以生产为导向"的经营观念认为，生产厂家只要能向顾客提供买得起、买得到的产品，就会实现销售。坚持"我生产什么、商家就卖什么、消费者就买什么"的经营思想，因此，生产观念只适应于"卖方市场"。企业管理的关键在于能否降低成本，扩大产量，增加销售网点，提供价廉的产品。这种经营观念的重点在于生产而并不在于市场。

我国医药行业曾经历过"生产观念"阶段。在我国计划经济时代，医药行业一直奉行这种生产观念。当时医药生产和流通完全分开，药厂根据指令计划生产药品，医药公司负责流通调拨。中国医药总公司和中国药材总公司在全国按省、地、县分设一级、二级、三级站，将药品层层调拨到医院，然后由医生通过处方将药品用于病人。在当时医药短缺的情况下，医院院长和药剂科主任围着医药公司经理转，希望能得到充足的供应。药厂在这种体制下根本不用考虑销售问题，厂长考虑的主要问题就是如何降低成本和增加产量。这种观念一直持续到 20 世纪 90 年代，直到经济体制改革的深入、医药行业的发展和国际医药巨头纷纷进入中国，中国医药企业的营销观念才有所进步。

#### （二）产品观念

这种观念产生于 20 世纪 30 年代以前。它比生产观念出现的时间稍晚，但二者并存的时间较长。产品观念与生产观念的相同之处在于它们都是以生产为中心，都忽视消费者和市场的存在。所不同的是，产品观念认为，既然消费者购买力有限，那么消费者希望购买到的有限产品中每一件都应是高质量的产品，质量好坏是影响消费者购买的决定性因素，企业应该努力生产和追求质量好、性能强的产品。结果由于过分迷恋于追求产品的高质量，容易忽视消费者的实际需求，从而在企业经营中导致失败。

### （三）推销观念

推销观念盛行于 20 世纪 30 ~ 40 年代。当时西方一些发达国家先后完成了工业革命，生产力得到空前发展，商品生产规模日益扩大，整个社会正在由卖方市场向买方市场过渡，在 1929 年世界经济大危机后，市场购买力更是急剧下降，此时销售积压产品成为各企业的首要任务。奉行推销观念的企业经营者认为，产品是"卖出去的"，而不是"被买出去的"。他们致力于产品的推销和广告活动，以求说服甚至强迫消费者购买。同过去相比，这一阶段的企业开始把注意力转向市场，但仅停留在产品生产出来以后再推销出去的阶段。

## 二、现代企业经营观念

### （一）市场营销观念

市场营销观念产生于 20 世纪初。当时随着二战后科学技术革命的兴起，西方企业的研发和创新能力不断提高，社会产品供应量迅速增加，许多产品供大于求，市场竞争进一步激化。在需求方面，西方各国政府相继推行高福利、高工资、高消费政策，消费需求不断扩大，消费形式也变得更加多样化，购买选择更为精明和苛刻。这就要求企业改变过去单纯以卖产品为中心的思维方式，转向认真研究消费需求，正确选择为之服务的目标市场，并根据目标顾客的需要及其变动，不断调整自己的营销策略。总之，企业的经营指导思想要从过去"一切从企业出发"转变为"一切从顾客出发"，企业的一切活动都围绕着满足消费者需要来进行，其座右铭是"顾客需要什么，我们就生产提供什么"，这是市场营销学的"第一次革命"。

### （二）社会市场营销观念

从 20 世纪 70 年代起，随着全球环境破坏、资源短缺、人口爆炸、通货膨胀和忽视社会服务等问题日益严重，要求企业顾及消费者整体与长远利益（即社会利益）的呼声越来越高。在西方市场营销学界提出了一系列新的观念，如人类观念、理智消费观念和生态准则观念。其共同点是认为企业生产经营不仅要考虑消费者需要，而且要考虑消费者和整个社会的长远利益。这类观念可统称为社会市场营销观念。

社会市场营销观念是对市场营销观念的补充与修正。市场营销观念的中心是满足消费者的需求与愿望，进而实现企业的利润目标。但往往出现这样的现象，即在满足个人需求时，与社会公众的利益发生矛盾，企业的营销努力可能不自觉地造成社会的损失。社会市场营销观念则强调，要以实现消费者满意及消费者和社会公众的长期福利作为企业的根本目的与责任。理想的市场营销决策应同时考虑到消费者的需求、社会长远利益及企业的效益。

### 三、市场营销观念创新

随着经济的发展，市场营销观念也在不断发展，如绿色营销、整合营销、关系营销、网络营销等新观念都在企业的市场营销活动中起到重要的作用。

#### （一）绿色营销

关于绿色营销，广义的解释是指企业营销活动中体现的社会价值观、伦理道德观充分考虑了社会效益，既自觉维护自然生态平衡，更自觉抵制各种有害营销。因此广义的绿色营销也称伦理营销；狭义的绿色营销主要指企业在营销活动中，谋求消费者利益、企业利益与环境利益的协调，既要充分满足消费者的需求，实现企业的利润目标，也要充分注意自然生态平衡。实施绿色营销的企业，对产品的创意、设计和生产及定价与促销的策划和实施，都要以保护生态环境为前提，力求减少和避免环境污染，保护和节约自然资源，维护人类社会的长远利益，实现经济与市场的可持续发展。因此狭义的绿色营销也称生态营销或环境营销。

#### （二）整合营销

菲利普·科特勒认为，企业所有的部门为服务于顾客利益而共同工作时，其结果就是整合营销。整合营销发生在两个层次：一是不同的营销功能——销售力量、广告、产品管理、市场研究等必须共同工作；二是营销部门必须和企业其他部门相协调。

营销组合概念强调将市场营销中各种要素组合起来的重要性，营销整合与之一脉相承，但更为强调各种要素之间的关联性，要求它们成为统一的有机体。在此基础上，整合营销更要求各种营销要素的作用力统一方向，以形成合力，共同为企业的营销目标服务。

#### （三）关系营销

关系营销是以系统论为基本指导思想，将企业置于社会经济大环境中来考察企业的市场营销活动，认为营销是一个企业与消费者、竞争者、供应商、分销商、政府机构和社会组织发生互动作用的过程。

关系营销将建立与发展同所有利益相关者之间的关系作为企业营销的关键变量，把正确处理这些关系作为企业营销的核心。

【相关案例】

### 我国中药企业克服"绿色贸易壁垒"

近几年，世界上许多发达国家对传统中草药的进口设立了较高的"绿色贸易壁垒"，对中草药的重金属含量、农药残留及环保标准要求越来越严格。针对这种宏观营销环境的变化，中医药企业也开始越来越认识到"绿色营销"的重要性。比如百年老字号"同仁堂"已计划专门建立 10 个品种的绿色药材种植基地,在环境、土壤、施肥等一系列环节实施深度控制,从原料药入手解决中药材的农药残留、重金属、有效成分含量等问题,确保产品的"绿色属性",最大限度地保证药材内在质量的可行性和稳定性。另外同仁堂还主动申请参加了国家《药用植物及制剂进出口绿色行业标准》认证,主要品种都通过了审核,取得了国际认可的绿色药品标志,为"同仁堂"品牌的中药顺利进入国际市场奠定了坚实的基础。

## 第三节 顾客满意与顾客让渡价值理论

### 一、顾客满意

企业的营销工作是通过满足需求达到顾客满意,最终实现包括利润在内的企业目标。近年来,药品同质化趋势日趋明显,药品市场目前基本上是买方市场,消费者可以在众多的产品(品牌)中进行选择。在买方市场环境下,药品经营企业必须提供顾客满意的医药产品,否则消费者就很容易转向其他竞争者。

所谓顾客满意,是指顾客将购买产品后所获得的顾客认知价值与最初的顾客期望水平进行比较之后所形成的感觉状态。顾客最终是否满意,取决于其购买后所获得的顾客认知价值与顾客期望(顾客认为应当达到的绩效)的差异。若顾客认知价值低于顾客期望,顾客会不满意;若顾客认知价值与顾客期望相当,顾客会满意;若顾客认知价值远远高于顾客期望,顾客才会十分满意。见图 1 - 1。

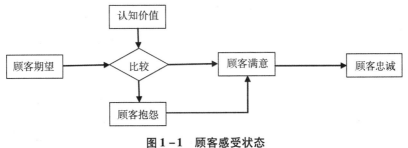

**图 1 - 1 顾客感受状态**

药品消费者期望值形成的基础包括:药店药师或医院医师的建议、过去的购买经验、亲友同事的相关评论、药品销售者和竞争者的信息及药品经营者的许诺等。如果医药企业最初就使顾客的期望值过高,但实际获得的认知价值却一般,则容易引起购买者的失望,降低顾客满意度。但是如果医药企业把期望值定得过低,虽然能使买方感到满意,却难以吸引大量的购买者。因此医药企业在广告中应当客观、真实地向消费者传播药品的功效作用,不应夸大产品功效,否则只能短期内提高销量,但会丧失顾客对企业的信任,难以建立长期顾客忠诚。

尽管顾客满意是顾客的一种主观感觉状态,但这种感觉状态的形成是建立在"满足需要"的基础上的,是从顾客角度对企业产品和服务价值的综合评估。顾客满意既是顾客本人再次购买的基础，也是影响其他顾客购买的要素。对企业来说，前者关系到能否保持老顾客，后者关系到能否吸引新顾客。因此使顾客满意，是企业赢得顾客、占有和扩大市场、提高效益的关键。

研究表明，吸引新顾客要比维系老顾客花费更高的成本。因此在激烈竞争的市场上，保持老顾客、培养顾客忠诚感具有十分重要的意义。而要有效地保持老顾客，就不仅要使其满意，而且要使其高度满意。高度的满意能培养顾客对品牌的感情吸引力，而不仅仅是一种理性上的偏好。企业必须十分重视创建、保持和提升顾客的满意度，努力争取更多高度满意的顾客，从而建立高度的顾客忠诚。

## 二、顾客让渡价值

### （一）顾客让渡价值的含义

为顾客提供更大的顾客让渡价值，是企业建立顾客关系的基石，也是增强顾客满意的重要途径之一。所谓顾客让渡价值是指企业让渡给顾客，且能让顾客感受到的实际价值。它一般表现为顾客购买总价值与顾客购买总成本之间的差额，顾客让渡价值越大顾客越满意。公式如下：

顾客让渡价值＝顾客购买总价值－顾客购买总成本

顾客在购买产品时，总是希望有较高的顾客购买总价值和较低的顾客购买总成本，以便获得更多的顾客让渡价值，使自己的需求得到最大限度满足。因此，顾客在做购买决策时，往往从价值和成本两个方面进行比较分析，从中选择出那些期望价值最高、购买成本最低，即"顾客让渡价值"最大的产品作为优先选购的对象。

### （二）顾客购买总价值

获得更大顾客让渡价值的途径之一，是增加顾客购买总价值。顾客总价值是指顾客购买某一产品与服务所期望获得的一组利益，它包括以下组成部分：

**1. 产品价值**　产品价值是由产品的功能、特性、品质、品种与式样等所产生的价值。它是顾客需要的中心内容，是顾客选购产品的首要因素，也是决定顾客购买总价值大小的关键因素。医药企业在营销工作中一定要提供优质的药品，药品的质量是一切营销工作的基石，要保证药品的疗效，而且要患者使用方便。

**2. 服务价值**　服务价值是指伴随产品的实体出售，企业向顾客提供的各种附加服务，包括产品介绍、送货、安装、调试、维修、技术培训、产品保证等所产生的价值。同类产品的质量和性质大体相同的情况下，消费者越来越看重服务价值，服务价值已成为现代医药企业市场竞争的新焦点。医药企业应当不断提高服务质量，提供给顾客更多的服务价值，比如零售药店要加强专业药学服务，提供一系列便民服务措施（送药上门、代客煎药等）。

**3. 人员价值**　人员价值是指企业员工的经营思想、知识水平、业务能力、工作质量、经营作风、应变能力等所产生的价值。企业员工直接决定着企业为顾客提供的产品与服务的质量，因此企业要高度重视员工综合素质与能力的培养，使其保持较高的工作质量与水平。比如零售药店店员在为购药患者服务过程中体现出来的良好的综合素质就能为顾客提供更多的人员价值。

**4. 形象价值**　形象价值是指企业及其产品在社会公众中形成的总体形象所产生的价值。包括企业的产品、质量、包装、商标、工作场所等所构成的有形形象所产生的价值，公司及其员工的职业道德行为、经营行为、服务态度等行为形象所产生的价值，以及企业的价值观、管理理念所产生的价值。

### （三）顾客购买总成本

使顾客获得更大顾客让渡价值的另一途径，是降低顾客购买的总成本。顾客总成本不仅包括货币成本，而且还包括时间成本、精神成本、体力成本等非货币成本。

**1. 货币成本**　一般情况下，顾客购买产品时首先要考虑货币成本的大小，因此货币成本是构成顾客购买总成本大小的主要和基本因素。例如平价药店通过低价销售药品就能够减少顾客的货币成本。

**2. 时间成本**　在顾客购买总价值与其他成本一定的情况下，时间成本越低，顾客购买的总成本越小，从而顾客让渡价值越大。在服务质量相同的情况下，顾客等候购买该项服务的时间越长，所花费的时间成本越大，购买的总成本就会越大。同时等候时间越长，越容易引起顾客对企业的不满，中途放弃购买的可能性亦会增大。因此企业应当努力提高工作效率，在保证产品与服务质量的前提下，尽可能减少顾客的时间支出。比如医院应当尽量减少患者从挂号、分诊、就医、检查到取药等全部流程的时间。

**3. 精神成本**　精神成本是指顾客购买产品时，在精神方面的耗费与支出。众所周知，消费者购买产品是一个从产生需求、寻找信息、判断选择、决定购买到实施购买，以及购后感受的复杂过程。为了购买到满意的产品，顾客总是要货比三家，尽可能的搜集、比较、判断、选择有关产品信息，唯恐购买了不合格的产品；在产品购买过程中，还会担心碰到服务态度不好的售货员；产品购买之后，还担心万一产品质量有问题，能否得到良好的售后服务。所有这一切，都会增加顾客的心理成本，从而降低顾客让渡价值。

**4. 体力成本**　体力成本是指顾客在购买、使用、维修产品时造成的体力消耗。例如产品信息的全面搜集，"货比三家"的选择，产品购买后的搬运，产品开箱或拆包，产品的安装与调试，产品发生故障时与商家、厂家联系维修事宜，维修过程中给予的配合，等等，凡是需要顾客付出体力的活动，就会使顾客支付体力成本。

【相关案例】

#### 美信药房的慢性病专业健康照顾案

作为专业药店，美信药房深知提升服务素质对于社区药店的重要性。因此自2002年最初进入中国市场开始，美信就引入美国总部采用的慢性病专业健康照顾专案，为社区的慢性病患者建立健康档案，对他们进行跟踪、照顾。美信至今一共推出了两个慢性病专业健康照顾案："高血压专业健康照顾案"和"骨质疏松症专业健康照顾案"。

例如在"高血压专业健康照顾案"活动期间，所有美信药房的顾客都可以获得美信药师提供的关于高血压的免费检测、咨询、指导与追踪，包括教导如何正确用药及遵照指示用药；定期追踪用药顺从度及药物副作用的问题；提供与高血压等疾病相关的健康资讯及病患教育。此外药师会为每一位高血压患者进行相关的评估，并为其建立健康档案，进行为期两个月的追踪记录。

## 第四节　市场营销管理的任务

医药市场营销实质上是一种管理活动。医药市场营销管理是指医药企业为了实现其目标，创造、建立并保持与目标市场之间的互利交换关系而进行的分析、计划、执行与控制过程。其基本任务就是通过营销调研、计划、执行、控制管理目标市场的需求水平、时机和构成以实现企业目标。可见营销管理的实质就是需求管理，针对不同的需求采取相应的策略。

### 一、需求管理

需求管理是市场营销的本质。一般认为医药营销者的工作就是刺激和扩大需求，事实上市场上存在着各种形态的需求，医药营销管理者的任务除了刺激和扩大需求，同时还包括扭转、限制和抵制需求等。医药营销者应根据不同的市场需求，采取不同的营销措施。下面介绍8种不同的需求状况及其相应的医药营销管理任务（见表1-1）。

**表1-1　医药需求类型与医药营销管理类型**

| 医药需求类型 | 医药营销管理类型 |
| --- | --- |
| 负需求 | 扭转性市场营销 |
| 无需求 | 刺激性市场营销 |
| 潜在需求 | 开发性市场营销 |
| 下降需求 | 恢复性市场营销 |
| 不规则需求 | 协调性市场营销 |
| 充分需求 | 维持性市场营销 |
| 过量需求 | 限制性市场营销 |
| 有害需求 | 抵制性市场营销 |

### （一）负需求

又称为"否定需求"，是指市场上的绝大多数人不喜欢，甚至愿意付出一定的代价来回避某种产品（如高胆固醇食品等）的需求状况。对于负需求，医药企业营销的任务是"扭转性市场营销"，即分析目标市场群体不喜欢此产品的原因，然后通过重新设计产品、降低价格、积极促销来改变目标市场的信念和态度，以转换他们的需求，使其成为本企业的现实顾客。

### （二）无需求

是指潜在市场的全部或绝大部分对某种产品或服务（如陌生产品及与传统、习惯相抵触的产品等）不感兴趣或漠不关心。例如人们普遍认为中药是用于治疗慢性病，因此许多感冒病患者对中药汤剂存在无需求。对于无需求，医药企业营销的任务是"刺激性市场营销"，即通过有效的促销手段，设法把医药产品利益同人们的自然需求联系起来，使无需求的消费者产生需求。

### （三）潜在需求

是指现有的产品或服务尚未满足的隐而不显的需求状况。如人们对节能汽车、无害香烟的需求。对潜伏需求，企业营销管理的主要任务是"开发性市场营销"，即致力于市场营销研究和新产品开发，有效地满足这些需求。

### （四）下降需求

是指市场对某种产品或服务的需求呈下降趋势的情况。很多下降的需求不是产品落后造成的，大多数是由于时尚的变化、新产品的替代而发生的。近年由于西药品种不断增加而降低了对中药的需求，由于中成药品种的不断增加而降低了对中药饮片的需求，但是客观上中药和中药饮片却存在着西药、中成药无法替代的优越性。对于下降需求，企业营销的主要任务是"恢复性市场营销"，即通过了解顾客需求下降的原因，改变产品的特色，采用更有效的沟通方式，或寻求新的目标市场，以扭转需求下降的格局。

### （五）不规则需求

是指市场对某些产品的需求在不同季节、不同日期，甚至一天的不同时段呈现出很大波动的状况。如对防治非典的药品，只有在非典疫情出现时才会产生需求，而且需求量很大，呈现出供不应求的态势，在其他时候则基本没有需求。对于不规则需求，企业市场营销管理的主要任务是"协调性市场营销"，即通过灵活的定价、促销及其他激励因素设法调节需求与供给的矛盾，使二者达到协调同步。

### （六）充分需求

是指某种产品或服务的需求水平和时间与企业预期相一致的需求状况，这是企业最理想最满意的需求情况。在充分需求情况下，企业市场营销管理的主要任务是"维持性市场营销"，即企业可以采取下列营销措施，千方百计维持目前的需求水平，努力保持产品或服务质量、降低成本、保持合理价格、激励推销人员和经销商等。

### （七）过量需求

又称"超饱和需求"，是指某种产品或服务的市场需求超过了企业或组织所能供给或愿意供给的数量，也就是企业所经营的产品供不应求。在过多需求情况下，企业市场营销管理的主要任务是"限制性市场营销"，即通过提高价格、减少促销或服务等方式使需求减少。限制性营销的目的不是破坏需求，只是暂时降低需求水平。

### （八）有害需求

是指消费者对某种事实上对自己或社会有害的产品或服务的需求。就医药产品而言，人们对于治疗目的之外的麻醉药、兴奋剂等需求都属于有害需求。对于有害需求，医药企业的营销任务是"抵制性市场营销"，即从道德和法律两方面加以约束或杜绝，以保障人民健康为己任，把社会效益放在首位。

针对上述各种需求状况，医药营销管理者必须掌握一定的营销理论和方法，通过系统的营销调研、计划实施与控制等活动来完成营销任务。

## 二、市场营销管理的过程

医药市场营销管理过程是指医药企业通过对市场营销机会的研究和分析，选择目标市场，制定适当的市场营销组合和营销预算，执行和控制营销计划以适应外部环境变化的要求，实现企业目标的过程。这个过程包括 4 个步骤：市场营销分析、选择目标市场、制定市场营销组合及执行和控制市场营销计划。这里仅对这 4 个步骤做概括性介绍，后面各章节将详细进行论述。

### （一）市场营销分析

市场营销分析是企业开展市场营销活动的重要基础工作，是企业营销活动最基本的前提和出发点。市场营销分析主要包括市场营销环境分析和消费者购买行为分析，具体可以通过市场营销调研和预测等途径来实现。

进行市场营销分析，目的是要找出企业的市场营销机会和可能存在的环境威胁。市场营销机会就是市场上未满足的需要，是对企业营销活动富有吸引力的领域，在该领域内企业将拥有竞争优势。环境威胁是指环境中不利的发展趋势对企业所形成的挑战。企业营销管理人员对于已发现的市场机会，要结合企业的经营目标和实际资源情况进行分析评估，找出企业可以利用的营销机会，同时分析无法避免的威胁因素，制定规避措施。

1. 营销环境分析　企业开展营销既要受自身条件的制约，也要受到外部营销环境的制约。关注并研究企业营销环境的变化，把握环境变化的趋势，是营销工作的首要任务。在营销过程中，环境既是不可控制或难以控制的因素，又是不可超越的因素。企业必须根据环境的实际状况与发展趋势，制定相应的营销策略并及时做出调整。

一般来说，市场营销环境分为宏观环境和微观环境。宏观环境包括：人口环境、经济环境、自然环境、技术环境、政治法律环境、社会文化环境等。微观营销环境包括：企业内部因素、营销渠道、顾客、竞争者、公众等。

例如医药企业要及时关注流行病学的统计资料，掌握区域市场的疾病谱变化，开发新药满足当地的疾病治疗需要。要重视政治法律环境的变化，例如国家卫生改革政策、医疗保险改革政策、医药分家经营、药品分类管理、药品集中招投标管理等行业政策，这些政策的变动对医药企业的营销工作会带来深远的影响。

**2. 消费者购买行为分析**　满足顾客需求是市场营销活动的最终目标，而要想满足顾客需求、提高市场营销效益、实现企业发展的愿景，就必须深入研究顾客购买行为的规律性。主要就是要研究影响消费者购买行为的主要因素及消费者如何做出购买决策过程。

医药企业在制订营销计划之前必须认真分析顾客的购买行为。非处方药品需要研究患者的购买行为及用药行为；处方药品需要研究医生的处方行为、组织机构（如医院、医药中间商）的购买决策程序。

医药企业开展营销调研的主要原因之一是为了确定市场机会。一旦调研工作结束以后，医药企业在选择它的目标市场以前，必须仔细地评价每一个机会，因此医药企业特别需要衡量与预测每个市场机会潜在的规模、成长趋势和可能的利润水平。销售预测的基础是需求预测，医药市场需求预测是在营销调研的基础上，运用科学的理论和方法，对未来一定时期的市场需求量及影响需求的诸多因素进行分析研究，寻找市场需求发展变化的规律，为医药营销管理人员提供未来市场需求的预测性信息，作为营销决策的依据。

## （二）选择目标市场

在分析市场机会的基础上，需要选择目标市场。顾客是一个庞大、复杂的群体，消费心理、购买习惯、收入水平、所处地理环境和文化环境等都存在很大的差别，因而不同消费者和用户对同一类产品的需求和购买行为具有一定的差异性。任何一个医药企业都无法满足整体市场的全部需求。因此，企业需要根据某一类产品的不同需求，将顾客细分为若干群体，然后结合特定的市场环境和企业自身的资源条件，选择某些特定群体作为自己的目标市场，并根据企业现有产品的市场地位和顾客对产品属性的重视程度，对产品进行正确的市场定位。

## （三）制定市场营销组合

医药企业在进行市场营销分析、选择好目标市场之后，下一步就是要制定出最优的营销策略，以便达到企业的预期目标。企业经营成功与否很大程度上取决于能否对市场营销因素进行正确选择和运用。

市场营销组合是指企业可以控制的、用来影响市场需求的各种市场营销因素和手段的综合运用与最佳组合。影响市场需求的因素很多，大体可分两大类：可控因素和不可控因素。不可控因素是指不能完全控制或完全不能控制的外部环境。可控因素指的是企业为达到市场营销目标，针对不同的市场环境所采取的能满足目标市场需求的市场营销要素。对于营销要素有不同的学术观点，先后出现过 4P 市场营销组合理论、4C 市场营销组合理论和 4R 市场营销组合理论，现在使用最普遍的还是 4P 市场营销组合理论，它具体包括以下四个方面：

**1. 医药产品策略** 开发适合市场需求的药品，选择正确的药品品牌策略和包装策略，合理设置企业的产品组合结构，并根据医药产品的产品生命周期所处的不同阶段设计相应的营销策略。

**2. 医药价格策略** 充分考虑影响医药产品定价的主要因素，采用正确的定价方法合理制定药品价格，并能够对竞争企业药品价格的变动及时做出反应。

**3. 医药渠道策略** 设计适合企业药品销售的分销渠道模式，选择合适的渠道成员，并明确划分双方的权利和义务，对药品经销商进行管理。

**4. 医药促销策略** 对广告、人员推销、公共关系和营业推广等促销工具进行合理选择、搭配和编排使用，保证在既定的促销费用预算水平内达到最好的促销效果。

### （四）执行和控制市场营销计划

实施市场营销活动主要包括执行市场营销计划和实施市场营销控制。首先应当设置与企业营销目标相适应的营销组织，并对所需的人、财、物等资源进行调配，保证企业的营销计划能够顺利实施。但在执行市场营销计划的过程中，难免会遇到各种意外情况，所以必须不断地对市场营销活动进行监督和评估，控制其发展方向。市场营销控制包括年度计划控制、赢利能力控制、效率控制和战略控制。市场营销审计，是对一个企业市场营销环境、目标、战略、组织、方法、程序和业务等做综合的、系统的、独立的和定期性的核查，以便确定困难所在和各项机会，并提出行动计划的建议，改进市场营销管理效果。

医药市场营销管理过程遵从 PDCA 循环法则，即它不是一个单方向的工作进程，而是一个不断完善的循环过程。每经过一次市场营销的管理过程，都应当总结出企业营销工作中的不足之处，提出改进的办法，并在下一个管理过程中得到改进和完善。

### 三、发展市场营销组合

市场营销组合（Marketing mix）是市场营销学中一个十分重要的概念，最早是在1953 年，由美国哈佛大学商学院教授尼尔·鲍顿（N. H. Borden）在美国市场营销协会的就职演说中首次使用"市场营销组合"这一术语，提出了市场营销组合的 12 因素：产品计划、定价、品牌、供销路线、人员推销、广告、促销、包装、陈列、扶持、实体分配和市场调研。后来的学者根据对营销因素的不同解释，形成了不同的学术观点，其中最具有代表性的是 4P 理论、4C 理论和 4R 理论。

### （一）4P 理论

1960 年，美国营销学者杰罗姆·麦卡锡（Jerome McCarthy）提出了著名的 4P 市场营销组合，他把各种营销要素归纳为四大类：产品（Product）、价格（Price）、分销（Place）和促销（Promotion），简称"4P"，从而为我们提供了一个既简单易行，又非常实用的营销工具。

在 4P 理论指导下实现营销组合，实际上也是公司市场营销的基本运营方法。今天，几乎每位营销经理在策划营销活动时，都自觉或不自觉地从 4P 理论出发考虑问题，几乎每份营销计划书都是以 4P 理论框架为基础进行拟订的。4P 理论自提出以来，对市场营销理论和实践产生了深刻的影响，被学术界和营销经理们奉为营销理论中的经典。见表 1－2。

**表 1－2　麦卡锡的"4P"组合**

| 产品 | 地点 | 促销 | 价格 |
|---|---|---|---|
| 有形商品 | 渠道类型 | 促销组合 | 灵活性 |
| 服务 | 市场展示 | 销售人员 | 产品生命周期阶段 |
| 特性 | 中间商种类 | 种类 | 折扣 |
| 质量水平 | 商店的位置和种类 | 数量 | 津贴 |
| 附件 | 如何进行运输和储存 | 挑选 | |
| 安装 | 服务水平 | 培训 | |
| 说明书 | 招聘中间商 | 激励 | |
| 担保 | 管理渠道 | 广告 | |
| 产品线 | | 广告种类 | |
| 包装 | | 媒体类型 | |
| 品牌 | | 广告冲击 | |
| | | 由谁来制作 | |
| | | 销售促进 | |
| | | 公共宣传 | |

## （二）4C 理论

随着市场竞争日趋激烈，媒介传播速度越来越快，到 20 世纪 80 年代，美国人劳特朋（Lauterborn）针对 4P 理论存在的问题提出了 4C 理论。它以消费者需求为导向，重新设定了市场营销组合的四个基本要素：即消费者（Consumer）、成本（Cost）、便利（Convenience）和沟通（Communication）。它强调企业首先应该把追求顾客满意放在第一位，其次是努力降低顾客的购买成本，然后要充分注意到顾客购买过程中的便利，而不是从企业的角度来决定销售渠道策略，最后还应以消费者为中心实施有效的营销沟通。与产品导向的 4P 理论相比，4C 理论有了很大的进步和发展，它重视顾客，以追求顾客满意为目标，这实际上是当今消费者在营销活动中越来越居主动地位的市场对企业的必然要求。

**1. 消费者（Consumer）**　这一要素着重强调消费者的需要和欲望。企业要把重视顾客放在第一位，强调创造顾客比开发产品更重要，满足消费者的需要和欲望比产品功能更重要。不能仅仅卖企业想制造的产品，而是要提供顾客确实想购买的产品。

**2. 成本（Cost）**　这一要素强调消费者获得满足的成本，或是消费者满足自己的需要和欲望所愿付出的成本价格。这里的营销价格因素延伸为生产过程的全部成本，包括：企业的生产成本，即生产适合消费者需要的产品成本；消费者购物成本，不仅指购物的货币支出，还有时间耗费、体力和精力耗费及风险承担。新的定价模式是：

消费者支持的价格 − 适当的利润 = 成本上限

企业要想在消费者支持的价格限度内增加利润，就必须努力降低成本。

**3. 便利（Convenience）** 这一要素强调购买的方便性。比之传统的营销渠道策略，新的观念更重视服务环节，在销售过程中强调为顾客提供便利，让顾客既购买到商品，也购买到便利。在各种邮购、电话订购、代购代送方式出现后，消费者不一定要去商场，他们坐在家里就能买到自己所需要的物品。企业要深入了解不同的消费者有哪些不同的购买方式和偏好，把便利原则贯穿于营销活动的全过程：在售前及时向消费者提供充分的关于产品性能、质量、价格、使用方法和效果的准确信息；售货地点要提供自由挑选、方便停车、免费送货、咨询导购等服务；售后应重视反馈和追踪调查，及时处理和答复顾客意见，对有问题的商品主动退换，对使用故障积极提供维修服务，大件商品甚至终身保障。为方便顾客，很多企业已开设热线电话服务。

**4. 沟通（Communication）** 这一要素强调应当加强与用户的沟通。企业可以尝试多种营销策划与营销组合，如果未能收到理想的效果，说明企业与产品尚未完全被消费者接受。这时不能依靠加强单向劝导顾客，要着眼于加强双向沟通，增进相互的理解，实现真正的适销对路，培养忠诚的顾客。

### （三）4R 理论

4R 理论是由美国学者唐·舒尔茨（Don Schultz）在 4C 理论的基础上提出的新营销理论。4R 理论分别指代关联（Relevance）、反应（Reaction）、关系（Relationship）和回报（Reward）。4R 理论以关系营销为核心，重在建立顾客忠诚，它阐述了 4 个全新的营销要素。

**1. 建立关联（Relevance）** 强调企业与顾客在市场变化的动态中应建立长久互动的关系，以防止顾客流失，赢得长期而稳定的市场。具体包括 3 方面的关联：

（1）与顾客关联 在竞争性市场中，顾客具有动态性。要提高顾客的忠诚度，赢得长期而稳定的市场，重要的营销策略是通过某些有效的方式在业务、需求等方面与顾客建立关联，形成一种互助、互求、互需的关系，把顾客与企业联系在一起，这样就大大减少了顾客流失的可能性。

（2）与用户关联 利用系统集成的模式为用户服务，为用户提供一体化、系统化的解决方案，建立有机联系，形成互相需求、利益共享的关系，共同发展。

（3）与产品需求关联 提高产品与需求的对应程度，提供符合客户特点和个性的具有特色或独特性的优质产品或服务。

**2. 提高市场反应速度（Reaction）** 在今天各种因素相互影响的市场中，对经营者来说最现实的问题不在于如何控制、制订和实施计划，而在于如何站在顾客的角度及时地倾听顾客的希望、渴望和需求，并及时答复和迅速做出反应，满足顾客的需求。面对迅速变化的市场，要满足顾客的需求，建立关联关系，企业必须建立快速反应机制，提高反应速度和回应力。这样可最大限度地减少抱怨，稳定客户群，减少客户转变的概率。网络的神奇在于迅速，企业必须把网络作为快速反应的重要工具和手段。

**3. 重视关系营销（Relationship）** 在企业与客户的关系发生了本质变化的市场环境中，抢占市场的关键已转变为与顾客建立长期而稳固的关系，从交易变成责任，从管理营销变成管理和顾客的互动关系。其核心是处理好与顾客的关系，把服务、质量和营销有机地结合起来，通过与顾客建立长期稳定的关系实现长期拥有客户的目标。

**4. 并重回报（Reward）** 回报是营销的源泉，对企业来说，市场营销的真正价值在于为企业带来短期或长期的收入和利润的能力。一方面追求回报是营销发展的动力；另一方面回报是维持市场关系的必要条件。企业要满足客户需求，为客户提供价值，但不能只做"仆人"。因此营销目标必须注重产出，注重企业在营销活动中的回报。一切营销活动都必须以为顾客及股东创造价值为目的。

4R 理论的最大特点是以竞争为导向，在新的层次上概括了营销的新框架。4R 理论根据市场不断成熟和竞争日趋激烈的形势，着眼于企业与顾客互动与双赢，不仅积极地适应顾客的需求，而且主动地创造需求，运用优化和系统的思想去整合营销，通过关联、关系、反应等形式与客户形成独特的关系，把企业与客户联系在一起，形成竞争优势。可以说 4R 理论是 21 世纪营销理论的创新与发展，必将对营销实践产生积极而重要的影响。

营销理论界不少人认为 4P、4C、4R 不是取代关系，而是不断发展完善的关系。由于企业层次不同，情况千差万别，市场、企业营销还处于发展之中，所以在一定时期内，4P 还是营销的一个基础框架，4C 也是很多创新精神的思路，4R 是在 4P、4C 的基础上的发展。在了解 21 世纪市场营销理论新发展的同时，根据企业的实际，把三者结合起来指导营销实践，可能会取得更好的效果。正如某位营销学者说的那样："用 4C 来思考，用 4P 来行动，用 4R 来发展。"

【相关案例】

## 抗感冒药的不同市场定位

国内市场上的感冒药基本上都是市场细分和市场定位做得比较成功的药品。比如"康泰克"定位于解决鼻塞、流涕、打喷嚏；"白加黑"定位于解决白天嗜睡症状；"念慈庵"蜜炼川贝枇杷膏定位于解决咳嗽症状，每一种感冒药都有它自己独特的市场定位。因此中美上海施贵宝制药有限公司的感冒药"百服宁"在上市时为了避免同质化竞争，在充分调研的基础上准确地将产品定位于重点解决发热症状这一细分市场，并在此基础上按照年龄又进行了进一步的市场细分，很好地突出了产品的特点。

【案例分析】

## 三精葡萄糖酸钙口服液的市场营销策略

在计划经济向市场经济转轨的过程中，三精制药与许多老国有企业一样面临着共同的问题，产品老化、思维僵化、管理体制落后、渠道短缺、销路不畅等。为改变现状，提高企业的运营效率，企业急需推出自己的拳头产品，以拳头产品的市场突破带动"三精"品牌系列产品销量的整体增长。经过反复论证，三精制药最终从现在拥有的 147 个品种、206 个规格的产品中选择葡萄糖酸钙口服液作为主打产品。

**1. 市场定位——锁定儿童补钙市场**　在葡萄糖酸钙口服液全力开拓市场之前，苏州立达制药生产的钙尔奇－D、上海施贵宝生产的金施尔康已把补钙及补充微量元素的观念传播给了中国的老百姓。三精制药经过调查发现：①大多数消费者认为补钙产品都是保健品；②消费者普遍知道补钙对儿童尤为重要，但不知道如何选择；③家庭用药及保健品的主要消费者和购买者是 24～45 岁的妇女；④药店店员和消费者认为缺少真正适合儿童的补钙药；⑤大多数消费者认为孩子不愿吃补钙药主要是口感的问题；⑥70%的药店店员认为他们可以影响购买者的选择；⑦消费者能说出一些补钙药品的名字，但不能描述其特点。

可见消费者已对补钙有了一定的认识，但只知道缺钙对身体有害，在用药上还比较盲目；婴幼儿及儿童缺钙患者人群较大，但没有适合的补钙药物；消费者由于饮食结构的变化，儿童缺钙的问题普遍困扰着视子如命的家长们。而"三精葡萄糖酸钙口服液"正是针对儿童补钙市场而研制的。

另外从消费者对钙产品的不熟悉可以看出，补钙产品缺少差异性。尤其是钙产品生产厂家，并没有重视自身产品和竞争产品存在的差异，一味跟风，使得钙剂市场产品需求线不够清晰。因此，市场研究人员认为，"三精葡萄糖酸钙口服液"应打出产品的差异性，划定出适销对路的消费群体。

**2. 渠道选择——末梢驱动模式**　计划经济时期，三精制药的销售渠道是国有的三级批发网络，主要销售对象就是批发商。在医改政策相继出台后，在药厂、批发商、零售商、医院、消费者这五大销售环节中，批发商和医院受医改冲击最大，零售药店和消费者两个销售环节比较稳定。因此"三精葡萄糖酸钙口服液"的市场推广应直接面向消费者，以消费者拉动零售商、医院和批发商。

**3. 推广模式——哈慈模式**　如何才能让消费者了解"三精葡萄糖酸钙口服液"呢？经过多次研究探讨，在三精制药内部形成了分别赞同以三株公司的"渠道"营销模式和哈慈集团的"广告"营销模式为样板的两大阵营，这两大集团产品的行销方式在当时都是极为成功的案例。三株制药的"渠道"营销模式在当时被追捧为"三株神话"，而哈慈五行针以广告拉动销售的成功模式使哈慈品牌和五行针的产品知名度短时间内就提高到95%以上，其创造性的媒体策略和新颖的广告形式发挥了巨大的作用。

面对哈慈的成功，同处一个城市的三精制药亲眼目睹了广告所带来的丰厚的回报。经过一个多月的研讨，"三精制药产品攻略研讨会"最终落定方案，用广告拉动需求，把"注意消费者"变为"消费者请注意"。

**4. 产品定位——吸收好，安全可靠，特别适合儿童**　调查表明，消费者对补钙产品的认知程度不够清晰，消费者更看重的是产品的含钙量。但研究结果证明，补钙产品进入人体后的吸收程度才是评价钙产品优劣的关键。安全补钙也是消费者未看到的问题，大多数消费者认为补钙产品是保健品，对身体不会有影响，其实不然，过量补充，或盲目选择补钙制剂都会对人体造成损害。

三精葡萄糖酸钙口服液的目标使用者是婴幼儿，吸收程度和安全性对他们来讲应该是最重要的。因此，三精制药将产品定位于"吸收好，安全可靠"来进行宣传。同时，树立消费者科学补钙的观念，强调葡萄糖酸钙口服液是针对儿童研制的，其水果口味及含钙量都特别适合于儿童服用。

**5. 媒体选择与促销配合**　在媒体选择上，三精制药的策略是：利用各省级卫星电视台在国内其他省份交叉落地以求增大广告覆盖面。启动"垃圾时间"广告，增加播出时间，降低广告费用。

以药店作为销售主渠道，把店内服务作为重点，进行人员宣传；参加并开展多种形式的促销活动；设置产品咨询电话，设立专项邮购负责人。

在全国 19 家卫视台被称为"垃圾时间"的白天播出段中，每天 30~40 分钟的时间被葡萄糖酸钙口服液的说明性的广告所占用。虽然葡萄糖酸钙口服液的销量在那时并没有显著增长，但设在市场开发部的产品咨询电话却成了热线。

春节刚过，葡萄糖酸钙口服液突然开始畅销，产品订单接踵而来。经过 3 个月的调查分析，新的营销计划出台：加大广告投入，在卫视台黄金时间段推出"三精葡萄糖酸钙口服液"。正是由于这种规模化的广告宣传，拉动了市场消费，使得三精制药创造了又一个营销神话。

**6. 整合营销助力品牌成长**

（1）**品牌建设三部曲**　在"三精葡萄糖酸钙口服液"的市场推广过程中，三精制药的决策者们越来越注意到仅靠广告拉动产品的知名度是远远不够的，产品要想长盛不衰，要从根本上树立产品的品牌。

三精制药的品牌建设分为三大步：一是给品牌注入深刻的内涵，即"产品精、技术精、服务精"，并利用多种形式对员工进行"三精"理念的渗透，形成以品牌为核心的企业文化；二是实施企业形象工程，使厂名、品牌、理念三者融为一体，"哈药集团三精制药有限公司"的新形象出现在中央电视台 19 点报时广告中；三是充分利用各种媒体资源为"三精"品牌组织强大的宣传攻势，在广告运作的同时，企业还出资组建了三精乒乓球俱乐部，与中央电视台联手举办了"《同一首歌》——走进哈尔滨大型歌会"。

（2）**将知名度转化为美誉度**　广告在整个市场营销中占有十分重要的地位，但仅靠广告来开拓市场是不能稳定的，广告不是营销的核心，更不是营销的全部。要使企业有长足的发展，就必须在提高企业知名度的同时提高美誉度。因此三精制药应采取以下策略：提高广告投放的准确率，减少投放量；节省的广告费用于技术改造和让利中间商、谋求渠道优势；回馈消费者，变相降价；积极参与社会公益活动，树立"好公民"形象；等等。

这样三精制药就可顺利地实施从高知名度到高美誉度，从高销售业绩到强品牌效应，从高知名度到名牌产品的质变，迎来三精制药的"第二个春天"。

【案例思考】

1. 三精葡萄糖酸钙口服液的市场营销工作是在什么基础上进行的？其市场营销工作是否把握了医药市场营销的基本精神？

2. 三精葡萄糖酸钙口服液的市场营销管理过程都包括哪些内容？

3. 结合案例说明你对医药市场营销含义的理解。

【问题思考】

1. 市场与市场营销的含义是什么？

2. 主要的市场营销观念都有哪些，各自适用于什么营销环境？

3. 医药市场营销管理过程包括哪些环节？

4. 市场营销组合的 4P 理论、4C 理论、4R 理论各自的内容是什么？

# 第二章　市场营销环境分析

## 本章重点

1. 微观营销环境。
2. 宏观营销环境。
3. 营销环境分析方法及应对策略。

【基本概念】

市场营销环境、微观市场营销环境、宏观市场营销环境、恩格尔定律。

【引导案例】

### 店址的选择

某个药店老板在确定开店地址时，他就面临这样两个选择：是开在还没有药店的街上，还是开在已经有许多药店的街上。如果是前者，其有利之处是没有同行的竞争者，"独此一家，消费者别无选择"。由于没有竞争者，所以到这条街上购买药的顾客都会光临这个店。但同时存在的问题是，由于药店太少，给顾客选择的余地就少，顾客很可能在一家店中买不到他所需要的药品。所以他就有可能不来这条街上购买药品，而转向其他选择余地多的街上购买。所以尽管没有竞争者，但来的顾客也会比较少。如果开在药店较多的街上，尽管顾客可能会在任何一家店购买，其他的同行店会抢走许多生意。但由于来这条街买药品的顾客多，即使只有其中一部分光临本店，但业务量也会不少。

【导语】

在这个案例中，药店老板实际上面临着竞争者多少这个营销环境问题，"店多拢市"和"店多对手多"是同时存在的。企业作为社会经济组织或细胞，总是在一定环境条件下开展营销活动，而环境条件是不断变化的，一方面它给企业造成了新的市场机会，另一方面又给企业带来某些威胁。因此市场营销环境对企业生存和发展具有重要意义，企业必须重视对营销环境的分析和研究，并根据变化进行战略调整。

## 第一节　微观市场营销环境

市场营销环境是指影响企业营销活动的所有外部因素。市场营销环境按不同分类方法，有不同的分类结果，在本章我们简单地分为微观环境和宏观环境两大类。微观环境直接影响与制约企业的营销活动，多半与企业具有或多或少的经济联系，也称直接营销环境，又称作业环境。宏观环境一般以微观环境为媒介去影响和制约企业的营销活动，在特定场合，也可直接影响企业的营销活动，也被称作间接营销环境。

企业的微观营销环境是指对企业服务其目标市场的营销能力构成直接影响的各种因素的集合。包括企业内部环境、顾客、供应商、营销中介、竞争者和社会公众等与企业具体营销业务密切相关的各种组织与个人。见图2-1。

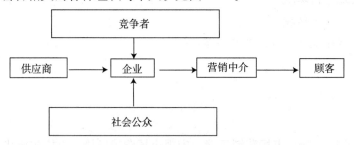

**图2-1　企业微观环境的主要因素示意图**

图中供应商、企业、营销中介、顾客这一链条构成企业的核心营销系统。企业市场营销活动的成败，还直接受到另外两个群体的影响，即竞争者和社会公众。

### 一、企业内部环境

企业开展营销活动要充分考虑到企业内部的环境力量和因素。企业是组织生产和经营的经济单位，是一个系统组织。企业内部常规设立有"计划、技术、采购、生产、营销、质检、财务、后勤"等部门。企业内部各职能部门的工作及其相互之间的协调关系，直接影响企业的整个营销活动。

营销部门与企业其他部门之间既有多方面的合作，也经常与生产、技术、财务等部门发生矛盾。由于各部门各自的工作重点不同，有些矛盾往往难以协调。如生产部门关注的是长期生产的定型产品，要求品种规格少、批量大、标准订单、较稳定的质量管理；而营销部门注重的是能适应市场变化、满足目标消费者需求的"短、平、快"产品，则要求多品种规格、少批量、个性化订单、特殊的质量管理。再如，对营销推广费用的核定，营销部门与财务部门往往也会不一致，财务部门从节约成本角度往往压缩营销推广费用，而营销部门为了扩大营销影响力和范围，则往往希望增加营销推广费用。因此，企业在制订营销计划，开展营销活动时，必须协调和处理好各部门之间的矛盾和关系。这就要求进行有效沟通，协调、处理好各部门的关系，营造良好的企业环境，更好地实现营销目标。

## 二、顾客

顾客是指购买和使用进入消费领域的最终产品或劳务的消费者和生产者，也是企业营销活动的最终目标市场。顾客对企业营销的影响程度远远超过其他的环境因素。顾客是市场主体，任何企业的产品和服务，只有得到了顾客的认可，才能赢得这个市场，现代营销强调把满足顾客需要作为企业营销管理的核心，即视顾客为上帝的营销理念。

顾客需求的市场类型可分为五类：一是消费者市场，指为满足个人或家庭消费需求购买产品或服务的个人和家庭。二是生产者市场，指为生产其他产品或服务，以赚取利润而购买产品或服务的组织。三是中间商市场，指购买产品或服务以转售，从中获利的组织。四是政府市场，指购买产品或服务，以提供公共服务或把这些产品及服务转让给其他需要的人的政府机构。五是国际市场，指国外购买产品或服务的个人及组织，包括外国消费者、生产商、中间商及政府。

上述五类市场的顾客需求各不相同，要求企业以不同的方式提供产品或服务，它们的需求、欲望和偏好直接影响企业营销目标的实现。为此，企业要注重对顾客进行研究，分析顾客的需求规模、需求结构、需求心理及购买特点，这是企业营销活动的起点和前提。连锁经营之所以发展如此迅速，是因为他解决了顾客对企业信誉不放心的消费心理。

## 三、供应商

供应商是指对企业进行生产所需而提供原材料、辅助材料、设备、能源、劳务、资金等资源的供货商。这些资源的变化直接影响到企业产品的产量、质量及利润，从而影响企业营销计划和营销目标的完成。供应商对企业营销的影响作用既直接又巨大，主要表现以下几个方面。

**1. 供应的及时性和稳定性** 原材料、零部件、能源及机器设备等货源的保证供应，是企业营销活动顺利进行的前提。如制药厂不仅需要各种制药的原材料来进行加工，还需要设备、能源作为生产手段与要素，任何一个环节在供应上出现了问题，都会导致企业的生产活动无法正常开展。为此，企业为了在时间上和连续性上保证得到货源的供应，就必须和供应商保持良好的关系，必须及时了解和掌握供应商的情况，分析其状况和变化。

**2. 供应的货物价格变化** 供应的货物价格变动会直接影响企业产品的成本。如果供应商提高原材料价格，必然会带来企业的产品成本上升，生产企业如提高产品价格，会影响市场销路；可以使价格不变，但会减少企业的利润。为此，企业必须密切关注和分析供应商的货物价格变动趋势，使企业应变自如，早做准备，积极应对。

**3. 供货的质量保证** 供应商能否供应质量有保证的生产资料直接影响到企业产品的质量，进一步会影响到销售量、利润及企业信誉。例如劣质中药原材料难以生产优质中成药。为此，企业必须了解供应商的产品，分析其产品的质量标准，从而来保证自己产品的质量，赢得消费者，赢得市场。

企业与供应商的关系，既是一种合作关系，也是一种竞争关系。竞争关系主要表现在交易条件方面的竞争。如供应商得利多了，企业得利就少了。在这种竞争关系中，谁处于优势，谁处于劣势，不同的企业、不同的供应商是不同的。如当某种产品供不应求时，供应商就处于优势地位，他所获得的交易条件会更有利一些。再如随着连锁企业的市场声誉不断扩大，对零售渠道的控制能力也不断增大，连锁企业在双方关系中的优势也会不断增强，除不断要求降低进货价格外，可能对有些知名度不高的产品还要求增加诸如进场费之类的费用。供应商也只能接受。

### 四、营销中介

营销中介是为企业营销活动提供各种服务的企业或部门的总称。营销中介对企业营销产生直接的影响。营销中介的主要功能是帮助企业推广和分销产品。营销中介包括以下几类：

**1. 中间渠道商** 中间渠道商是指把产品从生产商流向消费者的中间环节或渠道，它主要包括批发商和零售商两大类。中间商能帮助企业寻找目标顾客，为产品打开销路，为顾客创造地点效用、时间效用和持有效用。多数企业都需要与中间商合作，来完成企业营销目标。为此，企业需要选择适合自己营销的合格中间商，并建立良好的合作关系，了解和分析其经营活动，采取激励性措施来推动其业务活动的开展。

**2. 营销服务机构** 在企业营销中提供专业服务的机构，包括广告公司、广告媒介经营公司、市场调研公司、营销咨询公司、财务公司等。这些机构的主要功能任务是协助企业确立市场定位，进行市场推广，提供活动方便。一些大企业或公司往往有自己的广告和市场调研部门，但大多数企业则以合同方式委托这些专业公司来办理有关事务。为此，企业需要关注、分析这些服务机构，选择最能为本企业提供有效服务的机构。

**3. 物资分销机构** 帮助企业进行保管、储存、运输的物流企业机构，包括仓储公司、运输公司等。其主要任务是协助企业将产品实体运往销售目的地，完成产品空间位置的移动。到达目的地之后，还有一段待售时间，还要协助保管和储存。这些物流机构是否安全、便利、经济直接影响企业营销效果。因此，在企业营销活动中，必须了解和研究物资分销机构及其业务变化动态。

**4. 金融机构** 在企业营销活动中，帮助企业进行资金融通的机构，包括银行、信托公司、保险公司等。金融机构的功能是为企业营销活动提供融资及保险服务。在现代社会中，任何企业都要通过金融机构开展经营业务往来。金融机构业务活动的变化还会影响企业的营销活动，比如银行贷款利率上升，会使企业成本增加；信贷资金来源受到限制，会把企业经营带入困境。为此，企业应与这些公司保持良好的关系，以保证融资及信贷业务的稳定和渠道的畅通。

商品经济愈发达，社会分工愈细，中介机构的作用愈大。如随着生产规模的增加，降低产品的配送成本就显得越来越重要。于是适应这种需求的生产性服务行业就得到了发展。企业在营销过程中，必须处理好同这些中介机构的合作关系。

## 五、竞争者

竞争是商品经济的必然现象。在商品经济条件下，任何企业在目标市场进行营销活动时，不可避免地会遇到竞争者的挑战。即使在某个市场上只有一个企业在提供产品或服务，没有明确的竞争对手，也不能断定在这个市场上没有潜在的竞争者。

企业竞争对手的状况将直接影响企业营销活动。如竞争对手的营销策略及营销活动的变化就会直接影响企业营销，最为明显的是竞争对手的产品价格、广告宣传、促销手段的变化，以及产品的开发、销售服务的加强都将直接对企业造成威胁。为此，企业在制定营销策略前必须先弄清竞争对手，特别是同行业竞争对手的生产经营状况，做到知己知彼，有效地开展营销活动。我们可以将企业的竞争对手分为四个层次：

1. **品牌竞争者**　是指品牌不同，但满足需要的功能、形式相同的产品之间的竞争。如感冒药中的"新康泰克""白加黑"和"泰诺"等品牌之间的竞争。这是企业最直接而明显的竞争对手。这类竞争者的产品内在功能和外在形式基本相同，但因出于不同厂家之手而品牌不同。有关企业通过在消费者和用户中培植品牌偏好而展开市场竞争。

2. **形式竞争者**　是较品牌竞争者更深一层次的竞争者，即各个竞争者产品的基本功能相同，但形式、规格和性能或档次不同。如保健品中的静心口服液，有普通包装和礼品包装等不同形式的包装。厂家通过在顾客中发掘和培养品牌偏好来展开市场竞争。

3. **平行竞争者**　这是潜伏程度更深的竞争者，这些竞争者所生产的产品种类不同，但所满足的需要相同。如为了治疗腰腿疼症状，可选择药物治疗、理疗，也可选择针灸、按摩等方法。这属于较大范围的行业内部竞争。

4. **欲望竞争者**　是潜伏程度最深的竞争者，不同竞争者分属不同的产业，相互之间为争夺潜在需求而展开竞争。如房地产公司与汽车制造商为争夺顾客而展开的竞争。顾客现有的钱如用于汽车购买则会减少用于房子购买，汽车制造商与房地产公司实际是针对购买者当前所要满足的各种愿望展开争夺。

在上述四个层次的竞争对手中，品牌竞争者是最常见、最外在的，其他层次的则相对比较隐蔽、深刻。正是如此，在许多行业里，企业的注意力总是集中在品牌竞争因素上，而对如何抓住机会扩大整个市场、开拓新的市场领域，或者说起码不让市场萎缩，经常被忽略不顾。所以，有远见的企业不会仅仅满足于品牌层次的竞争，关注市场发展趋势、维护和扩大基本需求优势更加重要。

## 六、社会公众

社会公众是指对企业实现营销目标的能力具有实际或潜在利害关系和影响力的团体或个人。公众对企业的感觉与企业的关系对企业的市场营销活动有着很大的影响。所有的企业都必须采取积极措施，保持和主要公众之间的良好关系。通常，企业周围大致有六类公众：

1. **金融公众**　主要包括银行、投资公司、证券公司、股东等，他们对企业的融资能力有重要的影响。

**2. 媒介公众**　主要包括报纸、杂志、电台、电视台、互联网等传播媒介，他们掌握传媒工具，有着广泛的社会联系，能直接影响社会舆论对企业的认识和评价。主流媒体的报道，对企业影响极大，甚至可以达到"一条好的报道可以救活一个企业，一个负面的报道可以使一个企业破产"的程度。企业对待媒体要慎之又慎。

**3. 政府公众**　主要指与企业营销活动有关的各级政府机构部门，他们所制定的方针、政策对企业营销活动或是限制，或是机遇。

**4. 社团公众**　主要指与企业营销活动有关的非政府机构，如消费者组织、环境保护组织，以及其他群众团体。企业营销活动涉及社会各方面的利益，来自这些社团公众的意见、建议，往往对企业营销决策有着十分重要的影响作用。

**5. 社区公众**　主要指企业所在地附近的居民和社区团体。社区是企业的邻里，企业保持与社区的良好关系，为社区的发展做一定的贡献，会受到社区居民的好评，他们的口碑能帮助企业在社会上树立形象。

**6. 内部公众**　指企业内部的管理人员及一般员工，企业的营销活动离不开内部公众的支持。应该处理好与广大员工的关系，调动他们开展市场营销活动的积极性和创造性。

# 第二节　宏观市场营销环境

宏观营销环境指对企业营销活动造成市场机会和环境威胁的主要社会力量。分析宏观营销环境的目的在于更好的认识环境，通过企业营销努力来适应社会环境及变化，达到企业营销目标。宏观市场营销环境主要包括人口、经济、自然、科学技术、政治法律及社会文化等一些企业很难控制的大的负面的环境因素。

## 一、人口环境

人口是市场的第一要素。人口数量直接决定市场规模和潜在容量，人口的性别、年龄、民族、婚姻状况、职业、居住分布等也对市场格局产生着深刻影响，从而影响着企业的营销活动。企业应重视对人口环境的研究，密切关注人口特性及其发展动向，及时地调整营销策略以适应人口环境的变化。

### （一）人口数量

人口数量是决定市场规模的一个基本要素。如果收入水平不变，人口越多，对食物、衣着、日用品的需要量也越多，市场也就越大。企业营销首先要关注所在国家或地区的人口数量及其变化，尤其对人们生活必需品的需求内容和数量影响很大。

### （二）人口结构

**1. 年龄结构**　不同年龄的消费者对商品和服务的需求是不一样的。不同年龄结构就形成了具有年龄特色的市场。企业了解不同年龄结构所具有的需求特点，就可以决定企业产品的投向，寻找目标市场。

**2. 性别结构**　性别差异会给人们的消费需求带来显著的差别，反映到市场上就会出现男性用品市场和女性用品市场。如在保健品市场中，男性以补肾产品为主，女性以补血、美容、养颜、静心产品为主。企业可以针对不同性别的不同需求，生产适销对路的产品，制定有效的营销策略，开发更大的市场。

**3. 教育与职业结构**　人口的教育程度与职业不同，对市场需求表现出不同的倾向。随着高等教育规模的扩大，人口的受教育程度普遍提高，收入水平也逐步增加。企业应关注人们对报刊、书籍、电脑这类商品的需求的变化。

**4. 家庭结构**　家庭是商品购买和消费的基本单位。一个国家或地区的家庭单位的多少及家庭平均人员的多少，可以直接影响到某些消费品的需求数量。同时不同类型的家庭往往有不同的消费需求。

**5. 社会结构**　我国农业人口比重大，且比较分散，这样的社会结构要求企业营销应充分考虑到农村这个分散的大市场。

**6. 民族结构**　我国是一个多民族的国家。民族不同，其文化传统、生活习性也不相同。具体表现在饮食、居住、服饰、礼仪等方面的消费需求都有自己的风俗习惯。企业营销要重视民族市场的特点，开发适合民族特性、受其欢迎的商品。

### （三）人口分布

人口有地理分布上的区别，人口在不同地区密集程度是不同的。各地人口的密度不同，则市场大小不同、消费需求特性不同。当前，我国有一个突出的现象就是农村人口向城市或工矿地区流动，内地人口向沿海经济开放地区流动。企业营销应关注这些地区消费需求，不仅在量上增加，在消费结构上也一定发生的变化，应该提供更多的适销对路产品满足这些流动人口的需求，这是潜力很大的市场。

人口是构成宏观市场环境的第一位因素。因为人口的多少直接决定市场的潜在容量，人口越多，市场规模就越大。而人口的其他指标如年龄结构、地理分布、婚姻状况、出生率、死亡率、人口密度、人口流动性及其文化教育等，都会影响企业的市场营销活动。

## 二、经济环境

经济环境是影响企业营销活动的主要环境因素，它包括收入因素、消费支出、产业结构、经济增长率、货币供应量、银行利率、政府支出等因素，其中收入因素、消费结构对企业营销活动影响较大。

### （一）消费者收入分析

收入因素是构成市场的重要因素，甚至是更为重要的因素。因为市场规模的大小，归根结底取决于消费者的购买力大小，而消费者的购买力取决于他们收入的多少。企业必须从市场营销的角度来研究消费者收入，通常从以下四个方面进行分析。

**1. 国民生产总值** 它是衡量一个国家经济实力与购买力的重要指标。国民生产总值增长越快，对商品的需求和购买力就越大，反之，就越小。

**2. 人均国民收入** 这是用国民收入总量除以总人口的比值。这个指标大体反映了一个国家人民生活水平的高低，也在一定程度上决定商品需求的构成。一般来说，人均收入增长，对商品的需求和购买力就大，反之就小。

**3. 个人可支配收入** 指在个人收入中扣除消费者个人缴纳的各种税款和交给政府的非商业性开支后剩余的部分，可用于消费或储蓄的那部分个人收入，它构成实际购买力。个人可支配收入是影响消费者购买生活必需品的决定性因素。

**4. 个人可任意支配收入** 指在个人可支配收入中减去消费者用于购买生活必需品的费用支出（如房租、水电、食物、衣着等项开支）后剩余的部分。这部分收入是消费需求变化中最活跃的因素，也是企业开展营销活动时所要考虑的主要对象。这部分收入一般用于购买高档耐用消费品、娱乐、教育、旅游、保健等。

**5. 家庭收入** 家庭收入的高低会影响很多产品的市场需求。一般来讲，家庭收入高，对消费品需求大，购买力也大；反之，需求小，购买力也小。另外要注意分析消费者实际收入的变化。需要注意的是，在分析消费者收入时，还要区分"货币收入"和"实际收入"。只有"实际收入"才影响"实际购买力"。

## （二）消费者支出分析

随着消费者收入的变化，消费者支出会发生相应变化，继而使一个国家或地区的消费结构也会发生变化。

**1. 消费结构** 德国统计学家恩斯特·恩格尔于1857年发现了消费者收入变化与支出模式，即消费结构变化之间的规律性。

**2. 恩格尔系数** 恩格尔所揭示的这种消费结构的变化通常用恩格尔系数来表示，即：

恩格尔系数＝食品支出金额/家庭消费支出总金额

恩格尔系数越小，食品支出所占比重越小，表明生活富裕，生活质量高；恩格尔系数越大，食品支出所占比重越高，表明生活贫困，生活质量低。恩格尔系数是衡量一个国家、地区、城市、家庭生活水平高低的重要参数，根据联合国教科文组织划定的标准，恩格尔系数在60%以上为贫困，50%～60%为温饱，40%～50%为小康，30%～40%为富裕，30%以下为最富裕。企业从恩格尔系数可以了解目前市场的消费水平，也可以推知今后消费变化的趋势及对企业营销活动的影响。

## （三）消费者储蓄分析

消费者的储蓄行为直接制约着市场消费量购买的大小。当收入一定时，如果储蓄增多，现实购买量就减少；反之，如果用于储蓄的收入减少，现实购买量就增加。居民储蓄倾向是受到利率、物价等因素变化所致。人们储蓄目的也是不同的，有的是为了养老，有的是为未来的购买而积累，当然储蓄的最终目的主要也是为了消费。企业应关注居民储蓄的增减变化，了解居民储蓄的不同动机，制定相应的营销策略，获取更多的商机。

### （四）消费者信贷分析

消费者信贷，也称信用消费，指消费者凭信用先取得商品的使用权，然后按期归还贷款，完成商品购买的一种方式。信用消费允许人们购买超过自己现实购买力的商品，创造了更多的消费需求。随着我国商品经济的日益发达，人们的消费观念大为改变，信贷消费方式在我国逐步流行起来，值得企业去研究。

## 三、自然环境

自然环境是指自然界提供给人类各种形式的物质资料，如阳光、空气、水、森林、土地等。随着人类社会进步和科学技术发展，世界各国都加速了工业化进程，这一方面创造了丰富的物质财富，满足了人们日益增长的需求；另一方面，面临着资源短缺、环境污染等问题。从 60 年代起，世界各国开始关注经济发展对自然环境的影响，成立了许多环境保护组织，促使国家政府加强环境保护的立法。这些问题都是对企业营销的挑战。对营销管理者来说，应该关注自然环境变化的趋势，并从中分析企业营销的机会和威胁，制定相应的对策。

### （一）自然环境现状

**1. 自然资源日益短缺**　自然资源可分为两类：一类为可再生资源，如森林、农作物等，这类资源是有限的，可以被再次生产出来，但必须防止过度采伐森林和侵占耕地；另一类资源是不可再生资源，如石油、煤炭、银、锡、铀等，这种资源蕴藏量有限，随着人类的大量开采，有的矿产已处于枯竭的边缘。自然资源短缺，使许多企业将面临原材料价格大涨、生产成本大幅度上升的威胁；但另一方面又迫使企业研究更合理地利用资源的方法，开发新的资源和代用品，这些又为企业提供了新的资源和营销机会。

**2. 环境污染日趋严重**　工业化、城镇化的发展对自然环境造成了很大的影响，尤其是环境污染问题日趋严重，许多地区的污染已经严重影响到人们的身体健康和自然生态平衡。环境污染问题已引起各国政府和公众的密切关注，这对企业的发展是一种压力和约束，要求企业为治理环境污染付出一定的代价，但同时也为企业提供了新的营销机会，促使企业研究控制污染技术，兴建绿色工程，生产绿色产品，开发环保包装。

**3. 政府干预不断加强**　自然资源短缺和环境污染加重的问题，使各国政府加强了对环境保护的干预，颁布了一系列有关环保的政策法规，这将制约一些企业的营销活动。有些企业由于治理污染需要投资，影响扩大再生产，但企业必须以大局为重，要对社会负责，对子孙后代负责，加强环保意识，在营销过程中自觉遵守环保法令，担负起环境保护的社会责任。同时，企业也要制定有效的营销策略，既要消化环境保护所支付的必要成本，还要在营销活动中挖掘潜力，保证营销目标的实现。

## （二）自然环境的变化对营销的影响

自然环境的变化对营销的影响，主要表现在以下方面：

**1. 企业经营成本的增加**　自然环境变化对企业经营成本增加的影响主要通过两个方面表现出来。一方面，经济发展对自然资源严重依赖是传统经济发展模式的主要特征之一。自然资源日趋枯竭和开采成本的提高，必然导致生产成本提高。另一方面，环境污染造成的人类生存危机，使得人们对环境的观念发生改变，环保日益成为社会主流意识。昔日粗放模式下的生产方式必须进行彻底改变，企业不仅要担负治理污染的责任，还必须对现有可能产生污染的生产技术和所使用的原材料进行技术改造，而这不可避免地加大了企业生产成本。

**2. 新兴产业市场机会增加**　环境变化给企业带来的市场机会也主要体现在两个方面。一方面，为了应对环境变化，企业必须寻找替代的能源及各种原材料，替代能源及材料生产企业面临大量的市场机会。如石油价格的居高不下和剧烈波动，激起企业对替代能源研究的大量投资，仅仅太阳能领域，已有成百上千的企业推出了更新一代具有实用价值的产品，用于家庭供暖和其他用途。另一方面，环保型材料和各种治理污染设备生产企业也在人们环保意识增加和治理污染的各种立法中，给污染控制技术及产品，如清洗器、回流装置等创造一个极大的市场，促使企业探索其他不破坏环境的方法去制造和包装产品。

## 四、科技环境

科学技术是社会生产力中最活跃的因素，它影响着人类社会的历史进程和社会生活的方方面面，对企业营销活动的影响更是显而易见。现代科学技术突飞猛进，科技发展对企业营销活动影响作用表现在以下几个方面：

### （一）科技发展促进社会经济结构的调整

每一种新技术的发现、推广都会给某些企业带来新的市场机会，导致新行业的出现。同时，也会给某些行业、企业造成威胁，使这些行业、企业受到冲击甚至被淘汰。例如，电脑的运用代替了传统的打字机，复印机的发明排挤了复写纸，数码相机的出现将夺走胶卷的大部分市场，等等。

### （二）科技发展促使消费者购买行为的改变

随着多媒体和网络技术的发展，出现了"电视购物""网上购物"等新型购买方式。人们还可以在家中通过"网络系统"订购车票、飞机票、戏票和球票。工商企业也可以利用这种系统进行广告宣传、营销调研和推销商品。随着新技术革命的进展，"在家便捷购买、享受服务"的方式还会继续发展。

### （三）科技发展影响企业营销组合策略的创新

新技术给企业带来巨大的压力，同时也改变了企业生产经营的内部因素和外部环境，而引起企业市场营销策略的变化。

**1. 产品策略**　由于科学技术的迅速发展，新技术应用于新产品开发的周期大大缩短，产品更新换代加快。在世界市场的形成和竞争日趋剧烈的今天，开发新产品成了企业开拓新市场和赖以生存发展的根本条件。因此，要求企业营销人员不断寻找新市场，预测新技术，时刻注意新技术在产品开发中的应用，从而开发出给消费者带来更多便利的新产品。

**2. 分销策略**　由于新技术的不断应用，技术环境的不断变化，使人们的工作及生活方式发生了重大变化。广大消费者的兴趣、思想等差异性扩大，自我意识的观念增强，从而引起分销机构与分销方式的不断变化，大量的特色商店和自我服务的商店不断出现。例如，30 年代出现的超级市场，40 年代出现的廉价商店，60、70 年代出现的快餐服务、自助餐厅、特级商店、左撇子商店等。尤其在信息技术迅猛发展的今天，网上销售更成为未来企业产品分销的重要途径，同时也引起分销实体流动方式的变化。

**3. 价格策略**　科学技术的发展及应用，一方面降低了产品成本使价格下降，另一方面使企业能够通过信息技术，加强信息反馈，正确应用价值规律、供求规律、竞争规律来制订和修改价格策略。

**4. 促销策略**　科学技术的应用引起促销手段的多样化，尤其是广告媒体的多样化，广告宣传方式的复杂化。如人造卫星成为全球范围内的信息沟通手段。信息沟通的效率、促销组合的效果、促销成本的降低、新的广告手段及方式将成为今后促销研究的主要内容。

### （四）科技发展促进企业营销管理的现代化

科技发展为企业营销管理现代化提供了必要的装备，如电脑、传真机、电子扫描装置、光纤通讯等设备的广泛运用，对改善企业营销管理，实现现代化起了重要的作用。同时，科技发展对企业营销管理人员也提出了更高要求，促使其更新观念，掌握现代化管理理论和方法，不断提高营销管理水平。

### 五、政治与法律环境

政治法律环境是影响企业营销的重要宏观环境因素，包括政治环境和法律环境。政治环境引导着企业营销活动的方向，法律环境则为企业规定经营活动的行为准则。政治与法律相互联系，共同对企业的市场营销活动产生影响和发挥作用。

### （一）政治环境

政治环境是指企业市场营销活动的外部政治形势。政治环境对企业营销活动的影响主要表现为国家政府所制定的方针政策，如人口政策、能源政策、物价政策、财政政策、货币政策等，都会对企业营销活动带来影响。例如国家通过降低利率来刺激消费的增长；通过征收个人收入所得税调节消费者收入的差异，从而影响人们的购买；通过增加产品税，对香烟、酒等商品的增税来抑制人们的消费需求。在国际贸易中，不同的国家也会制定一些相应的政策来干预外国企业在本国的营销活动。

## (二) 法律环境

法律环境是指国家或地方政府所颁布的各项法规、法令和条例等，它是企业营销活动的准则，企业只有依法进行各种营销活动，才能受到国家法律的有效保护。如与药品有关的法律法规主要有：《药品管理法》《中华人民共和国药品管理法实施条例》《药品经营质量管理规范》《药品生产质量管理规范》《处方药与非处方药分类管理办法》《药品召回管理办法》《互联网药品信息服务管理办法》《麻醉药品管理办法》《药品广告审查办法》《药品流通监督管理办法》《药品说明书和标签管理规定》《药品进口管理办法》等。企业的营销管理者必须熟知有关的法律条文，才能保证企业经营的合法性，运用法律武器来保护企业与消费者的合法权益。对从事国际营销活动的企业来说，不仅要遵守本国的法律制度，还要了解和遵守国外的法律制度和有关的国际法规、惯例和准则。例如前一段时间欧洲国家规定禁止销售不带安全保护装置的打火机，无疑限制了中国低价打火机的出口市场。日本政府也曾规定，任何外国公司进入日本市场，必须要找一个日本公司同它合伙，以此来限制外国资本的进入。只有了解掌握了这些国家的有关贸易政策，才能制定有效的营销对策，在国际营销中争取主动。

## 六、社会与文化环境

市场营销学中所说的社会文化因素，一般指在一种社会形态下形成的价值观念、宗教信仰、道德规范及世代相传的风俗习惯等被社会所公认的各种行为规范。具体包括一个国家或地区的价值观念、生活方式、风俗习惯、民族特征、宗教信仰、伦理道德、教育水平、文学艺术等内容的总和。主体文化占据主体地位，起凝聚整个国家和民族的作用，是千百年的历史沉淀，包括价值观、人生道德观等；次级文化则是在主体文化支配下形成的文化分支，包括宗教、种族、地域习惯等。文化对企业营销的影响是多层次、全方位、渗透性的。企业的市场营销人员应分析、研究和了解社会文化环境，以针对不同的文化环境制定不同的营销策略。

### (一) 教育状况

教育是按照一定目的要求，对受教育者施以影响的一种有计划的活动，是传授生产经验和生活经验的必要手段，反映并影响着一定的社会生产力、生产关系和经济状况，是影响企业市场营销的重要因素。教育状况对营销活动的影响，可以从以下几个方面考虑：

**1. 对企业选择目标市场的影响** 处于不同教育水平的国家或地区，对商品的需求不同。

**2. 对企业营销商品的影响** 文化不同的国家和地区的消费者，对商品的包装、装潢、附加功能和服务的要求有差异。通常文化素质高的地区，消费者要求商品包装典雅华贵，对附加功能也有一定要求。

**3. 对营销调研的影响** 企业的营销调研在受教育程度高的国家和地区可在当地雇佣调研人员或委托当地的调研公司或机构完成具体项目，而在受教育程度低的国家和地区，企业开展调研要有充分的人员准备和适当的方法。

**4. 对经销方式的影响** 企业的产品目录、产品说明书的设计要考虑目标市场的受教育状况。如果经营商品的目标市场在文盲率很高的地区，就不仅需要文字说明，更重要的是要配以简明图形，并要派人进行使用、保养的现场演示，以避免消费者和企业的不必要损失。

### （二）宗教信仰

纵观历史上各民族的消费习惯的产生和发展，可以发现宗教是影响人们消费行为的重要因素之一。某些国家和地区的宗教组织在教徒购买决策中也有重大影响。一种新产品出现，宗教组织有时会提出限制，禁止使用，认为该商品与宗教信仰相冲突。所以企业可以把影响大的宗教组织作为自己的重要公共关系对象，在经销活动中也要针对宗教组织设计适当方案，以避免由于矛盾和冲突给企业营销活动带来的损失。

### （三）价值观念

价值观念就是人们对社会生活中各种事物的态度和看法，不同的文化背景下，人们的价值观念相差很大，消费者对商品的需求和购买行为深受价值观念的影响。对于不同的价值观念，企业的市场营销人员就应该采取不同的策略。一种新产品的消费，会引起社会观念的变革。而对于一些注重传统、喜欢沿袭传统消费方式的消费者，企业在制定促销策略时应把产品与目标市场的文化传统联系起来。

### （四）消费习俗

消费习俗是人类各种习俗中的重要习俗之一，是人们历代传递下来的一种消费方式，也可以说是人们在长期经济与社会活动中所形成的一种消费风俗习惯。不同的消费习俗，具有不同的商品需要，研究消费习俗，不但有利于组织好消费用品的生产与销售，而且有利于正确、主动地引导健康的消费。了解目标市场消费者的禁忌、习俗、避讳、信仰、伦理等是企业进行市场营销的重要前提。

### （五）审美观念

人们在市场上挑选、购买商品的过程，实际上也就是一次审美活动。近年来，我国人民的审美观念随着物质水平的提高，发生了明显的变化。

1. 追求健康的美，如各种保健品的需求量呈上升趋势。

2. 追求形式的美，如在不违背我国药品包装管理规定的前提下，各医药企业都在药品包装的色彩、板式、字体、形状等方面追求美感的设计，以满足人们对美的追求。

3. 追求环境美。消费者对环境的美感体验，在购买活动中表现得最为明显。

因此企业营销人员应注意以上三方面审美观的变化，把消费者对商品的评价作为重要的反馈信息，使商品的艺术功能与经营场所的美化效果融合为一体，以更好地满足消费者的审美要求。

在研究社会文化环境时，还要重视亚文化群对消费需求的影响。每一种社会文化的内部都包含若干亚文化群。因此企业市场营销人员在进行社会和文化环境分析时，可以把每一个亚文化群视为一个细分市场，生产经营适销对路的产品，满足顾客需求。

【案例分析】

### 脱销的胰岛素

胰岛素是一种治疗糖尿病的特效药。20 世纪 80 年代末期，由于宏观管理失控，大批进口胰岛素，使国内生产受阻，积压大量库存，1989 年一季度国内生产几乎全面停产。根据这一情况，国家下文规定 1990 年不准进口胰岛素。政策颁布之后，杭州肉联厂生化制药分厂对胰岛素市场进行了全面的分析，认为本厂与其他生产厂商一样面临着严峻的威胁，但同时也潜伏着良好的市场机会，其依据是：①胰岛素的有效期为 2 年，1987、1988 年进口的产品最迟用到 1990 年 4 月，过期失效；②据了解，国内各厂家 1989 年起均不打算生产胰岛素；③胰岛素的生产需要一定的周期。根据以上的分析，该厂预测 1990 年 4 月起市场上将出现胰岛素的脱销。据此，该厂在 1989 年 10 月毅然决定投料生产，12 月开始出成品。果然 1989 年底在武汉召开的全国医药订货会上，胰岛素价格回升。1990 年 2 月在广州召开的医药订货会上，胰岛素出现了紧缺形势，与会者纷纷向该厂订货，仅此一项产品在这几个月中就为该厂创净利 20 万元以上。

【案例思考】

杭州肉联厂生化制药分厂进行了怎样的市场营销环境分析，抓住了什么机会才取得成功？

## 第三节　市场营销环境分析

通过对企业的宏观、微观环境的研究与分析，在此基础上，还应对企业市场营销环境进行综合分析，以便对营销环境做出总体评价，为营销战略的制订提供可靠的依据。

### 一、市场营销环境的特点

#### （一）客观性

企业总是在特定的社会、市场环境中生存、发展的。这种环境并不以营销者的意志为转移，具有强制性与不可控制性的特点。也就是说，企业营销管理者虽然能认识、利用营销环境，但无法摆脱环境的制约，也无法控制营销环境，特别是宏观的社会力量，更难以把握。

## （二）差异性

不同的国家或地域，人口、经济、政治、文化存在很大差异性，企业营销活动必然面对这种环境的差异性，制定不同的营销策略；而且同样一种环境因素，对不同企业的影响也是不同的，如海湾危机，造成国际石油市场的极大波动，对石化行业的企业影响十分大，而对那些与石油关系不大的企业影响则小。

## （三）相关性

营销环境的相关性是指各环境因素间的相互影响和相互制约。这种相关性表现在两个方面：

1. 某一环境因素的变化会引起其他因素的互动变化。如国家医改方案的变化，实行基本药物零差率政策，必然会对药品企业生产结构和生产数量产生影响，从而使企业竞争对手发生改变。

2. 企业营销活动受多种环境因素的共同制约。企业的营销活动不仅仅受单一环境因素的影响，而是受多个环境因素共同制约的。如企业的产品开发，就要受制于国家环保政策、技术标准、消费者需求特点、竞争者产品、替代品等多种因素的制约，如果不考虑这些外在的力量，生产出来的产品能否进入市场是很难把握的。

## （四）多变性

即市场营销环境是一个多变的动态环境。

## （五）双重性

即市场机会与环境威胁并存。

## （六）多样性

即构成市场营销环境的因素多、层次多，对市场营销活动的影响方式多。

## 二、市场营销环境扫描

所谓市场营销环境扫描就是从市场环境中辨别出对企业经营有影响的、反映环境因素变化的某些事件。市场环境是动态变化的，每时每刻都在出现不同的事件，但并不是所有事件的发生都会对企业产生影响，即使对企业产生影响的事件也会由于本身性质而对企业产生影响的程度或迫切性有所不同，需要通过环境扫描对其进行识别。因此，环境扫描是企业进行环境分析的第一步。

环境扫描工作通常由企业的高层领导召集和聘请企业内外熟悉市场环境的管理人员和专家组成分析小组，通过科学系统的调查研究、预测分析，将所有可能影响企业经营的环境因素变化引发的事件一一罗列，然后加以讨论，逐一评审所有列为有关的环境事件的依据是否充分，从中筛选出分析小组一致认定的对企业经营将有不同程度影响的事件。

### 三、市场营销环境评价

经过环境扫描，甄别出环境中对企业产生影响的各种市场因素后，需要对这些影响因素的影响程度与影响方式进行评价。常用的评价方法有列表评价法、SWOT 分析法、劣势或优势分析法三种，我们主要介绍 SWOT 分析法。

通过 SWOT 分析，可以结合环境对企业的内部能力和素质进行评价，弄清楚企业相对于其他竞争者所处的相对优势和劣势，帮助企业制定竞争战略。

### (一) 企业优势和劣势

企业优势和劣势分析实质上就是企业内部经营条件分析，或称企业实力分析。

优势是指企业相对于竞争对手而言所具有的优势人力资源、技术、产品及其他特殊实力。充足的资金来源、高超的经营技巧、良好的企业形象、完善的服务体系、先进的工艺设备、与买方和供应商长期稳定的合作关系、融洽的雇员关系、成本优势等，都可以形成企业优势。

劣势是指影响企业经营效率和效果的不利因素和特征，他们使企业在竞争中处于劣势地位。一个企业潜在的弱点主要表现在以下几方面：缺乏明确的战略导向、设备陈旧、盈利较少甚至亏损、缺乏管理和知识、缺少某些关键的技能、内部管理混乱、研究和开发工作落后、企业形象较差、销售渠道不畅、营销工作不得力、产品质量不高、成本过高等。

### (二) 环境机会和威胁

企业的机会与威胁均存在于市场环境中，因此机会与威胁分析实质上就是对企业外部环境因素变化的分析。市场环境的变化或给企业带来机会或给企业造成威胁。环境因素的变化对某一企业是不可多得的机会，但对另外一家企业则可能意味着灭顶之灾。

环境提供的机会能否被企业利用，同时环境变化产生的威胁能否有效化解，取决于企业对市场变化反映的灵敏程度和实力。市场机会为企业带来收益的多寡，不利因素给企业造成的负面影响的程度，一方面取决于这一环境因素本身性质，另一方面取决于企业优势与劣势的结合状况。最理想的市场机会是那些与企业优势达到高度匹配的机会，而恰好与企业弱点结合的不利因素将不可避免地消耗企业大量资源。

在对企业环境因素进行评价时，一个有意义的方法便是将企业优势、劣势和市场机会、威胁的结合分析，也可称为企业内外情况对照分析。

企业内外情况对照分析法所用的是十字形图表或矩阵分析，所以也称为十字图表法或矩阵分析法。

现以某房地产经营企业的实例说明这种方法，如表 2-1 所示。

**表 2 – 1  企业内外环境对照表**

|  | 有利条件（机会） | 不利因素（威胁） |
|---|---|---|
| 外部环境 | 1. 商务写字楼市场需求潜力大<br>2. 企业拟开发的地段处于本市规划中的中央商务区范围内，具备良好的升值潜力<br>3. 政府对开发商务用房产较为支持，有优惠政策 | 1. 房地产企业受宏观经济因素影响大，波动性强<br>2. 商品住宅市场趋于饱和<br>3. 房地产项目融资困难<br>4. 市场竞争激烈、本企业知名度不高 |
|  | 企业优势 | 企业劣势 |
| 内部环境 | 1. 企业管理能力、市场应变能力强，发展势头平稳<br>2. 领导班子强、团结，中层干部力量强<br>3. 具有较强的质量意识 | 1. 企业整体规模不大，属中小型开发商<br>2. 首次涉足商务用房市场，开发经验欠缺<br>3. 项目资金不足<br>4. 营销策划、市场推广能力差 |

上表基本上概括了该房地产开发企业面临的形势：①企业有住宅开发经验，却遇到了商品住宅市场供应饱和的威胁；②如转为商务写字楼开发，一方面竞争激烈，另一方面企业缺乏开发和销售经验；③企业虽整体规模不大，但管理水平高，市场应变能力强，设计与质量控制人员素质高；④拥有具有增值潜力的开发用地，能够获得政府支持。通过以上几点分析，该开发商只要大力加强市场营销力量，就有可能成功进入商务用房市场，并形成良性循环。

通过这个实例可以看出，这个方法的主要优点是简便、实用而且有效。主要特点是通过对照分析，把外部环境中的有利和不利条件、内部条件中的优势和劣势联系了起来。

## 四、企业应对市场营销环境影响的对策

虽然企业营销活动必须与其所处的外部和内部环境相适应，但营销活动绝非只能被动地接受环境的影响，营销管理者应采取积极、主动的态度能动地去适应营销环境。就宏观环境而言，企业可以以不同的方式增强适应环境的能力，避免来自环境的威胁，有效地把握市场机会。在一定条件下，也可运用自身的资源，积极影响和改变环境因素，创造更有利于企业营销活动的空间。就微观环境而言，直接影响企业营销能力的各种参与者，事实上都是企业营销部门的利益共同体。企业内部其他部门与营销部门利益的一致固不待言，按市场营销的双赢原则，企业营销活动的成功，应为顾客、供应商和营销中间商带来利益，并造福于社会公众。即使是竞争者，也存在互相学习、互相促进的因素，在竞争中，有时也会采取联合行动，甚至成为合作者。"店多拢市"就是把竞争者变为合作者的一种有效机制。

### （一）应对市场机会的营销对策

面临客观的市场机会，企业应该给予足够的重视，制定适当的对策。企业常用的策略有：

1. 及时利用策略  当市场机会与企业的营销目标一致，企业又具备利用市场机会

的资源条件，并享有竞争中的差别利益时，企业应抓着时机，及时调整自己的营销策略，充分利用市场机会，求得更大的发展。

**2. 待机利用策略** 有些市场机会相对稳定，在短时间内不会发生变化，而企业暂时又不具备利用市场机会的必要条件，可以积极准备，创造条件，等待时机成熟时，再加以利用。

**3. 果断放弃策略** 营销市场机会十分具有吸引力，但企业缺乏必要的条件，无法加以利用，此时企业应做出决策果断放弃。因为任何犹豫和拖延都可能导致错过利用其他有利机会的时机，从而一事无成。

### （二）应对市场威胁的营销对策

环境变化对企业的影响是客观存在的，企业必须给予足够的重视和制定适当的对策。面对环境对企业可能造成的威胁，企业常用的对策有三种。

**1. 转移策略** 指当企业面临环境威胁时，通过改变自己受到威胁的产品现有市场，或者将投资方向转移来避免环境变化对企业的威胁。该策略包括三种转移：

（1）**产品转移** 即将受到威胁的产品转移到其他市场。如美国的卷烟销售在本国受到限制，几家大卷烟制造商将他们的产品转移到发展中国家进行销售。

（2）**市场转移** 即将企业的营销活动转移到新的细分市场上去。如某食品厂原本生产婴儿食品，随着出生率下降，老龄化来临，该目标市场已经萎缩，企业经过实验发现老年与婴儿在某些食物的需求很相近，便把主要的目标市场转移到老年群体中。

（3）**行业转移** 即将企业的资源转移到更有利的新行业中去。如有些机械设备制造厂，面临行业的萧条，决定放弃自己原有的主营产品，转移到生物制品行业。

**2. 减轻策略** 指当企业面临环境威胁时，力图通过调整、改变自己的营销组合策略，尽量降低环境威胁对企业的负面影响程度。例如环境变化导致企业某些原材料价格大幅度上涨，致使本企业的产品成本增加，在企业无条件或不准备放弃目前的主要产品的经营时，可以通过加强管理、提高效率、降低成本以消化原材料涨价带来的威胁。

**3. 对抗策略** 指当企业面临环境威胁时，试图通过自己的努力限制或扭转环境中不利因素的发展。对抗策略通常被称为是积极、主动的策略。企业可以通过各种方式利用政府通过的某种法令或与有关权威组织达成某种协议，以用来抵消不利因素的影响。如我国贵州茅台酒厂发现市场上有许多厂家盗用和仿冒茅台酒商标，致使该厂的经营受到威胁。他们毅然拿起法律武器，捍卫自己的合法权益，来消除营销环境中对自己的不利影响。

值得一提的是，医药市场营销环境呈现以下发展趋势：

（1）竞争全球化趋势明显加快。

（2）医药制度变迁加剧。

（3）突发事件增多。

（4）随着居民生活水平提高，天然药物热潮涌起。

（5）现代生物技术快速发展。

所以医药企业在分析市场营销环境对策时，也必须考虑行业特点及其变化发展趋势，才能做正确的决策判断。

### 五、市场营销环境分析报告及其撰写

在进行机会与威胁分析之后，需要整理、归纳以上对企业环境进行调查、分析和预测的结果，编写环境分析报告。该报告将作为企业最高领导层构想营销战略方案和进行战略决策的基本依据。

编写环境分析报告的过程是对未来环境变化进一步调查分析，明确问题、深化认识的过程，因而是环境分析的一个重要步骤，必须予以充分的重视。

环境分析报告是环境分析结果的总结和概括，它应能回答战略决策所了解的未来环境问题。报告的主要内容包括：企业未来将面临什么样的环境；各个环境因素会如何变化，对企业将造成怎样的影响；未来环境会使企业有哪些机会和威胁，他们出现的概率是多大；企业适应未来环境的初步设想和战略课题是什么；等等。

环境分析报告的叙述应力求简明扼要，论证要用事实和数据说明，尽量采用直观醒目的图表。

【案例分析】

#### 案例 1：都是 PPA 惹的祸

几年前，"早一粒，晚一粒"的康泰克广告，曾是国人耳熟能详的医药广告，而康泰克因为服用频率低、治疗效果好成为许多人感冒时的首选药物。可至 2000 年 11 月 17 日，国家药监局下发"关于立即停止使用和销售所有含有 PPA 的药品制剂的紧急通知"，并于 2000 年 11 月 30 日前全面清查含 PPA 药品的厂家。一些消费者较常用的感冒药"康泰克""康得""感冒灵"等因为含 PPA 成为禁药。

中国国家药品不良反应监测中心 2000 年花几个月的时间，对国内含 PPA 药品的临床使用情况进行统计，在结合一些药品生产厂家提交的用药安全记录，发现服用含 PPA 药品制剂（主要是感冒药）后出现严重的不良反应，如过敏、心律失调、高血压、急性肾衰、失眠等症状。在一些急于减轻体重的肥胖者（一般是年轻女性）中，由于盲目加大含 PPA 的减肥药的剂量，还出现了胸痛、恶心、呕吐和剧烈头痛。表明这类药品制剂存在不安全的问题，要紧急停药。虽然停药涉及一些常用感冒药，会对生产厂家不利，但市面上可供选择的感冒药还有很多，对患者不会造成任何影响。

2000 年 11 月 17 日，天津中美史克制药有限公司的电话几乎被打爆了。总机小姐一遍遍跟打电话的媒体记者解释：公司没人，都在紧急开会。仍有不甘心的，电话打进公司办公室，还真没有人接听——一位河南的个体运输司机证实确实没人。这是国家药品监督管理局发布暂停使用和销售含 PPA 的药品制剂通知的第二天。这次名列"暂停使用"名单的有 15 种药品，但大家只记住了康泰克，原因是"早一粒，晚一粒"的广告非常有名。作为向媒体广泛询问的一种回应，中美史克公司 2000 年 11 月 20 日在北京

召开了记者座谈会，总经理杨伟强先生宣读了该公司的声明，并请消费者暂停服用本公司生产的"康泰克"和"康得"这两种药品，能否退货，还要依据国家药监局为此事件做的最后论断再定，他们的这两种产品已进入了停产程序，但他们并没有收到有关康泰克能引起脑中风副反应报告，对于自己两种感冒药——"康泰克"和"康得"被禁，杨伟强的回答是："中美史克在中国的土地上生活，一切听中国政府的安排，作为一个企业，一定要支持国家的决定。"为了方便回答消费者的各种疑问，他为此专门设了一条服务热线。另据分析，"康泰克"与"康得"退下的市场份额每年高达 6 亿元。不过杨伟强豪言："我们可以丢下一个产品，但不能丢下一个企业。"这句豪言多少显得有些悲壮：6 亿元的市场，没了！紧接着，中美史克未来会不会裁员，也是难题。6 亿元的市场，康泰克差不多占了中国感冒药市场的半壁江山，太大了！生产不含 PPA 感冒药的药厂，同时面临天降的机会和诱惑。他们的兴奋形成了新的潮流。由于含 PPA 的感冒药被撤下货架，中药感冒药出现热销景象，感冒药品牌从"三国鼎立"又回到了"春秋战国"时代。

中美史克"失意"，三九"得意"，三九医药集团的老总赵新先想借此机会做一个得意明星。赵在接受央视采访时称：三九有意在感冒药市场上大展拳脚。赵新先的新概念是："化学药物的毒害性和对人体的副作用已越来越引起人们的重视。无论在国内还是在国外，中药市场的前景看好。"三九生产的正是中药感冒药。三九结合中药优势舆论，不失时机地推出的广告用语——"关键时刻，表现出色"颇引人注目。也想抓住这次机会的还有一家中美合资企业——上海施贵宝，借此机会大量推出广告，宣称自己的药物不含 PPA。在这些大牌药厂纷纷推出自己和最新市场营销策略时，一种并不特别引人注目的中药感冒药——板蓝根，销量大增，供不应求。2000 年 11 月发生的 PPA 事件后，谁能引领感冒药市场主流，曾被众多业内人士所关注。经过 1 年多的角逐，感冒药市场重新洗牌，新的主流品牌格局已经形成。调查显示，"白加黑""感康""新康泰克""泰诺""百服宁"等品牌在消费者中的知名度居前列。

【案例思考】

1. 在这个案例中，中美史克公司遇到什么危机？公司的经营环境发生了哪些变化？

2. 本案例中美史克公司遇到了哪些宏观环境因素的变化？公司是否采取了相应的对策？

3. 如果你是中美史克总经理，在自己产品被禁而竞争对手大举进犯的情况下，你将采取何种措施？

【案例提示】

本案例讲述了中美史克公司在中国国家药监局的有关规定及营销环境发生变化后所做出的应对策略。作为企业，如何去预判营销环境的变化？如何去应对营销环境的变化？如何去应对危机？

## 案例2：来自婴儿食品市场营销环境的报告（摘要）

某企业准备生产婴儿食品，得到的市场营销信息如下：

（1）我国现阶段育龄妇女人数增加，且用母乳哺育婴儿的产妇比例有较大幅度下降。

（2）居民家庭收入有所增加，独生子女家庭舍得在孩子身上花钱。

（3）婴儿食品购买者偏爱进口货和名牌，国产新品在市场上很难站稳脚跟。

（4）婴儿食品生产原料之一的蔗糖今后一段时间内行情趋紧，但价格上涨幅度不会很大，其他原材料供应不会有较大变化。

（5）近期内对婴儿食品的营养性要求占主导地位的消费情况不会发生变化。

（6）婴儿食品的生产技术比较简单，资金需求量不大，行业渗透障碍比较小。

（7）中国人民银行宣布调低人民币与外币比价，政府也明确表示今后要严格控制消费品进口，这就将较大幅度提高进口婴儿食品的价格，减少市场对进口货的需求。

（8）国家法律规定食品生产必须达到一定的卫生标准，必须在包装上注明营养成分和保持期限，过期要销毁。

（9）一些卫生机构呼吁产妇用母乳哺育婴儿的益处。

（10）一些企业受经济效益和人员超编的影响，要求妇女回家和多休产假。

【案例思考】

试评价上述环境的机会与威胁，并确定企业的对策。

【问题思考】

1. 企业在进行经济环境分析时，主要考虑哪些经济因素？
2. 企业对其所面临的环境威胁可能采取的对策有哪些？
3. 试述社会文化环境对市场营销的影响。
4. 步入21世纪后，人口老龄化问题在大中城市日益突出，请列举出这变化所带来的3个方面的市场机会？
5. 试述市场营销活动与市场营销环境的关系。

# 第三章　消费者市场与消费者购买行为分析

📖 **本章重点**

1. 消费者市场的特点。
2. 影响消费者购买行为的因素。
3. 消费者购买决策过程。
4. 消费者购买行为的类型。

【基本概念】

消费者、消费者市场、消费者购买行为、消费者购买决策。

【引导案例】

### 小儿感冒药的购买过程

乐乐是一个 2 岁半的幼儿。一个周六的早上，细心的爸爸发现乐乐流清鼻涕、打喷嚏、没精神、情绪不高的问题。妈妈赶紧给乐乐量体温，38.3℃。乐乐妈妈有些担心，说要到医院给乐乐看看医生。爸爸说："去医院？孩子到了医院就是挂吊瓶，用抗生素。现在孩子感冒还不是很严重，咱们还是问问孩子爷爷吧。"乐乐的爷爷是一名退休的医生，家里人只要是病了，基本都是征求他的意见。乐乐的爷爷在电话里说："我对儿科不是太懂，乐乐只是感冒了，现在发热温度也不高，正是孩子本身抗体起作用的原因。现在不用到医院，先买点感冒药缓解症状。"妈妈听从了爷爷的建议，给乐乐爸爸说："某大药房是连锁店，质量放心，而且卖得便宜，就是最近的一家店离咱们家又太远了，我学校门口倒是有一家。要不我下班捎回来？"爸爸说："咱们小区门口不是有一家药店吗？你又不买多少，孩子吃两三天的药先看看感冒症状有没有效果。一盒感冒药能贵多少钱啊，你在小区门口买了，现在就可以给他吃上。"

乐乐妈妈就直接到小区门口的药店。药店店员问明来意后就把她带到小儿用药专区，在货架上的小儿感冒药特别多：小儿泰诺、优卡丹、护彤、好娃娃、小快克、葵花等一二十种。乐乐的妈妈不知道该买那种，就让店员介绍一下各种药品的特性。店员逐一介绍了五六种小儿感冒药的功用，介绍完十几种小儿感冒药，有点不耐烦地说了句：

"其实这些药都差不多。"乐乐妈妈本来对店员对十几种小儿感冒药的介绍听的就云里雾里了，店员的最后一句话，彻底让乐乐妈妈不知道该要买哪一种儿童感冒药了。乐乐妈妈赶紧打电话给乐乐爸爸，把药店买药的情形说了一遍。乐乐爸爸听完后说："既然几种药都差不多，你就挑价格最贵的那种，随便买一种吧。"乐乐妈妈听了很不高兴，心想孩子那么小，生病用不对药，冤枉花钱不说，还会给孩子的身体造成一些不必要的伤害，这做爸爸的太不关心孩子了。

正当乐乐妈妈生气的时候，乐乐奶奶打来电话了。乐乐奶奶也是退休在家，最大的乐趣除了跳广场舞外，现在还刚刚学会了上网。听乐乐爷爷说乐乐病了，很是着急。在电话里面给乐乐妈妈说自己在网上看了一些儿童感冒用药的妈妈分享。宝宝树、摇篮妈妈、童育网、亲亲宝贝、百度贴吧等网站论坛上都有婴幼儿感冒用药的帖子，大家提到的护彤、好娃娃、小快克的儿童感冒药都可以。接完乐乐奶奶的电话，乐乐妈妈心里很温暖。就挑了这三种药品询问店员具体该如何选哪种。店员对病情用药也说不出太多的东西，正犯愁的时候，药店的执业药师走过来。药师听了妈妈对乐乐病情的描述，对三种药品的功能区别做了详细的讲解，并建议买好娃娃的那种。乐乐妈妈听了药师的讲解，心中的疑惑一一得到了解答，高兴地给乐乐买了感冒药。

【导语】

我们在学习市场营销直接和间接环境的分析方法及应对策略之后，可能会有这样一个疑问：企业营销到底是如何和环境发生作用的？我们这一章节的知识就是来回答这个问题。消费者购买行为是企业和环境互动作用的结果，是企业谋求内部条件，适应营销环境，谋求发展的基点。市场营销通过对消费者购买行为的研究，来掌握其购买行为的规律，从而制定有效的市场营销策略，实现企业经营目标。

# 第一节　消费者市场

## 一、消费者市场概述

### (一) 消费者市场的含义

消费者市场也称为最终产品市场或消费品市场，是指个体或家庭为了满足生活消费而购买产品和服务的市场。消费者市场是相对组织市场而言的。组织市场是指一切为了自身生产、转售或转租或者用于组织消费而采购的一切组织构成的市场。主要包括生产者市场、中间商市场和政府市场。消费者生活消费是整个产品和服务市场流通的终点，消费者市场从根本上决定其他所有市场。因而消费者市场是整个市场体系的基础，也是现代市场营销理论研究的主要对象。

### (二) 消费者市场的特点

消费者市场基本要素的构成和相互作用决定了其自身特点。从交易的商品看，它更多地受到消费者个人人为因素诸如文化修养、欣赏习惯、收入水平等方面的影响；从交易的规模和方式看，消费品市场购买者众多，市场分散，成交次数频繁，但购买量小；从购买的行为看，消费品市场购买属非专业性购买，对产品的选购受广告宣传的影响较大，消费行为具有很大程度的可诱导性；从市场动态看，消费者市场流行性强，购买者人数众多，地域分布广。同时消费需求不但受消费者内在因素的影响，还会受环境、时尚、价值观等外在因素的影响，消费者市场中的商品具有一定的流行性。

### （三）消费者市场分析方法

在市场营销中研究分析消费者市场时，比较多用的是"7O's"框架法，主要关注消费者市场的7个主要问题：

1. 由谁购买？（who）——购买者（occupants）。
2. 购买什么？（what）——购买对象（objects）。
3. 为何购买？（why）——购买目的（objectives）。
4. 购买有谁参与？（who）——购买组织（organizations）。
5. 怎样购买？（how）——购买方式（operations）。
6. 何时购买？（when）——购买时间（occasions）。
7. 何地购买？（where）——购买地点（outlets）。

## 二、消费者购买行为的基本类型

消费者购买行为是指人们为满足需要和欲望而寻找、选择、购买、使用、评价及处置产品、服务时的过程活动，包括消费者的两个方面：主观心理活动和客观物质活动。消费者购买行为依据不同的标准有不同的类型划分。

### （一）根据消费者购买行为的复杂程度和所购产品的差异程度划分

菲利普·科特勒（Philip Kotler）根据 Assael（1978）的研究，依据消费者的购买行为的介入程度和产品品牌的差异程度，把消费者市场中的消费者的购买行为分成4种不同的类型（见表3-1）：

表3-1　购买行为的四种类型

| 品牌差异程度 | 购买介入程度高 | 购买介入程度低 |
| --- | --- | --- |
| 大 | 复杂的购买行为 | 多样性的购买行为 |
| 小 | 减少失调感的购买行为 | 习惯性的购买行为 |

**1. 复杂的购买行为**　如医药消费者属于高度介入，并且了解现有各医药产品的品牌、质量、品种和规格之间具有显著差异，则会产生复杂的购买行为。复杂的购买行为指医药消费者购买过程完整，要经历大量的信息收集、全面的药品评估、慎重的购买决策和认真的购后评价等各个阶段。例如小儿感冒冲剂，不同品牌之间差异大，消费者购买，由于专业知识的缺乏，对于不同品牌之间的功效、质量、价格等无法判断，贸然购

买会有一定的风险。消费者要广泛收集资料，弄清很多问题，解决很多疑惑，逐步建立对需要购买药品的信念，转变疑惑的态度，最后做出谨慎的购买决定。

对于复杂的购买行为，营销者应制定策略帮助购买者掌握医药产品知识，运用印刷媒体、广电媒体和销售人员宣传本产品的优点，发动药店营业员和购买者的亲友影响最终购买决定，简化购买过程。

**2. 减少失调感的购买行为**　如果医药消费者属于高度介入，但是并不认为各品牌之间有显著差异，则会产生减少失调感的购买行为。减少失调感的购买行为是指消费者并不广泛收集产品信息，并不精心挑选品牌，购买过程迅速而简单，但是在购买以后会认为自己所买药品具有某些缺陷或其他同类药品有更好的效果而产生失调感，怀疑原先购买决策的正确性。某些药品价格不高，不常购买，但是消费者看不出或不认为某一价格范围内的不同品牌有什么差别，不须在不同品牌之间精心比较和选择，购买过程迅速，可能会受到与药品质量和功能无关的其他因素的影响，如因价格便宜、销售地点近而决定购买。购买之后会因使用过程中发现产品的缺陷或听到其他同类药品的优点而产生失调感。

对于这类购买行为，营销者要提供完善的售后服务，通过各种途径经常提供有利于本企业和产品的信息，使顾客相信自己的购买决定是正确的。

**3. 习惯性的购买行为**　如果医药消费者属于低度介入并认为各品牌之间没有什么显著差异，就会产生习惯性购买行为。习惯性购买行为指医药消费者并未深入收集信息和评估品牌，没有经过信念－态度－行为的过程，只是习惯于购买自己熟悉的品牌，在购买后可能评价也可能不评价产品。

对于习惯性购买行为的主要营销策略是：利用价格与销售促进吸引消费者试用；开展大量重复性广告加深消费者印象；增加购买介入程度和品牌差异。在习惯性购买行为中，医药消费者只购买自己熟悉的品牌而较少考虑品牌转换，如果竞争者通过技术进步和产品更新将低度介入的产品转换为高度介入并扩大与同类药品的差距，将促使消费者改变原先的习惯性购买行为，寻求新的品牌。

**4. 多样化的购买行为**　如果医药消费者属于低度介入并了解现有各医药产品品牌和品种之间具有显著差异，则会产生多样性的购买行为。

对于寻求多样性的购买行为，市场领导者和挑战者的营销策略是不同的。市场领导者为图通过占有货架、避免脱销和提醒购买的广告来鼓励消费者形成习惯性购买行为。而挑战者则以较低的价格、折扣、赠券、免费赠送样品和强调试用新品牌的广告来鼓励消费者改变原习惯性购买行为。

## （二）根据消费者购买目标选定程度区分划分

**1. 全确定型**　指消费者在购买商品以前，已经有明确的购买目标，对商品的名称、型号、规格、颜色、式样、商标以至价格的幅度都有明确的要求。这类消费者进入商店以后，一般都是有目的地选择，主动地提出所要购买的商品，并对所要购买的商品提出具体要求，当商品能满足其需要时，则会毫不犹豫地买下商品。

**2. 半确定型**  指消费者在购买商品以前，已有大致的购买目标，但具体要求还不够明确，最后购买需经过选择比较才完成的。如购买空调是原先计划好的，但购买什么牌子、规格、型号、式样等心中无数。这类消费者进入商店以后，一般要经过较长时间的分析、比较才能完成其购买行为。

**3. 不确定型**  指消费者在购买商品以前，没有明确的或既定的购买目标。这类消费者进入商店主要是参观游览、休闲，漫无目标地观看商品或随便了解一些商品的销售情况，有时感到有兴趣或合适的商品偶尔购买，有时则观后离开。

## （三）根据消费者购买态度划分

**1. 习惯型**  指消费者由于对某种商品或某家商店的信赖、偏爱而产生的经常、反复的购买。由于经常购买和使用，他们对这些商品十分熟悉，体验较深，再次购买时往往不再花费时间进行比较选择，注意力稳定、集中。

**2. 理智型**  指消费者在每次购买前对所购的商品，要进行较为仔细地研究比较。购买感情色彩较少，头脑冷静，行为慎重，主观性较强，不轻易相信广告、宣传、承诺、促销方式及售货员的介绍，主要靠商品质量、款式。

**3. 经济型**  指消费者购买时特别重视价格，对于价格的反应特别灵敏。购买无论是选择高档商品，还是中低档商品，首选的是价格，他们对"大甩卖""清仓""血本销售"等低价促销最感兴趣。一般来说，这类消费者与自身的经济状况有关。

**4. 冲动型**  指消费者容易受商品的外观、包装、商标或其他促销努力的刺激而产生的购买行为。购买一般都是以直观感觉为主，从个人的兴趣或情绪出发，喜欢新奇、新颖、时尚的产品，购买时不愿做反复的选择比较。

**5. 疑虑型**  指消费者具有内倾性的心理特征，购买时小心谨慎和疑虑重重。购买一般缓慢、费时多。常常是"三思而后行"，常常会犹豫不决而中断购买，购买后还会疑心是否上当受骗。

**6. 情感型**  这类消费者的购买多属情感反应，往往以丰富的联想力衡量商品的意义，购买时注意力容易转移，兴趣容易变换，对商品的外表、造型、颜色和命名都较重视，以是否符合自己的想象作为购买的主要依据。

**7. 不定型**  这类消费者的购买多属尝试性，其心理尺度尚未稳定，购买时没有固定的偏爱，在上述六种类型之间游移，这种类型的购买者多数是独立生活不久的青年人。

## （四）根据消费者购买频率划分

**1. 经常性购买行为**  经常性购买行为是购买行为中最为简单的一类，指购买人们日常生活所需、消耗快、购买频繁、价格低廉的商品，如油盐酱醋茶、洗衣粉、味精、牙膏、肥皂等。购买者一般对商品比较熟悉，加上价格低廉，人们往往不必花很多时间和精力去收集资料和进行商品的选择。

**2. 选择性购买行为**  这一类消费品单价比日用消费品高，多在几十元至几百元之间，购买后使用时间较长，消费者购买频率不高，不同的品种、规格、款式、品牌之间差异较大，消费者购买时往往愿意花较多的时间进行比较选择，如服装、鞋帽、小家电产品、手表、自行车等。

**3. 考察性购买行为**　消费者购买价格昂贵、使用期长的高档商品多属于这种类型，如购买轿车、商品房、成套高档家具、钢琴、电脑、高档家用电器等。消费者购买该类商品时十分慎重，会花很多时间去调查、比较、选择。消费者往往很看重商品的商标品牌，大多是认牌购买，已购消费者对商品的评价对未购消费者的购买决策影响较大，消费者一般在大商场或专卖店购买这类商品。

### 三、消费者购买行为基本模式

消费者所处的环境各不相同，消费者自身的情况也是千差万别，每个消费者都有不同的购买行为，但千差万别的行为背后，存在一定的行为共性。任何消费者的购买行为都脱离不了人类行为的基本模式。心理学认为，人的行为是大脑对刺激物的反应，在这个过程里，人的心理活动支配着人的行为。根据行为心理学的创始人约翰·华生（John Broadus Watson）建立的"刺激－反应"模式理论，购买行为是一种刺激后的反应。刺激来自两方面：身体内部的刺激和体外环境的刺激，而反应总是随着刺激而呈现的。"刺激－反应"模式是研究消费者购买行为的最具有代表性的理论，如图 3－1 所示。

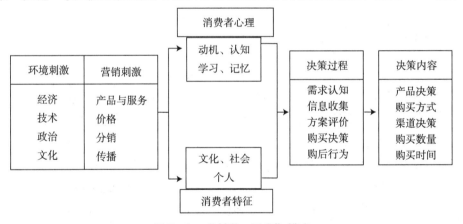

**图 3－1　"刺激－反应"模式**

上述消费者行为的一般模式表明，所有消费者行为都是因某种刺激而激发产生的。这种刺激既来自外界环境，如产品的质量、款式、服务、广告、社会的政治情况、经济情况、科技水平、地理特点、文化因素，以及个人的年龄、性别、职业、收入、居住条件、家庭结构、社会阶层和参照群体等，也来自消费者内部的生理或心理因素，如生理、心理动机、个性、态度、观念、习惯等。

在各种刺激因素的作用下，消费者经过复杂的心理活动过程，产生购买动机。由于这一过程是在消费者内部自我完成的，因此，许多心理学家称之为"黑箱"或"暗箱"。在动机的驱使下，消费者进行购买决策，采取购买行动，并进行购买后评价，由此完成了一次完整的购买行为。

消费者行为模式描述了消费者行为的一个基本过程，仅对这一基本过程有所了解是不能适应市场营销中对需求分析的要求的，因此，还必须对消费者行为模式做进一步的分析。任何一个企业都不得不研究影响消费者市场购买行为的因素，以制定相应的策略去满足消费者的需要。

## 第二节 影响消费者市场购买行为的因素

消费者市场购买行为受其不同社会、文化、个人和心理等诸多因素的影响。如图3-2所示。

| 文化因素 | 社会因素 | 个人因素 | 心理因素 |
|---|---|---|---|
| 文化<br>亚文化 | 社会阶层<br>参照群体<br>家庭 | 经济收入<br>年龄与性别<br>职业素养<br>生活方式<br>个性自我 | 动机<br>知觉<br>学习<br>信念<br>态度 |

**图3-2 消费者购买行为影响因素**

### 一、影响消费者行为的文化因素

文化是指人类在社会发展过程中所创造的物质财富和精神财富的总和。文化既包括有形的东西：如食物、家具、建筑、服装和工具；无形的概念：如教育、福利和法律。同样也包括整个社会所能接受的价值和各种行为。构成文化的观念、价值和行为，是一代接一代地学习和传授的结晶。

文化对购买行为有广泛的影响，因为它渗透在我们的日常生活中。文化决定我们的吃、穿、住和行。文化对我们如何购买和使用产品有影响，而且还影响我们从中得到的满足。由于文化在某种程度上决定了购买和使用产品的方式，从而影响到产品的开发、促销、分销和定价。当营销者在其他国家推销商品时，他们常看到文化对产品的购买和使用的强烈冲击。国际营销者发现世界其他地区的人具有不同的态度、价值观念和需求，从而要求运用不同的营销方法及不同的营销组合。对于进入国际市场的产品，研究当地的文化，制定有针对性的营销分析就显得尤为重要。

从市场营销学的角度来看，一个人的消费行为不仅受社会文化的影响，还要受到亚文化群的影响。亚文化指是指一定区域的消费者根据不同的民族、籍贯、地区、种族、宗教、年龄、性别、职业和社会阶层等标准分为若干不同的更小的文化群，即所谓的亚文化群。亚文化是某一局部的文化现象。每一个社会文化中又包含若干不同的亚文化群，主要有民族亚文化群、宗教亚文化群、地理区域亚文化群。

此外，亚文化还可以分为年龄亚文化、性别亚文化、职业亚文化、社区亚文化、种族亚文化等。

亚文化群都有自己独特的价值观和风俗习惯，市场营销中研究社会亚文化对人们消费习惯的影响，进一步了解不同文化群的消费者的购买行为，便于细分目标市场，制定有针对性的营销策略。

## 二、影响消费者行为的社会因素

### （一）社会阶层

社会阶层是社会中按个人或家庭相似的价值观念、生活方式、兴趣及行为等进行归类的一种相对稳定的等级制度。同一社会阶层中的人，因经济状况、价值取向、生活背景和受教育程度相近，其生活习惯，消费水准、消费内容，兴趣和行为具有相似性。社会阶层对消费者的心理产生明显影响，这种心理上的差异会直接影响消费者的行为选择，因此营销者应关注社会阶层对消费行为的影响，具体表现在以下方面：

**1. 对信息的利用和依赖程度的差异** 一般来说，社会阶层高的消费者比社会阶层低的消费者能更多地利用不同渠道获取商品信息。

**2. 对商品选择的差异** 不同阶层的消费者喜欢商品类型有很大的不同，这一点是显而易见的。

**3. 商品价格接受程度的差异** 处于不同社会阶层的消费者，在购买商品的品质、价格、类型上有显著差异。

### （二）参照群体

参照群体是指个人价值观和行为的参照人的总和。消费者的消费行为总会主动或被动地受到相关群体的影响。相关群体可分为两类：

**1. 直接群体** 指对个人影响最大的群体，如家庭、朋友、邻居和同事、同学、个人所参加的各种社会团体等。

**2. 间接群体** 如社会名流、影视明星、体育明星等。

参照群体对消费者购买行为的影响作用：参照群体能向消费者显示不同的生活方式；能影响消费者对某事或某物的态度；会对人们产生一种趋于一致的压力；会使消费者对自己的购买行为产生安全感。因此，企业在开展营销活动时，要善于识别目标顾客的参照群体，设法影响参照群体中的意见领导者。

### （三）家庭

家庭是由居住在一起的、彼此有血缘、婚姻或抚养关系的人群组成。在消费者的购买行为中，家庭影响是至关重要的，这是因为：首先，家庭作为一个基本社会单位，强有力地影响着消费者的态度、信仰和行为；其次，家庭本身是社会的基本消费单位，许多商品和服务的购买是以家庭为单位的。

在研究家庭对消费者购买行为的影响时，企业应该注意这样几个问题：

**1. 家庭规模** 从世界范围来讲，家庭规模小型化是一个发展趋势，家庭成员平均人数愈来愈少。按照家庭成员的构成，可以将家庭分为：单身家庭、核心家庭、主干家庭、扩大家庭。家庭规模不同，家庭消费结构就有很大差别，消费行为也就会有一定的差异。

**2. 家庭生命周期** 它指家庭从建立到结束全过程所经历的时间。在这个时间过程包括六个阶段，即初婚期、生育期、满巢期、离巢期、空巢期和鳏寡期。与家庭生命周期变化相对应的是家庭需求的变化，处于不同阶段的家庭，收入水平不同，消费需求不同。

家庭决策分工在不同的决策场合，家庭成员均可扮演五种不同的角色，先是提议者，促使家庭中其他成员对商品发生购买兴趣的人；然后是影响者，提供商品信息和购买建议，影响挑选商品的人；第三是决策者，有权单独或与家庭中其他成员共同做出购买决策的人；第四是购买者，亲自到商店从事购买活动的人；最后是使用者，即使用所购买的商品或服务的人。在以上五种角色中，营销人员最关心决策者是谁。

## 三、影响消费者行为的个人因素

个人因素是指消费者的经济状况、年龄、性别、职业、受教育程度、生活方式、个性、自我概念等对其购买行为的影响。

### （一）经济因素

经济因素是决定消费者购买行为的首要因素，在很大程度上制约着消费者的购买行为，决定着消费者的购买消费品的种类、购买档次、数量等。衡量消费者个人或家庭经济状况的指标有，一定时期内的收入、个人可任意支配收入、储蓄所占的比重、资产情况、能否取得消费信贷及一定时期内市场物价水平的变化，这一切都制约着消费者的购买行为。

### （二）年龄性别

由于消费者年龄性别在生理和心理上的差异，有不同的生理和心理的需要和偏好，不同消费者的消费构成和购买习惯也有不同。

### （三）职业和受教育程度

消费者的教育程度和文化素质的差别会导致价值观的差别。受教育程度较高的消费者审美能力较强，购买决策过程较全面，更善于利用多渠道来源的信息。职业不同的消费者由于生活、工作条件不同，消费构成和购买习惯也有区别。

### （四）生活方式

所谓生活方式，就是指人们的生活格局、格调，即人们对待生活的基本态度与基本看法。它与个体的教育、文化、职业、生存环境、收入等有关。具有不同生活方式的消费者群对产品和品牌有着不同的需求。

### （五）个性和自我

个性是一个人的比较固定的特性，如自信或自卑、冒险或谨慎、倔强或顺从、独立或依赖、合群或孤高、主动或被动、急躁或冷静、勇敢或怯懦等。个性使人对环境做出比较一致和持续的反应，可以直接或间接地影响其购买行为。

自我是与个性相关的一种观念，即人们怎样看待自己。消费者在购买时，一般倾向选择符合自我价值认同的商品或服务。

### 四、影响消费者行为的心理因素

影响消费者购买行为的心理因素包括动机、知觉、学习及信念和态度等心理过程。

### （一）动机

动机是引起个体活动，维持并促使个体活动朝向某一目标进行的内部动力。根据动机的性质，动机分为两类：生理性动机和社会性动机。生理性动机主要指人作为生物性个体，由于生理的需要而产生的动机。例如，人为了维持生命和发展自己，就需要食品，就需要吃饱肚子，这种生理需要就会使人产生寻找食物的动机。社会性动机是指人在一定的社会、文化背景中成长和生活，通过各种各样的经验，懂得各种各样的需要，于是就产生了各种各样的动机，例如交往性动机、地位性动机等。例如在购买中，消费者看中的并不完全是商品的使用价值，而是希望通过这样东西显示自己的财富、地位的炫耀性消费。例如一辆高档轿车、一部昂贵的手机、一栋超大的房子。

心理学认为，人类行为是由动机支配的，动机是由需求引发的内在心理对外部诱因的反应。需要是人感到缺少些什么从而想获得它们的状态，它是购买行为的起点，也是市场营销的出发点。

### （二）知觉

是外界刺激作用于感官（视觉、听觉、嗅觉、触觉和味觉）时，人脑对外界的整体的看法和理解，它为我们对外界的感觉信息进行组织和解释。知觉与感觉不同，知觉不但取决于刺激物的特征，而且还依赖于刺激物同周围环境的关系及个人所处的状况，它不是感觉的简单加总，是选择性的对各种外界客体对象属性及关系构成的整体。

由于每个人都以各自的方式注意、整理、解释感觉到的信息，因此不同消费者对同种刺激物或情境的知觉很可能是不同的。在认知科学中，知觉被看作一组程序，包括获取感官信息、理解信息、筛选信息、组织信息。由知觉的过程可知，在营销策划中企业营销者，应当分析消费者的特点，必须精心设计促销活动，使本企业的营销信息能够被消费者选择成为其知觉对象，从而形成有利于本企业的知觉过程和知觉结果。

### （三）学习

学习是透过教授或体验而获得知识、技能、态度或价值的过程，从而导致可量度的稳定的行为变化。学习必须倚赖经验才可以有长远成效。人类的有些行为是与生俱来的，但大多数行为是从后天经验中得来的。

人的学习过程，就其一般意义上说，也是一种环状结构。它由以下三个基本环节组成：①定向环节（即"感受环节"或"输入系统"）；②行动环节（即"运动环节"或"输出系统"）；③反馈环节（即"返回系统"或"回归式内导系统"）。

学习定向环节的活动始于外界环境的刺激，包括主体的感觉器官和中枢神经的一系列反映动作。这些动作起到揭示刺激本身的特性及其意义与作用，达到认知适应新的环境，建立调节行为的映像，解决行动的定向。这一环节对于刺激和行为之间的联系来说，是一种中介作用，在学习过程中占主导地位。行动环节是紧接定向环节而来的，它是在定向映像的调节支配下发生的。它的作用是把新环境的定向付诸实施，对动作的对象施加影响。反馈环节是指执行环节动作结果的回归式内导系统。这种作用在于对行动结果进行检验、调节和认可。

对企业来说，就可以通过营销组合策略从外部对消费者施加刺激影响。一个企业要扩大产品销售，就要经常通过各种方式给消费者提供商品信息，加强其对本企业产品的记忆与印象，同时企业必须自始至终做到保持提供优质的商品和服务。消费者对这种企业营销的刺激产生消费购买行为。消费者购买产品和服务产生售后评价，这种评价会让消费者建立起对企业品牌、商标的偏爱。这就是企业营销促进消费者购买学习的一个过程。

## （四）信念和态度

信念是人的情感，认知和意志的有机统一体，是人们在一定的认识基础上确立的对某种思想或事物坚信不疑并身体力行的心理态度和精神状态。态度是人们在自身道德观和价值观基础上对事物的行为和评价倾向。态度表现于对外界事物的内在感受（道德观和价值观）、情感（即"喜欢－厌恶""爱－恨"等）和意向（谋虑、企图等）三方面的构成要素。

信念和态度对消费者的购买行为有很大的影响，人们的信念和态度是不易改变的，当产品迎合人们既有的态度时就容易为消费者接受。从市场营销的角度讲，营销人员面对市场、商品、消费者，所做的一切营销策略努力都是为了改变消费者的态度。精明的营销人员有时会发现，改变人们的某种态度，可能会创造出相当大的市场。

## 第三节　消费者购买决策过程

消费者购买决策过程是消费者购买动机转化为购买活动的过程。不同消费者的购买决策过程既有特殊性，也有一般性，研究这个过程可以更有针对性地制定营销组合策略，从而满足需求、扩大销售。

### 一、消费者购买决策

消费者购买决策是指消费者为了满足某种需求，在购买动机的支配下，在可供选择的购买方案中，经过分析、评价、选择并且实施最佳的购买方案，以及购后评价的活动过程。它是一个系统的决策活动过程，包括需求的确定、购买动机的形成、购买方案的抉择和实施、购后评价等环节。消费者购买决策的特点如下：

## （一）目的性

消费者进行决策，就是要促进一个或若干个消费目标的实现，这本身就带有目的性。在决策过程中，要围绕目标进行筹划、选择、安排，就是实现活动的目的性。

## （二）过程性

消费者购买决策是指消费者在受到内、外部因素刺激，产生需求，形成购买动机，抉择和实施购买方案，购后经验又会反馈回去影响下一次的消费者购买决策，从而形成一个完整的回圈过程。

## （三）决策主体的个性化

由于购买商品行为是消费者主观需求、意愿的外在体现，个体消费者的购买决策一般都是由消费者个人单独进行的。随着消费者支付水平的提高，购买行为中独立决策特点将越来越明显。

## （四）复杂性

心理活动和购买决策过程的复杂性。决策是人大脑复杂思维活动的产物。消费者在做决策时不仅要开展知觉、注意、记忆等一系列心理活动，还必须进行分析、推理、判断等一系列思维活动，并且要计算费用支出与可能带来的各种利益。因此，消费者的购买决策过程一般是比较复杂的。同时消费者决策内容具有复杂性。消费者通过分析，确定在何时、何地、以何种方式、何种价格购买何种品牌商品等一系列复杂的购买决策内容。

购买决策影响因素的复杂性。消费者的购买决策受到多方面因素的影响和制约，具体包括消费者个人的性格、气质、兴趣、生活习惯与收入水平等主体相关因素；消费者所处的空间环境、社会文化环境和经济环境等各种刺激因素，如产品本身的属性、价格、企业的信誉和服务水平，以及各种促销形式等。这些因素之间存在着复杂的交互作用，它们会对消费者的决策内容、方式及结果有不确定的影响。

## （五）情景性

由于影响决策的各种因素不是一成不变的，而是随着时间、地点、环境的变化不断发生变化。因此，对于同一个消费者的消费决策具有明显的情景性，其具体决策方式因所处情景不同而不同。由于不同消费者的收入水平、购买传统、消费心理、家庭环境等影响因素存在着差异性，因此不同的消费者对于同一种商品的购买决策也可能存在着差异。

## 二、消费者购买决策过程中的角色

这些购买者角色包括：发起者，首先想到或提议购买某种产品或服务的人；影响者，其看法或意见对最终决策具有直接或间接影响的人；决定者，能够对买不买、买什么、买多少、何时买、何处买等问题做出全部或部分最后决定的人；购买者，实际采购产品或服务的人。比如与卖方商谈交易条件、带上现金去商店选购等；使用者，直接消费或使用所购产品或服务的人。

由于购买者角色在购买活动中所起的作用不同，营销人员需要了解和确定每次购买活动中家庭成员扮演的角色，针对不同角色进行促销宣传活动，提高促销的适应性和效率。

## 三、消费者购买决策的一般过程

西方营销学者将消费者购买决策的一般过程分为五个阶段：需求认知、信息收集、评估方案、购买决策、购后行为。这个模式适用于分析复杂的购买行为，因为复杂的购买行为是最完整、最有代表性的购买类型，其他购买类型是越过其中某些阶段后形成的，是复杂购买行为的简化形式。

### （一）需求认知

需求认知是购买行为的起点。当消费者意识到了未实现的需要，并且准备购买某种商品以满足这种需要时，购买决策过程就开始了。

营销人员在这个阶段的任务是：

1. 了解与本企业产品有关的现实的和潜在的需要。
2. 了解消费者需要随时间推移及外界刺激强弱而波动的规律性。

### （二）信息收集

消费者产生了某种需要并引发购买某种商品的动机后，往往就要先收集或寻找有关信息。消费者信息来源可分为四类：

一是个人来源，即从家庭、朋友、邻居、同事和其他熟人处得到的信息；二是商业性来源，即从广告、售货员介绍、商品展览、包装、经销商等途径得到的信息；三是公众来源，即从消费者权益组织、政府部门、新闻媒介、消费者和大众传播等处得到的信息；四是经验来源，即通过现场试用、实际使用等得来的信息。

营销人员在这一阶段的任务是：

1. 了解消费者以何种方式、从何处及如何收集信息。
2. 了解不同信息来源对消费者的影响程度。
3. 根据消费者获取产品信息的特点，设计信息传播策略。

### （三）评估方案

消费者收集到各种信息资料后，就要对商品进行分析、对比、评价，评估确定产品属性，评价不同品牌产品属性的效用，最后做出选择。

### （四）购买决策

消费者经过对商品信息的判断和评估后，如果对某种产品形成一定的偏爱，便进入到决策阶段。决策阶段是指购买需求的确定、多种选择的参考、对购买商品的选择过程。主要内容有 5 个方面：买什么、买多少、在哪里买、何时买和如何买，即 5 个 W。

**1. 产品决策——买什么（What to buy）**　决定买什么是消费者最基本的任务之一。它是决策的核心和首要问题。不定买什么，当然就谈不上有任何购买活动的产生。决定购买目标不只停留在一般的类别上，而且要明确具体的对象。比如，夏季到了，为了防暑降温，不能仅仅从买空调还是买电扇中做出抉择。如果决定前者，还必须明确空调是买分体的还是头立式的？是买"格春兰"牌还是"海尔"牌的？买什么颜色的？等等。

**2. 购买数量——买多少（How much to buy）**　买多少是决定购买的数量。购买数量取决于消费者的实际需要、支付能力及市场的供求情况等因素。如果某种产品在市场上供不应求，消费者即使目前并不急需或支付能力不强，也可能借钱购买；反之，如果市场供给充裕或供过于求，消费者既不会急于购买，也不会购买太多。

**3. 渠道决策——在哪里买（Where to buy）**　即确定购买地点。购买地点的决定受多种因素的影响，诸如路途的远近、可挑选的商品品种、数量、价格及商店的服务态度等。一般说来，各个商店都可能会有不同的吸引力。比如说，这个商店可供选择的货物品种不多，但离家却很近；而那个商店的价格略高，可是服务周到。消费者决定在哪里购买与其买什么关系十分密切。例如，有研究发现，购买衣服最常见的决定顺序是商店类型、商店、品牌、地点选择，而购买照相机的决定顺序是品牌、商店类型、商店、地点选择。

**4. 购买时间——何时买（When to buy）**　即确定购买时间。决定何时购买受下述因素而定：消费者对某商品需要的急迫性、市场的供应情况、营业时间、交通情况和消费者自己的空闲时间等。此外，商品本身的季节性、时令性也影响购买时间。

**5. 购买方式——如何买（How to buy）**　如何购买涉及的是购买方式的确定。比如，是直接到商店选购，还是函购、邮购、预购或托人代购；是付现金、开支票，还是分期付款；等等。

### （五）购后行为

与传统市场营销观念相比，以实现消费者满意及消费者和社会公众的长期福利作为企业的根本目的与责任的社会营销观念最重要的特征之一是重视对消费者购后过程研究以提高其满意度。消费者的购后过程分为使用和处置、购后评价、购后行为三个阶段。

**1. 购后使用和处置**　购买后使用和处理是指消费者在购买产品后，产品的具体使用方法及产品使用后的垃圾处理情况。

**2. 购后评价**　购买后评价是指消费者在购买和使用某种产品后，基于购买前的产品期望和购买后的使用情况的比较，形成某种满意度。

**3. 购后行为**　顾客对产品的评价会形成对该产品的信赖、忠诚或者是排斥态度，决定了相应的购后行为：信赖产品，重复购买同一产品，推荐产品给周围人群；抱怨，索赔，个人抵制或不再购买，劝阻他人购买，向有关部门投诉。

这五个步骤代表了消费者从产生购买需要到最后完成购买的总过程，表明消费者的购买决策过程早在实际购买以前就已开始，并且购买之后很久还会有持续影响。这就要求企业营销人员注意购买决策过程的各个阶段服务策略。

## 【案例分析】

### 某地区 OTC 感冒药消费者市场分析

#### 1. 消费者与感冒

（1）总体状况　感冒作为一种常见病和多发病已经为消费者所熟悉，在调查中绝大多数被访者能够自己判断是否患了感冒，其比例达到 96.5%。而且他们对感冒症状的了解也比较明确，因此 OTC 感冒药存在广泛的市场基础。

（2）患感冒后的行为　由于消费者对感冒有一些了解，所以在患感冒以后大多数人选择自己买药、吃药的治疗方法。有 75.1% 的感冒患者自己服药，包括买药、找药或使用家中存放的药品。大约有 22.7% 的人去医院看病，只有约 2% 的人不采取治疗措施。

考察消费者发生过的行为，57.5% 的患者有过到药店买以前吃过的感冒药的做法，32.5% 的患者有过到药店选择药品购买服用的做法，也有 13.5% 的患者到药店随便买一些药服用。被访者中有 40% 的人有过去医院看病，按医生处方吃药的经验。值得注意的是 26.5% 的人找家里存放的感冒药服用，这说明存放一定量的感冒药品以备需要时使用的消费者，占有一定的比例。见表 3-2。

表 3-2　患感冒后的行为比例

| 行为 | 回答百分比 | 占样本百分比 |
| --- | --- | --- |
| 到药店看药品的适应症状和疗效，再购买服用 | 18.5 | 32.5 |
| 患了感冒到药店买以前吃过的药 | 32.7 | 57.5 |
| 到药店随便买一种感冒药 | 4.3 | 7.5 |
| 到药店买价格便宜的感冒药 | 3.4 | 6.0 |
| 到大型医院看医生，按医生的处方用药 | 7.4 | 13.0 |
| 到附近医院看医生，按医生的处方用药 | 15.3 | 27.0 |
| 找家里存放的感冒药服用 | 15.1 | 26.5 |
| 找其他人要感冒药服用 | 1.1 | 2.0 |
| 不吃药，采用其他疗法 | 0.6 | 1.0 |
| 不吃药也不治疗 | 0.6 | 1.0 |
| 其他 | 1.1 | 2.0 |

#### 2. 感冒药消费者　调查显示，被访者平均每人知道 9.3 种感冒药的名称，平均每人购买过 3.7 种感冒药，平均每人看过 2.7 种感冒药的广告。所以感冒药是消费者最为

熟悉的常用药品。

（1）消费者对感冒药的看法　问卷中针对消费者对感冒药的经验，提出一些语句让被访者回答看法。统计结果显示，对于两种相反的说法几乎有相同的回答。一是"现在的感冒药吃了不起作用"，一是"各种感冒药都非常有效"，反映出消费者的矛盾心理，又要相信感冒药的效果，可吃了以后其效果又不明显。将这两个问题进行交叉分析，显示有51%的人实际上持"说不清"的观点。另外的49%各有28.5%和20.5%分别选择都不同意和都同意。实际上反映了当前市场上的感冒药，能够有明显疗效的比较少，宣传疗效和实际疗效有差别，造成消费者判断的混乱。

数据显示，医生、药店售货员、以前的服药经验是影响感冒药选择的主要因素。而价格相应也是判断疗效好坏的依据之一。"价格高则疗效好"虽然不是绝大多数人的看法，但是多数人还是认为价格有差异，疗效就有差别。见表3-3。

表3-3　对感冒药的看法

| 语句 | 非常同意 | 同意 | 说不清 | 不太同意 | 不同意 |
|---|---|---|---|---|---|
| 现在的感冒药吃了不起作用 | 1.0 | 10.5 | 41.0 | 23.5 | 24.0 |
| 各种感冒药都非常有效 | 0.5 | 9.5 | 33.0 | 30.0 | 27.0 |
| 价钱贵的感冒药疗效好 | 1.0 | 22.5 | 29.5 | 23.5 | 23.5 |
| 只要是医生开的感冒药我就会吃 | 3.0 | 40.0 | 28.5 | 20.5 | 8.0 |
| 感冒了我会买以前吃过的药 | 7.5 | 70.0 | 16.5 | 6.0 | 1.5 |
| 买什么药可以咨询药店售货员 | 5.5 | 61.0 | 16.0 | 10.5 | 7.0 |
| 无论价钱多少感冒药疗效差不多 | 1.0 | 16.5 | 36.5 | 20.0 | 26.0 |

（2）消费者对感冒药作用的认知　从消费者服用感冒药的感觉看，针对几种基本症状的感觉是比较一致的。服药的经验、最常购买的感冒药的实际服药经验与希望效果比较一致。其认为的可以缓解的症状排序为：头痛、打喷嚏流鼻涕、鼻塞、咳嗽、喉咙痛、退热、炎症、四肢乏力、抗病毒、全身酸痛。

表3-4　感冒药缓解症状认知

| 症状 | 经验 | 实际 | 希望 |
|---|---|---|---|
| 退热 | 44.0 | 39.0 | 14.0 |
| 缓解头痛 | 79.5 | 70.0 | 30.0 |
| 通鼻塞 | 68.0 | 51.0 | 9.5 |
| 解除四肢乏力 | 31.5 | 25.5 | 4.5 |
| 缓解全身酸痛 | 25.0 | 19.5 | 3.0 |
| 止咳嗽 | 57.5 | 40.0 | 9.5 |
| 抗病毒 | 25.5 | 18.5 | 3.5 |
| 治喉咙痛 | 49.0 | 41.0 | 9.5 |
| 消炎 | 32.5 | 21.5 | 3.5 |
| 解除打喷嚏流鼻涕 | 71.5 | 64.5 | 12.5 |

希望服药后能及时缓解的症状排序是：头痛、退热、打喷嚏流鼻涕、鼻塞、咳嗽、

喉咙痛。这些症状应该是比较好的感冒药能够基本缓解的症状。

在同口径（复选，合计超过100%）汇总的比例中，实际缓解症状比例普遍低于经验比例，这可能是由于感冒痊愈之后的记忆所致。见表3-4。

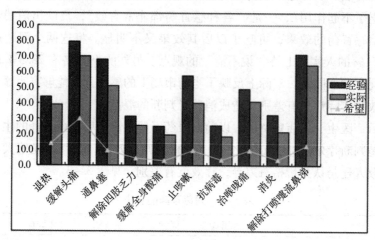

图3-3　感冒症状缓解对比

（3）对剂型的认知和需求　在问到"您认为哪种剂型比较有效"时，64.5%的被访者回答"片剂"，58.5%回答"胶囊"，36.5%回答"冲剂"，9%回答"口服液"。可见，片剂和胶囊是消费者对感冒药剂型的主要选择。但消费者座谈会时也有消费者提出胶囊的效果可能会好一些。可能的原因是片剂和胶囊携带、服用都比较方便，而且市场上多数感冒药都是这两种剂型所致，冲剂则普遍被认为是中药制剂（座谈会反映）。

当被访者选择"喜欢服用什么样剂型"时，表现出与效果认知相同的选择顺序——仍然是片剂第一位，胶囊第二位。

（4）对药量和使用时间的认知　由被访者判断最小包装量感冒药服用几天比较合理，实际是考察被访者日常服药的时间习惯。根据座谈会的一些反映，大多数感冒患者在服药三四天以后如果效果不明显，可能会换另外一种感冒药或是去医院，尤其是出现高热、久咳等症状时，去医院看病或配合一些消炎药的可能性大大增加。调查数据也反映了相同的情况，有88.5%的被访者认为一个最小包装的药品应该能够服用2~3天，众数组选择3天。座谈会上有参加者反映，有些药店会将感冒药的最小包装拆开，分成更小的单位（气泡装的一板）销售，以适应不同的购买需求。因此在包装量的考虑上，既要照顾众数（3天）的需要，也要考虑3天以下的需要。值得注意的还有1周的服用需要量，但由于调查样本的限制此组数据不足以说明问题，尚不能对此有明确的判断。

对于实际服药天数的回答，趋势与期望服药天数一致，但3天以内的选择比例下降了7个百分点，说明实际服药天数有可能超过3天。见表3-5。

表3-5 期望服用天数

| 服药天数 | 样本数 | 百分比 |
|---|---|---|
| 1 天 | 11 | 5.5 |
| 2 天 | 67 | 33.5 |
| 3 天 | 85 | 42.5 |
| 4 天 | 10 | 5.0 |
| 5 天 | 5 | 2.5 |
| 1 周 | 15 | 7.5 |
| 2 周 | 7 | 3.5 |
| 合计 | 200 | 100 |

**3. 消费者感冒药的消费行为**

（1）感冒药使用习惯 如前所述，感冒已经成为患者自己能够做出判断并自行买药服用治疗的常见病。因此在患感冒以后大多数人选择买药服用的方式。被访者在最近一两年内的感冒用药习惯：58.8%的患者选择自行买药服用，22.7%选择到医院看病，15.1%服用家中存放的药品。进一步详细考察其各种习惯的排列，可以看出过去的用药经验对以后的用药习惯有相当大的影响。在自行买药的人群中，其具体购买习惯排列为：①患了感冒到药店买以前吃过的药；②先看药品介绍写的适应症状和疗效，再购买、服用；③到药店随便买一种感冒药；④到药店买价格便宜的感冒药（见图3-4）。

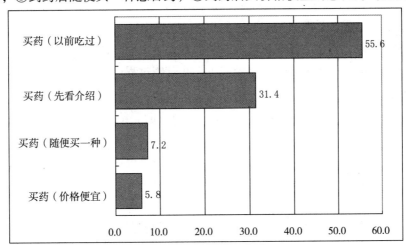

图3-4 自行买药人群行为习惯对比

图中数据表明，在自行买药的人群中，完全考虑价格因素的人并不多大约占5%。以前吃过的经验占主要因素，超过50%。同时也有30%左右的人要看药品介绍然后购买，其中药店售货员的作用不可低估。因此厂家在考虑药品卖点时要想办法令购买者对服药记忆有所联想，以调动其对本产品的购买欲望。

在到医院看医生的人群中，到附近医院看感冒的人是到大型医院看感冒的两倍左右。说明离居民区较近的医院是患感冒人群较常去的看病场所。

（2）感冒药购买时机 在感冒药的购买时机上，自行购药者和看医生为主者没有差异。

表3-6　感冒药的购买时机

| 购买时机 | 回答（%） |
| --- | --- |
| 只要自己或家人患了感冒 | 82.0 |
| 感冒多发季节来临之前 | 29.0 |
| 感冒初期认为吃一些药可以痊愈 | 17.5 |
| 感冒症状加重的时候 | 13.5 |
| 医生的处方吃完了 | 5.0 |
| 感冒快好的时候 | 2.5 |
| 医生让买 | 2.5 |
| 其他 | 1.5 |

从表3-6数据看，患感冒后购药是主要行为方式，但仍然有近30%的人会在感冒多发季节来临之前购药、存放。这些人可能是易患感冒人群，也与医生估计的30%左右发病率相适应。值得注意的是有13.5%的被访者在感冒症状加重的时候购药，这时的药品选择以疗效好、价格高的药品为主，甚至可能会换其他品牌的药品以缓解症状。是确实有疗效的感冒药打动消费者的最佳时机。

（3）购买地点　感冒药的购买地点以家附近的药店为主，约占回答人数的60%，其次是医院购买（处方后购买），在固定药店和规模比较大药店购买比例接近，可能是同一种药店的结果，就是说规模比较大的药店容易吸引固定消费者。但是感冒药的易买性和价格水平使得各类药店之间的差异较小。在营销过程中，零售网点的普遍铺货，是决定感冒药销售量大小和市场占有率高低的主要因素。

（4）广告的作用　普遍认为，广告对药品消费的影响力非常大，曾经有过这样的说法：广告投放量大，销售量就上去；广告投放量小，销售量就下来。对比调查结果中关于品牌认知度和广告回忆率指标的结果，似乎并不支持这样的说法。因此广告的作用可能大部分用于提高产品的知名度和显示了企业实力，更多的是影响了批发商和零售商的态度。

（5）对使用的感冒药的满意度　普遍来说，消费者对感冒药还是比较满意的，按满意度平均值计算，分值落在满意档。回答满意以上在85%左右。交叉分析满意度和品牌之间的关系，非常满意的主要品牌是：力克舒、维C银翘片、泰诺感冒片、抗病毒颗粒、板蓝根冲剂。满意的主要品牌是：维C银翘片、板蓝根冲剂、力克舒、感康感冒片、抗病毒颗粒。这个顺序与家中存放的感冒药的品牌一致。其他选择比较分散，不具备数据解释的代表性，在此不做深入分析。

（6）儿童感冒用药　为了解5~10岁儿童的感冒用药选样中增加了部分有儿童的家庭，调查结果中有5~10岁儿童的家庭占18%，样本较小。但是也反映了儿童感冒用药的特点。

超过一半的家长，会在儿童患感冒时首先到医院看病，而不是自行买药服用。座谈会中也了解了这个问题，反映儿童年龄越小，这种方式就越明显。主要原因一是感觉儿童感冒后的症状虽然明显但成因复杂，需要医生确认。二是感觉市场上感冒药对儿童的副作用不明确，不敢随便服用。三是只有一个孩子比较看重。也有一些家长会买回感冒药给孩子服用，一般是年龄比较大一些或服用以前吃过的药品，大约占1/3。

对于成人用药，超过70%的家长不会直接给孩子服用，而是要看医生。约1/4的家长会减少药量给孩子服用，可能也只限于副作用小的中药类产品。家长认为儿童服用的剂型，冲剂、片剂、药水都可以接受，胶囊则稍差。主要是从儿童服用方便考虑。个别家长对于医院自配的各种色彩的药水印象很深，感觉有一定的市场前景。

### 4. 结论与建议

（1）结论　感冒是常见病、多发病，消费者久病成医可以自我诊断，年龄越大，生活经验丰富，判断的把握程度越高，越能够确定购买的药品。

多数人具有预防感冒的意识，随大众身体素质提高和预防意识、行为的完善，感冒发病率会有所下降。

OTC感冒药的品种较多，宣传过多过滥，会影响消费者的选择，更多的消费者或固定品牌或"以身试药"。

传统感冒药以价格、疗效、使用习惯等优势，在用量上仍占据主要市场。

频率高、贴近生活的电视广告能较好的增加消费者的记忆率，但可能不会促进消费者直接购买。

除电视广告以外，感冒药主要认知渠道是医生、朋友或家人、药店售货员，这三类渠道也是使消费者决定购买的主要渠道。

感冒药价格预期呈正态分布，众数组出现在5~8元档次，扩大的众数范围应该在4~10元之间，且价格与收入的相关程度极低。

消费者对感冒症状、服药后效果、希望缓解的症状的看法比较一致，但通鼻塞、止咳嗽两项感觉和服药后效果的比较差距相对较大，应是新药主要解决的症状。

5~10岁儿童感冒用药与成人用药有很大区别，医生的意见是主要决定因素。

根据调查结果和相关人口、感冒发病率资料推算某市OTC感冒药品年市场总量在7100万元~7900万元之间。

（2）建议　感冒药是将是发展较快、市场空间较大的OTC药品市场，但是根据消费者对症状的理解，其竞争范围可能会扩大到止痛药、退热药、消炎药、止咳药等与感冒症状相关的药品。因此在产品研发、市场推广要注意其相伴性和同质性，适当互补或突出差别。

某地区的OTC感冒药市场容量一般，扩大生产量、销售量有赖与相周边地区的拓展。

零售药店是OTC感冒药销售的主体，做好零售店的工作使其反向推动批发企业进货，同时在现场影响消费者的购买决策是迅速提高市场占有率的关键。

电视广告的主要作用更多的是宣传企业的实力，影响批发、零售企业。贴近生活的广告才能更好地影响消费者。针对性的卖点（通鼻塞、止咳、治疗重感冒）及让消费者有所联想是取胜的关键。

建议提高单片剂量，减少每天服用次数方便患者。

儿童用药要另外开发，在多方面与成人药有所区别。其推广应以儿童内科医生为主。

【案例思考】

在本次市场调研分析报告中，分析了营销消费者行为的哪些因素？影响程度如何？作为一个生产 OTC 感冒药的企业，该采取什么营销策略？

【问题思考】

1. 简述消费者购买行为的类型？
2. 影响消费者购买行为的个人因素有哪些？
3. 影响消费者购买行为的心理因素有哪些？
4. 消费者购买决策的一般过程分为哪几个阶段？

# 第四章　市场调研与预测

## 本章重点

1. 市场调研的程序和方法。
2. 市场预测的方法。
3. 市场营销信息系统的结构内容。
4. 市场调研问卷的设计。

【基本概念】

市场信息系统、医药市场调研、医药市场预测。

【引导案例】

### 感冒药的市场调研

抗感冒药物不仅仅是一种药品，更是一种商品，特别是在药品分类管理以后，OTC市场的竞争也越来越接近于普通商品的竞争，谁越了解市场，了解顾客，谁就能抓住机会，赢得顾客，赢得市场。

1. **环境分析**　略。

2. **抗感冒药品种调研**　经过调研，目前市场上抗感冒药物主要有：快克、新康泰克、康必得、正源丹、新速达感冒片、感康、白加黑、感冒通、泰诺、百服宁、必理通、芬必得、泰克、感诺、感冒清热颗粒、双黄连口服液、感冒灵颗粒、幸福伤风素、力克舒等20多个品种。价格水平在10元以下的药品有快克（8.3元）、康必得（9.8元）、新速达感冒片（7.0元）、感冒通（1.8元）、百服宁（8.5元）、必理通（7.5元）6种，占总销售量的63%，总销售额的32%；价格水平在10~15元的药品有感康（12元）、白加黑（12.4元）、泰诺（12.5元），占总销售量的37%，总销售额的60%；价格水平在15~40元的药品占总销售额的8%。在按销售量、销售额两种排序的前10名共13种药品中，无一为中成药，全部为化学药品。在13种药品中，合资品牌有快克、康必得、新康泰克、白加黑、泰诺、百服宁、必理通、芬必得等，其销售额、销售量分别占总销售额、销售量的61%、75%。国产品牌有新速达感冒片、感康、感冒通3

种，其销售额、销售量分别占总销售额、销售量的39%、25%。

**3. 抗感冒药物消费特点调研**　抗感冒药物的消费特征是接近日用消费品，但它终归是一种药品，又不同于一般的日用品消费。感冒药品消费属谨慎消费、微量消费，需求弹性较小。和普通日用品一样，在产品认知方面受广告（特别是电视广告）影响大，但在购买决策上，医生建议、营业人员推荐甚至店堂陈列对消费者影响很大。因为药品消费是典型的非专业性购买，消费者自主性较弱，只能对广告、医生建议和其他外部因素被动地接受。尽管感冒作为多发病、常见病，但人们对其基本知识仍不是很了解，这种情形也导致药品生产者和销售者在价格制定上有很大的主动性。

**4. 结论**　综上分析，感冒药市场已是群雄并起，强手如林。近来感冒药争夺康泰克出局后的地盘的战斗曾打得如火如荼，各品牌产品在份额都有所上升的同时也不得不承认至今尚无人能替代当初康泰克的地位。据业界人士分析，感冒药市场总盘子基本是稳定的，基本不存在进一步扩大市场的问题，你多我则少。因此我们在看到感冒药巨大的市场和利润空间的同时，也应看到由于强烈竞争所带来的风险。所以我们必须采取虎口夺食战略，以合理的产品定位切入市场，重视营销策划，重视营销网络建设，更加注意营销手段的使用，市场造势起步要猛，来势凶猛，重点突出，立体同步，要么不用，要用就用得绝，用得突出。

【导语】

盖地有高低，流有缓急，潴有浅深，势有曲直，非相度不得其情，非咨询不穷其致，是以必得躬历山川，亲劳胼胝。决胜市场，调研为先。一个企业要想在激烈的市场竞争中生存，随时把握市场变化和消费者需求是至关重要的。怎样才能准确及时地了解市场状况，在机会中把握成功？通行的方法就是通过市场调研及时获取市场信息。

## 第一节　市场营销信息系统的结构内容

信息给人类社会带来了充满生机的、快节奏变化的经济环境，商家正在比以往更多地利用信息，以获得竞争优势，在商业竞争中取胜。医药市场信息是指在一定时间和条件下，与医药市场营销活动相关的各种信息、情报和数据资料的总称。医药市场信息反映医药市场营销动态，包括消费者心理、竞争状况及市场供求态势等，是医药企业了解医药市场及其消费者，提供医药产品和服务的重要资源。医药企业是否能及时有效地掌握市场信息将关系到其营销的成败。

### 一、市场营销信息系统的含义和意义

#### （一）市场信息系统的含义

市场营销信息系统是指有计划有规则地收集、分类、分析、评价与处理信息的程序和方法，有效地提供有用信息，供企业营销决策者制定规划和策略的，由人员、机器和

计算机程序所构成的一种相互作用的有组织的系统。

### （二）市场信息系统的意义

在现代营销观念下，医药企业的任务是通过对顾客需要与欲望的满足来达到企业的目标。而要达成这一目标必须要有良好的市场规划与控制作业，所有这一切都是以信息为必要条件的。随着市场的发展，企业管理者越来越认识到建立信息系统的紧迫性。信息系统的重要意义主要体现在满足了以下几方面的变化：①从地区市场营销发展到全国乃至国际市场营销；②从满足顾客的需求发展到满足顾客的欲求；③从价格竞争发展到非价格竞争；④企业从集中的、单一的经营发展到分权化的多种经营。

### 二、市场营销信息系统的结构

根据对市场信息系统的要求和市场信息系统收集、处理和利用各种资料的范围，其基本框架一般由四个子系统构成，即企业内部报告系统、营销情报系统、营销调研系统和营销分析系统。

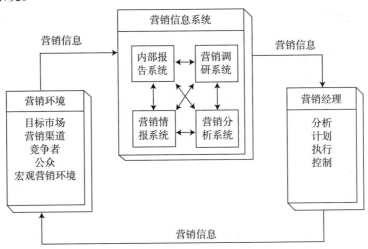

**图 4 - 1　市场营销信息系统构成示意图**

如图 4 - 1 所示，市场上的营销环境变化等信息输入营销信息系统后，输出信息流向营销经理，以使他们对营销工作进行分析、计划、执行和控制，随后其营销决策和信息沟通又反馈回市场。

### （一）内部报告系统

内部报告系统以企业内部会计系统为主，辅以销售信息系统组成，是营销信息系统中最基本的子系统。其主要任务是由企业内部的财务、生产、销售等部门定期提供控制企业全部营销活动所需的信息，包括订货、销售、库存、生产进度、成本、现金流量、应收应付账款及盈亏等方面的信息。企业营销管理人员通过分析这些信息，比较各种指标的计划和实际执行情况，可及时发现企业的市场机会和存在的问题，进而规避环境威胁。企业的内部报告系统的关键是如何提高这一循环系统的运行效率，并使整个内部报告系统能够迅速、准确、可靠地向企业的营销决策者提供各种有用的信息。

内部报告系统还包括及时、全面、准确的销售报告。这个功能应该主动地为决策者们提供他们认为需要的及他们暂时还不了解但实际需要的信息，以帮助决策者把握最佳决策时机，提高企业的竞争优势。现在由于信息网络的普及，企业基本都建立了比较健全的销售报告系统，完全有条件在瞬间清晰地集中反映分散在各处的关联企业过去及现在的销售和库存数据。

通过分析内部报告系统提供的信息，能及时发现重要的问题和机会。但应注意尽量避免该系统提供的重复信息，以免造成营销成本上升和相关人员陷入繁琐的资料堆中。

## （二）市场营销情报系统

企业的市场营销情报系统是指企业营销人员取得外部市场营销环境中的有关资料的程序或来源。一般而言，内部报告系统向营销决策者提供的是具体的数据信息，而营销情报系统的任务是提供外界市场环境所发生的有关动态的信息。

企业通过市场营销情报系统，可能从各种途径取得市场情报信息，如通过查阅各种商业报刊、文件、网上下载、直接与顾客、供应者、经销商交谈和与企业内部有关人员交换信息等方式。也可通过雇用专家收集有关的市场信息、通过向情报商购买市场信息等。一般而言，企业的营销情报系统要注意以下问题：情报的定向与收集；情报的管理与分析；情报的传递与使用。为了改进营销情报的质量和数量，经营决策者一般需要采取以下措施：

1. 训练和鼓励销售人员去发现和报告营销环境发展变化的新情况。销售人员经常深入到顾客中间，他们在收集信息中处于非常有利的位置，但他们往往由于忙于销售而忽视了对信息的收集和反馈。企业必须制定一套工作规范及相应的奖励制度，使销售人员成为企业的"眼睛和耳朵"，发挥"兼职调研员"的作用。

2. 加强与供应商、分销商和其他伙伴的联系，鼓励他们把重要的情报报告给企业。不论是供应商、分销商，还是其他商业伙伴，他们所掌握的一些营销信息，可能正是本企业需要的，因此，企业要积极努力，并在利益共享的鼓励措施下，实现与其他企业的信息共享。

3. 向外界情报供应商购买信息。随着信息时代的到来，社会上出现了很多专门从事市场信息研究的咨询公司。医药营销企业可以充分利用这些公司的研究优势，有偿地获取重要的医药情报信息。

4. 建立企业信息中心。建立专门的组织机构，选派专职工作人员来收集和处理信息，既能大大减少营销决策人员的劳动量，节省信息处理中的工作时间，又能使资料的分析质量得以明显的提高，更好地服务于企业的营销决策。

## （三）市场营销调研系统

市场营销调研系统是完成企业所面临的明确具体的市场营销情况的研究工作程序或

方法的总体。其任务是：针对确定的市场营销问题收集、分析和评价有关的信息资料，并对研究结果提出正式报告，供决策者针对性地用于解决特定问题，以减少由主观判断可能造成的决策失误。因为各企业所面临的问题不同，所以需要进行市场研究的内容也不同。根据国外对企业市场营销研究的调研，发现主要有市场特性的确定、市场需求潜量的测量、市场占有率分析、销售分析、企业趋势研究、竞争产品研究、短期预期、新产品接受性和潜力研究、长期预测定价研究等项内容研究得比较普遍。要完成这些任务，企业可以委托有关院校、科研机构帮助设计和执行一个调研计划，也可以聘请专门的调研公司为自己效力，或者建立企业的营销调研系统。关于营销调研系统，我们将在下一节进行系统介绍。

### （四）市场营销分析系统

营销分析系统，即营销决策支持系统，也称营销管理科学系统。是指借助统计分析、建立数学模型等手段，帮助营销管理人员分析复杂的市场营销问题，并做出最佳营销决策的系统。这个系统由统计分析模型和市场营销模型两个部分组成，第一部分是借助各种统计方法对所输入的市场信息进行分析的统计库；第二部分是专门用于协助企业决策者选择最佳的市场营销策略的模型库。统计库的功能是采用各种统计分析技术，如回归分析、相关分析、判别分析、聚类分析等，从大量数据中提取有意义的信息。模型库是一个能够帮助营销人员做出比较好的市场营销决策的一系列数学模型的集合。如新产品销售预测模型、广告测算模型、地址选择模式、竞争策略模型、产品定价模型及最佳营销组合模型等。随着信息技术的发展，移动 IT 技术在市场营销中的运用越来越广泛，熟悉现代信息技术，并有效地运用到市场营销管理中去，成为摆在营销经理面前的一个新课题。

通过以上市场营销信息系统的四个子系统所研究的内容及这些子系统之间的关系分析，可以看出企业的市场营销信息系统具有以下重要职能：①集中——搜寻与汇集各种市场信息资料；②处理——对所汇集的资料进行整理、分类、编辑与总结；③分析——进行各种指标的计算、比较、综合；④储存与检索——编制资料索引并加以储存，以便需要时查找；⑤评价——鉴明输入的各种信息的准确性；⑥传递——将各种经过处理的信息迅速准确地传递给有关人员，以便及时调整企业的经营决策。

### 三、市场营销信息系统的信息需求

一个企业的营销系统是由地域分散的销售部门、市场研究部门和决策机构组成的，并且由于竞争的加剧，企业必须能够及时地分辨市场环境的机遇和威胁，对客户的产品和服务需求能够及时满足，因而企业的营销信息系统是一个分布式的实时系统。同时市场营销活动是建立在对市场的了解和分析基础上，对市场的了解需要收集、整理大量的营销信息。市场营销信息具有很强的时效性，处于不断更新变化之中，这就要求企业营销部门必须不断地、及时收集各种信息，以便不断掌握新情况，研究新问题，取得市场营销主动权。通过企业营销信息系统，帮助管理者建立与企业内外部的信息连接。

营销信息可以分为内部营销信息和外部营销信息。内部营销信息主要包括：有关订单、装运、成本、存货、现金流程、应收账款和销售报告等各种反映企业经营现状的信息。外部营销信息主要是指市场信息，它集中反映了商品供需变化和市场的发展趋势。主要包括：

### （一）市场需求信息

主要由以下两个方面组成：购买力信息，它反映了社会购买能力，如用户的数量与收入情况、用户的构成、用户的各种分布等；购买动机信息，它反映了用户产生购买动机的各种原因，反映用户各种偏好等的潜在需求信息。

### （二）竞争信息

市场经济的一个主要特征是竞争性，竞争信息主要反映了市场竞争状况，这对于企业制定正确的经营对策具有十分重要的意义。

### （三）用户信息

用户信息包括企业用户的基本情况和潜在用户的分布情况、用户的主要特点和支付能力、信用程序等方面的评价。

### （四）合作伙伴信息

由于企业在生产中需要购买各种原料药和资源，并且需要一系列的销售商来将产品推向市场，在生产过程中，还可能需要其他厂商的协助生产，因此营销信息系统需要生产供应商、合作生产企业和分销商等的信息。

总之，营销信息系统需要收集和处理大量信息，以便对市场做出快速响应，不但要及时响应顾客的产品和服务需求，还需要能够根据市场变化，及时调整营销策略。

### 四、市场营销信息系统的处理需求

市场营销信息系统具有自身特点，其建设必须满足下列需求：

### （一）协作处理

营销活动的实现和营销方案的获得是通过一系列相关功能单元而实现的，处理过程本质上是多个功能单元和操作人员的协作求解过程，例如对顾客订单的响应，需要销售人员、合同管理人员、生产与运输计划生成系统等共同完成。而且，决策任务常常由多项子任务组成，而每项子任务需要不同的领域知识和经验，由不同的专家或决策者承担。

在营销过程中发挥作用的包括数据库系统、专家系统、决策支持系统和各类专家等，它们在营销活动中发挥不同作用，如何将这些异构的功能单元集成起来在很大程度上影响着营销信息系统的功能和效率，也是营销信息系统建设中的一个首要问题。

## （二）分布式系统

系统是由地域或逻辑分散的不同机构、设备、人员组成，因而造成信息、数据与知识的分布，以及处理功能的分布。营销信息来源于不同的部门、用户，分布于系统中的不同结点，通过计算机网络进行数据、信息的交换。

## （三）智能化

由于营销信息系统所处理的数据大量增加，其存储的信息种类、查询方式和信息处理手段等方面均面临着新的发展。从存储的信息种类来看，除了存储结构化的事实性数据，还要存储非结构化的启发性知识。从信息的查询方式来看，需要扩展严格条件匹配的单一查询方式，提供不确定性的和自然语言形式的查询方式。从信息的处理手段来看，不仅要对信息进行常规处理，而且有时需要对信息进行智能处理，如利用知识提供智能决策支持和咨询服务。

对这些问题的解决，需要通过在营销信息系统中集成知识处理技术，为系统提供知识定义和操作功能，以及基于知识的推理能力。智能化是信息系统面向更广泛的实际应用领域和满足各层次需求的必然趋势，为了满足不同处理需要，系统必须具备多种知识管理和处理技术，进一步增加了系统的复杂性，有效解决相互间协作、集成问题变得更加突出。因此需要研究采用新技术开发营销信息系统，提升其功能。

【相关案例】

### 销售总监的一天，远程管理的 IT 运用

周一清晨，刚起床的港湾公司销售总监余磊，在家中拿出了公司新近配置的移动终端，打开了当天销售统计报表系统。平时的这个时候，余磊总是首先打开他的笔记本电脑，利用无线上网，进行报表查询的。移动终端很快获得了几分钟前最新更新的统计数据。在目录菜单中，余磊轻轻点击几下，了解到前一天，整个公司的全国销售总量有所上升。接着，又分类查询了他最关心的华北、华东、华南三大区域市场，发现华北、华东大区销售在稳步上升，而华南大区的销售没有启动，又查询了几个相关的同比和环比的数据及大客户的数据，初步证实了他的判断。

1 个月前，公司在华东、华北二大区开始投放新的广告，而华南大区正在进行经销商调整。从今天的销售数据上看，华东、华北市场已开始启动了，而华南地区的新经销商看来还在犹豫和观望。

余磊决定，立即赶往广州，约见几位大经销商。正好利用华东、华北二大区市场启动的利好信息，为推动华南大区的经销商顺利调整，迅速启动再加一把火。同时，华东、华北二大区也需要适时的分析与总结一下市场进展状况。

计算好了从上海飞广州的时间，余磊在他的移动终端上向总部信息管理中心及他的助理发出了两条指令：①请华南大区的总经理安排华南地区的二大主要经销商在广州共

进工作午餐，时间是中午 12 点；②安排与华东、华北二大区总经理开三方视频会议，时间是下午 3 点。总部信息管理中心按照系统电子工作流程，立即向有关部门和人员安排了后续工作。

中午 12 点准时赶到广州的余磊与经销商简单寒暄后就切入正题，希望经销商尽快完成前期准备工作，加快铺市力度，以有效配合媒体输出。正在经销商犹犹豫豫之时，余磊拿出了他的移动终端，轻点几下，让经销商看到了北方市场全面启动的实际数据，阐述了新的市场运作方案的基本构思。看了这个新玩意儿，二位经销商简直入神了，不仅打消了顾虑，立即相信了港湾公司市场运作及媒体输出效果，以及市场正在全面稳步启动的事实，更感觉到了港湾公司的先进的管理技术和经营实力……

下午 3 点，余磊正与二位大区总经理开着视频会议。在激烈讨论的同时，轻点着手中的移动终端，一个个查询、分析、核对销售统计数据，讨论着下一步的安排……

与此同时，港湾公司的业务员们，正拿着公司新配置的带有权限设置的功能型移动终端或手机，按照既定的业务流程履行着工作程序，及时将工作过程中的业务数据输入到手中的移动设备中。这些数据通过格式化的邮件或短信的形式及时地被发往总部的信息管理中心，更新着数据统计报表，并实时提供给各级决策者……

总部信息管理中心的数据处理系统正按照程序化的电子工作流程，汇总处理各个移动终端传输上来的信息，以各种统计报表、单证、流程票据的形式发往流程的下一个环节。同时员工们正忙着校验各个移动终端传输上来的数据的真实性和完整性……

各级管理人员、区域经理、业务主管按照系统赋予的工作权限管理等级，在任何时间、任何地点，通过手中的移动终端设备，查询各类统计报表和报告，发送各类指令，监控属下人员的业务数据上报情况，管理各业务员的工作流程执行过程……

这就发生在你的周围，这就是移动 IT 技术在远程营销管理中的一个应用。

不论管理者还是企业，每做一个决定都需要各种信息，有关竞争对手的、经销商的、政策法律变化和其他各种市场因素的充分信息。因此信息对于营销者来说不仅仅是制定决策的前提，更是重要的战略资产和营销手段。

在上述的情景案例中，我们发现，移动 IT 技术系统帮助我们完成了以下一些工作：信息数据查询、工作指令发布、最新信息跟踪、远程信息移动录入、信息集中流程处理、信息校验审核。尤为重要的是，与传统的业务员管理方式相比，由于移动终端设备在一线业务员中普遍使用，有效解决了营销一线管理的两大难题：一线市场数据的及时录入、传输和汇总统计；通过对数据信息的监控，达到对一线业务员的有效远程管理。随着信息技术的发展，移动 IT 技术在市场营销中的运用越来越广泛，熟悉现代信息技术，并有效地运用到市场营销管理中去，成为摆在营销经理面前的一个新课题。

## 第二节　市场营销调研的程序和方法

市场调研是用来探索人们思考什么、想要什么、需要什么或做什么的有效方式。通常说来，它能获取别的方法难以获得的信息。企业通过市场调研的方式帮助他们根据顾客的需求生产产品，并且借此制定、评估营销策略，减少失败的风险。社会和政府团体同样可以使用调研来把握公众舆论，并将之作为制定政策或测试宣传活动成功性的因素。在现代市场经济条件下，医药企业能否有效地运用市场调研手段，汇集市场信息，并对市场未来的走势做出正确的判断，都将决定企业能否在激烈的市场竞争中保持稳步的发展态势。可以说，市场调研已经成为医药企业参与市场竞争不可缺少的重要手段。

## 一、医药市场调研的含义与内容

### (一) 医药市场调研的含义

医药市场调研是指运用科学的方法和手段，系统地、客观地、有目的地收集、记录、整理、分析和研究与医药市场有关的信息，提出方案和建议，为企业制定市场营销战略提供参考依据。

### (二) 医药市场调研的内容

医药市场调研的内容很多，有市场环境调研，包括政策环境、经济环境、社会文化环境等；有市场基本状况的调研，主要包括市场规模、总体需求量、市场的动向、同行业的市场分布占有率等；有销售可能性调研，包括现有和潜在用户的人数及需求量、市场需求变化趋势、本企业竞争对手的产品在市场上的占有率、扩大销售的可能性和具体途径等；还可对消费者及消费需求、企业产品、产品价格、影响销售的社会和自然因素、销售渠道等开展调研。市场调研的内容涉及市场营销活动的整个过程，具体内容如下：

**1. 市场环境的调研**　市场环境调研主要包括经济环境、政治环境、社会文化环境、科学环境和自然地理环境等。具体的调研内容可以是市场的购买力水平、经济结构、国家的方针、政策和法律法规、风俗习惯、科学发展动态、气候等各种影响市场营销的因素。例如是否有有利或者不利的政治因素可能影响产品的市场、是否有有利或者不利的法律因素可能影响产品的销售和广告、企业的产品与目标市场的文化背景有无冲突之处、这一市场的消费者是否会因为产品不符合其文化而拒绝产品等。

**2. 市场需求调研**　医药市场需求的调研是医药市场调研的核心内容。医药市场需求调研的内容主要包括医药产品现实需求量和潜在需求量及其变化趋势调研（例如消费者现在购买哪些品牌的产品、对这些产品的态度如何、有无新的购买计划、有无可能改变计划购买的品牌、潜在消费者对本品牌的态度如何、潜在消费者需求的满足程度如何等）、消费结构调研（例如现有消费者的总量、现有消费者的年龄、现有消费者的职业、现有消费者的收入、现有消费者的受教育程度、现有消费者的分布等）、消费者行为调研（例如消费者为什么购买、购买什么、购买数量、购买频率、购买时间、购买方式、购买习惯、购买偏好和购买后的评价等）、消费者对产品的消费态度（例如对产品的喜爱程度、对本品牌的偏好程度、对本品牌的认知程度、对本品牌的知名购买程度、使用后的满足程度、未满足的需求等）。

**3. 市场供给调研**　市场供给调研主要包括产品生产能力调研、产品实体调研等，具体为某一药品市场可以提供的医药产品数量、剂型、作用、规格、品牌等和生产供应企业的情况等。例如药品的功能与主治有哪些、本药品最突出的作用是什么、本药品最适合消费者需求的特点是什么、药品的哪些方面还不能满足消费者的需求等。

**4. 市场营销因素调研**　市场营销因素调研主要包括产品、价格、渠道和促销的调研。产品调研主要有了解市场上新产品开发的情况、设计的情况、消费者使用的情况、消费者的评价、产品生命周期阶段、产品的组合情况等。产品价格调研主要是了解消费者对价格的接受情况、对价格策略的反应等。渠道调研主要包括了解渠道的结构、中间商的情况、消费者对中间商的满意情况等。促销活动调研主要包括各种促销活动的效果，如广告实施的效果、人员推销的效果、营业推广的效果和对外宣传的市场反应等。

**5. 市场竞争情况调研**　竞争对手状况调研是对与本企业生产经营存在竞争关系的各类企业及现有竞争程度、范围和方式等情况的调研。市场竞争情况调研主要包括对竞争企业的调研和分析，了解同类企业的产品、价格等方面的情况，他们采取了什么竞争手段和策略，例如构成这一市场的主要产品的品牌、各品牌所占据的市场份额、市场上居于主要地位的品牌、与本品牌构成竞争的品牌是什么等。做到知己知彼，通过调研帮助企业确定竞争策略。

**6. 医药市场调研与一般消费品市场调研的不同之处**　专业性要求高。问卷设计、现场访谈、统计处理、分析研究等过程中往往涉及许多医学、药学、临床治疗等方面的专业知识，因此要求研究人员不但要有扎实的统计学和营销管理学基础，而且具有良好的医学、药学背景。

访谈和研究对象主要为医生、药师等专业人员。医生在处方药的消费环节中起决定性因素。

政策性很强。医药产品涉及人的生命，所以医药产业是带有福利性质的事业或企业，各级政府的有关规定政策限制多，涉及价格、渠道、广告、宣传促销等。

所研究的消费者往往不是健康的人，其消费行为是非理性的。

## 二、医药市场调研的类型

市场营销调研可根据不同的标准，划分为不同的类型。如按被调研对象的范围大小划分可以分为普查、重点调研、典型调研、抽样调研等；按调研时间可分为一次性调研、定期性调研、经常性调研、临时性调研等；按调研目的可分为探测性调研、描述性调研、因果关系调研、预测性调研等。下面就调研目的分类加以叙述。

### （一）探测性调研

探测性调研就是花费尽量少的成本和时间，对环境进行初始调研，以便确定问题和与问题相关的变量总的特性，因此它必须具有灵活的特色，虽然有时也规定大致的调研方向和步骤，但是一般没有一个固定的计划。这种调研不排斥任何随机或分析资料的方法，但它倾向于应用第二手资料，采用任意或主观抽样，进行小范围的调研。

例如某医药企业近年来销售量持续下降，但企业不清楚是什么原因。是经济衰退的影响，广告支出的不足，销售代理效率低，还是消费者习惯的改变？要明确问题的原因就可以采用探测性调研的方式，如可以从中间商或者用户那里收集相关资料找出最有可能的原因。这种调研一般不必制定严密的调研方案，往往采取简便的方法以尽快得出调研的初步结论即可。

### （二）描述性调研

描述性调研的目的，在于准确地描述问题中各变量及其相互关系，描述性调研一般并不细究问题的起因结果，而是着重于现象的描述，这将有助于对问题的研究。大致包括市场潜量调研、市场占有率调研、产品使用情况调研、顾客态度和偏好调研、销售分析、媒体研究、价格研究等。例如，在销售研究中，收集不同时期销售量、广告支出、广告效果的事实资料，经统计说明广告支出什么时候增加几个百分点、销售量有了多少个百分点的变化等。在描述性调研中，要提出所有的因素，为以后的因果关系调研和预测性调研提供资料。

### （三）因果关系调研

因果关系调研常常用于确定为什么某目标没有达到，弄清问题的原因与结果之间的关系。在企业营销策略中经常遇到这样的问题："为什么我们的销售额（市场占有率、形象等）下降了？"要回答这样的问题，就需要进行因果关系调研。因果关系调研的目的，是要详细说明所考察的两个或更多的变数之间相互对应的函数关系。一般在描述性调研的基础上，将收集的各种影响因素进一步鉴别，判断各因素的主从关系，找出哪些因素是因变量，哪些因素是自变量。即解决市场营销活动中的为什么的问题。例如，顾客为什么喜爱某一产品、销售量为什么增加、是不是由于价格变动或广告支出增加带来的等。

### （四）预测性调研

预测性调研是指专门为了预测未来一定时期内某一环节因素的变动趋势及其对企业市场营销活动的影响而进行的市场调研。如市场上消费者对某种产品的需求量变化趋势调研、某产品供给量的变化趋势调研等。这类调研的结果就是对事物未来发展变化的一个预测。在取得过去和现在的各种信息资料的基础上，经过分析研究，运用科学的方法和手段估计潜在需求，把握销售机会，以便制定切实可靠、适合市场情况的营销计划，实现企业的目标。

一般而言，预测性调研以因果关系调研的结果为基础。通过因果关系调研，我们建立起事物之间的因果关系甚至数学模型。预测性调研则是利用事物之间已知的因果关系或数学模型，用一个或数个事物的变化趋势推断另一个或几个事物的变化趋势。

### 三、医药市场调研的方法

在进行医药市场调研时，获取市场信息资料的途径主要有两种：一是收集医药市场第一手信息资料的实地调研；二是通过从各种文献资料中收集医药市场历史性信息资料的文案调研。市场调研的方法主要有观察法、实验法、访问法和问卷法。

### （一）观察法

观察法是社会调研和市场调研研究的最基本的方法。它是由调研人员根据调研研究的对象，利用眼睛、耳朵等感官以直接观察的方式对其进行考察并搜集资料，也可以通过安装照相机、摄像机、录音机等进行录制和拍摄。例如，某药店想了解一周客流量的变化情况，就可以安排调研人员在药店的入口处和停车场观察不同时间段顾客人数变化情况；想了解顾客进入药店后的行进方向，就可以在店内天花板上安装摄像机，记录顾客行进路线等。

### （二）实验法

实验法起源于自然科学的实践法，它是指在给定的实验条件下，在一定的市场范围内观察经济现象中自变量与因变量之间的变动关系，并做出相应的分析判断，为预测和决策提供依据。例如，由调研人员根据调研的要求，用实验的方式，对调研的对象控制在特定的环境条件下，对其进行观察以获得相应的信息。控制对象可以是产品的价格、广告、剂型、包装等，在可控制的条件下观察市场现象，揭示在自然条件下不易发生的市场规律，这种方法主要用于市场销售实验和消费者使用实验。

药品陈列实验方法。某药店欲调研药品陈列位置和陈列方法对该药品销售量的影响程度进行实验。采取的方法是首先选择连锁药店中，地理位置相近的甲乙两个药店。第一个月，将该药品陈列在甲药店货架上的黄金位置，而在乙药店中将该药品陈列在货架的最底层，记录两个药店销售量的变化情况；第二个月，在两个药店中，将陈列位置与方法对调，再次进行销售情况的对比，进而观察药品陈列对销量的影响程度。

当药品在包装、价格、广告、剂型等方面进行改进后，需要了解对药品销售量会产生什么影响，都可以先在小规模的市场范围内进行实验，观察消费者的反应和市场变化的结果，然后考虑是否推广。

### （三）访问法

又称采访法、访谈法。访问法是指以询问的方式向被调研者收集了解市场信息的一种调研方法。它是医药市场调研中收集第一手资料最常用、最基本的一种调研方法。可以分为结构式访问、无结构式访问和集体访问。

结构式访问是事先设计好的、有一定结构的访问问卷的访问。调研人员要按照事先设计好的调研表或访问提纲进行访问，要以相同的提问方式和记录方式进行访问。提问的语气和态度也要尽可能地保持一致。

无结构式访问是没有统一问卷，由调研人员与被访问者自由交谈的访问。它可以根据调研的内容，进行广泛的交流。如：对商品的价格进行交谈，了解被调研者对价格的看法。

集体访问是通过集体座谈的方式听取被访问者的想法，收集信息资料。可以分为专家集体访问和消费者集体访问。

## （四）问卷法

是通过设计调研问卷，让被调研者填写调研表的方式获得所调研对象的信息。在调研中将调研的资料设计成问卷后，让被调研者将自己的意见或答案填入问卷中。在一般进行的实地调研中，以问卷法采用最广。

设计问卷的方法与步骤：

调研问卷通常由卷首语、指导语、主体、被调研者自然情况等部分组成。

**1. 卷首语** 卷首语包括以下内容：①自我介绍（让调研对象明白你的身份或调研主办的单位）；②调研的目的（让调研对象了解你想调研什么）；③回收问卷的时间、方式及其他事项。

**2. 指导语** 旨在告诉被调研者如何填写问卷，包括对某种定义、标题的限定及示范举例等内容。

**3. 问卷的主体** 即问题，一般有开放式和封闭式两种。封闭式问题又可分为是否式、选择式、评判式等。

为了提高问卷的信度和效度，问卷设计时需要注意以下问题：①问卷中所提的问题，应围绕研究目的来编制，力求简单、明了，含义准确。不要出现双关语，避免片面和暗示性的语言，如"您感冒时是否经常服用白加黑"。②问题不要超过被调研者的知识、能力范围，如对消费者的问卷中不要出现"您感冒时的卡他症状主要有哪些"。③问题排列要有一定的逻辑次序，层次分明。问卷的目的、内容、数据、卷面安排、标准答案等都要认真地推敲和设计。④调研表上应有留给供人填写答案的足够空间。⑤问卷形式可以封闭式和开放式相结合，问题数量要适度，一般应控制在 30 个问题以内，最好在 20 分钟内能答完。⑥使调研结果更为客观、真实，问卷可采用匿名回答的方式。

典型范例：

**抗感冒药消费者调研问卷**

尊敬的先生/女士：

您好！首先感谢您在百忙之中抽出时间参与此次问卷调研。本问卷是一份关于感冒药的研究问卷。其中的题目无所谓对错，本研究只用于科学统计分析，没有任何商业用途，此次调研采用匿名形式，我们保证将对您所提供的一切信息保密，敬请放心作答。

以下问题，请您在选中项上划"√"，没有选项的请您具体写出。

1. 您买过抗感冒药吗？

　　□买过　　　　　　　□没有买过

2. 您最近一年感冒多少次？

　　□0 次　　□1 ~ 2 次　　□2 ~ 5 次　　□5 次以上

3. 如果您感冒了，会采取什么样的措施进行治疗？

　　□注意休息，多喝水　　□自行买药　　□马上就医　　□其他

4. 您通常在什么情况下服用感冒药？

□发热 □头痛 □咳嗽 □流涕 □打喷嚏 □乏力 □全身酸痛

5. 您倾向于选择哪种感冒药？

□中药　　　□西药　　　□中西结合药

6. 您通常选择什么剂型的感冒药？

□片剂 □胶囊 □颗粒剂 □口服液 □糖浆 □其他

7. 您一般通过什么途径选择感冒药？

□医生推荐 □药店推荐 □亲友推荐 □广告 □其他

8. 您选择感冒药时，主要考虑的因素有哪些？

□品牌知名度 □价格适中 □疗效快 □安全副作用小

□使用方便　　□携带方便 □成分　　□其他

9. 您经常使用的感冒药有？

□新康泰克　　　□香雪抗病毒口服液　　　□清开灵软胶囊

□夏桑菊冲剂 □双黄连口服液　□维 C 银翘片 □三九感冒灵

□感冒清片　□板蓝根　□日夜百服宁 □其他

10. 您认为目前感冒药的常见副作用有哪些？

□头晕 □嗜睡 □恶心 □皮疹 □其他

11. 您每次花费在治疗感冒的费用大概是多少？

□50 元以下　　　□50～100 元　　　□100 元以上

12. 您对市场上抗感冒要的价格和品种满意吗？

□不满意，品种太多，不知怎样选择，价格大多比较贵。

□基本满意，价格大多能接受，选择多，适合不同消费者。

□满意

13. 您对感冒药市场的意见或建议？

顾客基本资料：

请您提供您简单的个人资料，仅供研究分析，我们一定为您保密。

1. 您的性别？

□男　　　　□女

2. 您的年龄？

□25 岁以下 □25～29 岁 □30～49 岁 □50～59 岁 □60 岁以上

3. 您目前从事的职业？

□学生　　　□工人　□事业单位人员　□教师　□公司职员

□公务员　□私人业主

4. 您的家庭月收入为？

□1000 元以下　　　□1000～3000 元　　　□3000～5000 元

□5000～8000 元　　　□8000 元以上

5. 您是否为医保用户？

□是　　　　　□否

谢谢您的配合！

调研时间：

调研员：　　　　　复核员：　　　　　审核员：　　　　　录入员：

问卷编号：

## 四、医药市场调研的步骤

市场调研是由一系列收集和分析市场数据的步骤组成。某一步骤做出的决定可能影响其他后续步骤，某一步骤所做的任何修改往往意味着其他步骤也可能需要修改。市场调研的步骤一般按如下程序进行，如图 4-2 所示。

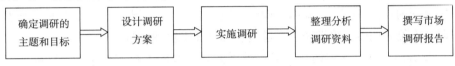

**图 4-2　医药市场调研步骤**

### （一）确定调研的主题和目标

由于市场调研的主要目的是收集与分析资料以帮助企业更好地做出决策，以减少决策的失误，因此调研的第一步就要求决策人员和调研人员认真地确定和商定研究的目标。俗话说"对一个问题做出恰当定义等于解决了一半"。在任何一个问题上都存在着许许多多可以调研的事情，如果对该问题不做出清晰的定义，那收集信息的成本可能会超过调研提出的结果价值。例如某药厂近几个月来销售量大幅度下降，究竟是产品的疗效不好，还是销售人员服务不好？或是国家政策调整造成的？企业应进行初步情况分析并初步判断影响调研目标的重要因素，将其作为调研问题。

通过确定调研目标，可以明确为什么要调研、调研什么问题、具体要求是什么、搜集哪些资料等。

### （二）设计调研方案

科学设计调研方案是保证市场调研取得成功的关键。市场调研方案是整个医药市场调研工作的行动纲领，它起到保证市场调研工作顺利进行的重要作用。医药市场调研方案一般包括以下内容：

**1. 确定所需资料**　确定问题和目标之后，下一步就应决定要收集哪些资料，这自然应与调研的目标有关。例如：①消费者对本公司产品及其品牌的态度如何？②消费者对本公司品牌产品的价格的看法如何？③本公司品牌的电视广告与竞争品牌的广告，在消费者心目中的评价如何？④不同社会阶层对本公司品牌与竞争品牌的态度有无差别？

**2. 选择调研方法**　这一步要求制定一个收集所需信息的最有效的方式，它需要确定的有：数据来源、调研方法、调研工具、抽样计划及接触方法。

如果没有适用的现成资料（第二手资料），原始资料（第一手资料）的收集就成为必需步骤。采用何种方式收集资料，这与所需资料的性质有关。它包括观察法、实验法、访问法和问卷法。如前面谈到的关于消费者的态度的调研，市场调研者就可采用访问法和问卷法收集资料。对消费者的调研，采用个人访问方式比较适宜，便于相互之间深入交流。

**3. 制定调研方案**　制定调研方案主要是设计调研问卷和选择抽样方法。在调研设计阶段就应决定抽样对象是谁，样本数目是多少，是选择概率抽样还是非概率抽样。概率抽样的估计准确性较高，且可计抽样误差，从统计效率来说，自然以概率抽样为好。不过从经济观点来看，非概率抽样设计简单，可节省时间与费用。

**4. 确定调研预算**　调研预算是调研活动的资金安排。为保证调研工作的顺利开展，事先做好合理的预算安排是必要的。调研费用主要包括：问卷设计费、材料制作费、培训费、调研人员雇佣费、培训费、交通费、资料加工整理费等。

**5. 部署调研人员，安排调研进度**　首先需要对调研人员实施培训，帮助他们达到所需的能力水平；其次，将调研工作明细化，明确各调研人员的工作职责，明确人员间的相互协调配合方法；再次，确定调研进度，制定详细的时间进度表。

### （三）实施调研

这是市场调研实质性的工作阶段，主要工作是进行数据收集。包括收集一手资料和二手资料。收集二手资料通常是市场调研中获取信息的第一步，可以通过查阅政府权威机构的定期出版物、医药行业协会的报告和定期的公开出版物、企业内部资料、专业咨询公司的研究报告等渠道获得较为可靠的数据信息。收集第一手资料，需要调研人员按调研计划中确定的调研对象、调研方法进行实地调研获得，比如通过实地采访、与医生和患者交谈、参加医药产品交易会等活动。

### （四）整理分析调研资料

主要任务是对市场调研收集的资料进行鉴别与整理。资料收集后，应检查所有答案，不完整的答案应考虑剔除，或者再询问该应答者，以求填补资料空缺。

资料分析应将分析结果编制成统计表或统计图，方便读者了解分析结果，同时又应将结果以各类资料的百分比与平均数形式表示，使读者对分析结果形成清晰对比。

### （五）撰写市场调研报告

市场调研的最后一步是撰写一份书面报告。调研报告的一般格式如下：

第一部分，调研报告的标题。标题可以有两种写法。一种是规范化的标题格式，基本格式为"××关于×××的调查报告""关于×××的调查报告""××××调查"等；另一种是自由式标题，包括陈述式、提问式和正副题结合使用三种。陈述式如《零售药店感冒药销售情况调查》，提问式如《药店营业员对药品销售的影响作用究竟有多大》，正副标题结合式，正题陈述调查报告的主要结论或提出中心问题，副题标明调查的对象、范围、问题，如《高校发展重在学科建设——××××大学学科建设实践调查》等。

第二部分，列出调研的主要内容。格式如下：

调查时间：

调查地点：

调查对象：

调查方法：

调查人员：

调查分工：

第三部分，调研报告正文。正文一般分前言、主体、结尾三部分。包括概括性地说明调研的问题，采用的方法、步骤，样本分布情况，统计方法及数据误差，调研的结果及调研结果对企业经营活动的影响分析。

第四部分，附件部分。提供与调研结果有关的资料供参考，如资料汇总统计表、原始资料来源等。

## 第三节　市场预测

国外曾有人将市场调研和市场预测工作分别比喻为企业市场营销活动中的"显微镜"和"望远镜"，可见这两者在企业市场营销战略的制定、营销战术实施中的重要地位。虽然企业对未来不可把握，但是人类的认识、思维的进步使人们发现"规律"的重要性，古人很早就有"辨道、顺道"的说法，"道"就是规律，随着历史经验的积累和科技的进步，人类认识自然的能力大大增强。作为企业，发现、认识和利用"规律"（包括市场的、顾客的、技术的、企业发展的）对企业的经营必定大有裨益。

### 一、医药市场预测的含义

医药市场预测是指在医药市场调查的基础上，运用科学的预测技术，对影响医药市场供求变化的诸因素进行调查研究，分析和预见其发展趋势，掌握医药市场变化规律，为药品企业的营销决策提供科学的依据。市场调查与市场预测既有联系又有区别。二者的联系主要表现在：医药市场预测是建立在医药市场调查的基础上。进行医药市场预测，必须先做好医药市场调查，收集大量可靠的医药市场信息，才能做出切合实际的预测。二者的区别主要表现在于医药市场调查的对象是医药市场过去和现在已经发生和存在的现象和事件，目的是了解过去，认识现实，掌握医药市场发展变化的轨迹、特点和规律。医药市场预测是依据对医药市场历史和现状的认识，了解、认识医药市场未来，掌握医药市场的未来发展趋势，其对象是尚未形成的医药市场经济现象。另外在技术方法上二者也存在不同。医药市场调查重点是资料收集和处理方法的运用；医药市场预测则主要运用定性分析和定量分析方法对未来进行估计。

## 二、医药市场预测的程序

医药市场预测应该遵循一定的程序和步骤以使工作有序化、统筹化和协作化。市场预测的过程大致包含以下的步骤：

### （一）确定预测目标及方案

明确目的，是开展市场预测工作的第一步，因为预测的目的不同，预测的内容和项目、所需要的资料和所运用的方法都会有所不同。明确预测目标，就是根据经营活动存在的问题，拟定预测的项目，制定预测工作计划，编制预算，调配力量，组织实施，以保证市场预测工作有计划、有节奏地进行。

### （二）收集和整理资料

收集资料是市场预测的基础，进行市场预测必须占有充分的资料。有了充分的资料，才能为市场预测提供进行分析、判断的可靠依据。在市场预测计划的指导下，调查和收集预测有关资料是进行市场预测的重要一环，也是预测的基础性工作。注意收集资料要以预测目标和要求为核心，力求做到收集的资料具有广泛性、适用性。

### （三）选择预测方法和模型

根据预测的目标及各种预测方法的适用条件和性能，选择出合适的预测方法。有时可以运用多种预测方法来预测同一目标。预测方法的选用是否恰当，将直接影响到预测的精确性和可靠性。运用预测方法的核心是建立描述、概括研究对象特征和变化规律的模型，根据模型进行计算或者处理，即可得到预测结果。

### （四）分析判断，确定预测结果

分析判断是对调查收集的资料进行综合分析，并通过判断、推理，使感性认识上升为理性认识，从事物的现象深入到事物的本质，从而预计市场未来的发展变化趋势。在分析评判的基础上，通常还要根据最新信息对原预测结果进行评估和修正。

### （五）编写预测报告

通过书面等报告形式，对预测分析结果做出系统的分析说明，提出结论性的意见。预测报告应该概括预测研究的主要活动过程，包括预测目标、预测对象及有关因素的分析结论、主要资料和数据，预测方法的选择和模型的建立，以及对预测结论的评估、分析和修正等。

## 三、医药市场预测的方法

市场预测的方法很多，而每一种方法都有其自身的特点、用途和适用条件。预测方法是否选用得当，将会影响到预测结果的可靠性与精确性程度。本教材按预测方式分类，将市场预测分为定性预测方法和定量预测方法。

## （一）定性预测方法

定性预测方法，也称判断分析方法，是指凭借预测人员在市场活动实践中积累的经验、知识及综合分析能力，通过对有关资料的分析推断，对预测对象未来发展趋势做出估计和推断的预测方法。它属于经验性质的预测，也是信息密集型的预测。定性预测法主要有以下几种：

**1. 德尔菲法**  德尔菲法又称专家意见法，是由美国兰德（RAND）公司于20世纪50年代初创造的一种方法。这种方法是根据有专业知识的人的直接经验及其掌握的市场信息，对所预测的对象进行判断和预测，并按规定的工作程序进行。其主要特色在于：整个过程是背靠背的进行，即任何专家之间都不发生直接联系，所有活动都由工作人员单独与专家打交道来进行。因此，此方法具有很强的独立性和较高的准确性，在技术市场预测和新产品市场需求预测等方面得到了较普遍的应用。

**2. 消费倾向调查法**  市场是由潜在购买者构成的，市场预测就是判断在给定条件下潜在购买者的可能行为。这种方法通过对消费者进行调查，了解他们在未来某一时期的消费意向，如购买的商品种类、品牌、数量等，在此基础上对产品销售量做出量的推断的方法。

**3. 销售人员综合判断法**  即由企业负责预测部门集合企业的销售人员，通过会议形式或书面形式，把他们所了解的市场信息资料和预测数字集中起来，并通过规定的表格形式进行汇总整理和预测。例如，请几名销售人员分别估计某一产品在未来的销量及可能发生的概率，然后求出它们的期望值，最后把平均期望值作为销售额的预测值。

## （二）定量预测方法

定量预测方法是依据大量的数据资料，利用统计和数学方法建立预测模型，对预测对象的未来发展变化趋势进行量的分析和描述的方法。它适用于统计资料完整、准确、详细及市场发展变化相对较为稳定且具有一定规律性的预测对象。常用的简单定量预测法有时间序列法、因果关系分析法等。

**1. 时间序列法**  所谓时间序列法，就是将过去的历史资料和数据按时间顺序加以排列和整理，从中找寻过去该事物随时间而演变的趋势，并据此预测未来的一种方法。该方法的特点是，假定预测对象在预测时期的变化规律、趋势和速度，与过去的发展变化规律、趋势和速度相同或大体一致。因此，只要将时间序列的倾向性进行统计分析并加以延伸，就可以推测出市场需求的变化趋势，从而做出预测。这种方法简便易行，应用非常广泛。但经济事件的未来状态不可能只是过去的简单重复。所以，该方法只适用于短期预测或中期预测。并且对事物未来发展变化中的转折点，往往很难推算出来，必须结合其他方法，特别是定性预测法进行综合预测，才有可能达到预期效果。

**（1）算术平均数法**  即把若干历史时期的统计数值作为观察值，求出算术平均数作为下期预测值。这种方法基于下列假设："过去这样，今后也将这样"，把近期和远期数据等同化和平均化，因此只能适用于事物变化不大的趋势预测。如果事物呈现某种上升或下降的趋势，就不宜采用此法。公式为：

预测值 = 以前各期销售总量/期数

例：某制药企业 2014 年 1~6 月 VC 产量分别为 60 万吨，80 万吨，90 万吨，120 万吨，110 万吨，80 万吨。预测 2014 年 7 月的产量：

根据公式，7 月的预测产量 =（60 + 80 + 90 + 120 + 110 + 80）/6 = 90（万吨）

（2）加权平均数法　根据计算各期资料的重要性不同，分别给予不同的权数，并以加权算术平均数作为预测值的方法。加权平均法的关键是确定适当的权数。确定权数的原则是，给予离预测期较近的数据以更大的权数，距离预测期远的数据则权数递减。

例：仍以上述例题数据为例，分别给 1~6 月的产量相应的权数 1，2，3，4，5，6，预测 2014 年 7 月 VC 产量为：

7 月的预测产量 = 60 × 1 + 80 × 2 + 90 × 3 + 120 × 4 + 110 × 5 + 80 × 6/（1 + 2 + 3 + 4 + 5 + 6）= 95.24（万吨）

（3）移动平均数法　移动平均法是将观察期的数据由远而近按一定跨越期求跨越期内观察期数据平均数；然后，随着观察期的推移，按一定跨越期的观察期数据也相应向前移动，每向前移动一步，去掉最前面一个数据，增添原来观察期之后期的一个新数据，并逐一求得移动平均值；最后将接近预测期的最后的一个移动平均值，作为确定预测值的依据。移动平均法与算术平均法，既有共同点，又有差异。其共同点是，两者都是以平均数作为确定预测值的依据。所不同的是，移动平均法是移动着求时间序列中一定数量数据的平均值构成的新时间序列，它能够较好地修匀时间序列，消除时间序列中不规则变动和季节变动。如以去年 1~3 月的平均数为今年 4 月的预测值。以去年 2~4 月的平均数，作为今年 5 月的预测值，以此类推。

例：某企业 1 月、2 月、3 月的实际销售额分别为 $X_1$、$X_2$、$X_3$，运用移动平均数法预测：

4 月的销售额 $X_4$ =（$X_1$ + $X_2$ + $X_3$）/3

那么，5 月的销售额 $X_5$ =（$X_2$ + $X_3$ + $X_4$）/3

**2. 因果关系预测法**　因果关系预测法又称相关分析法。是根据市场现象中变量之间所存在的因果关系，通过统计分析和建立数学模型，来揭示预测变量与其他有关的经济变量之间的数量变化关系，再据此进行预测的一种方法。在市场预测中，虽然可以用时间序列分析法来测算市场供求关系的变动趋势，以此来直接预测未来的变化，但因果分析预测法针对市场中普遍存在的因果关系问题，尤其在对市场现象的深层次、综合性、更准确的研究预测中更能凸显它的优越性。

（1）因素分析法　从分析与药品销售量有关因素的变化入手进行市场预测的方法。例如，某企业某产品销售量为 500 万元，经调查分析，估计未来各种影响因素的系数：由于内在质量的提高，销售量可增加 10%；由于竞争产品的增加，销售量可减少 15%；由于促销和服务质量的提高，销售量可增加 20%；由于广告宣传加强，销售量可增加 10%，计算明年的销售量预测值。

预测值 $= 500 \times$ （$1 + 10\% - 15\% + 20\% + 10\%$）$= 500 \times 1.25 = 625$（万元）

（2）一元回归预测法 回归预测法是利用因果关系，通过对历史资料的统计分析，找出因变量与自变量之间的依存关系，并建立回归方程进行预测的方法。一元回归法是一个自变量对一个因变量之间的因果关系，如时间（X）变化后，销售量（Y）也会引起相应的变化，通过回归分析，把非确定的相关关系转化为确定的函数关系，据此预测未来的发展预测。一元回归预测法的基本公式是：

$Y = a + bX$

总之，市场预测是一门科学。要搞好市场营销预测，不仅需要学习统计学中的预测理论与方法，而且必须结合市场营销环境及企业本身的具体情况，根据其市场预测项目的具体内容及要求选择预测方法的类型，再根据数据资料的变化特点选择具体预测模型。在实际预测中为保证预测的效果，通常采用定性分析与定量分析相结合的方法进行预测，以取得最佳预测效果。

【案例分析】

## 抗感冒药零售市场调研分析

1. 调研背景 感冒药市场是中国 OTC 药品市场最为重要的领域之一，据统计，全国 6000 多家制药企业中，至少有 20% 在做感冒药，我国每年约有 75% 的人至少患一次感冒，一年大约有 9 亿人在服用感冒药。按每次平均用药 15～20 元推算，治疗感冒的药物，至少每年有 150 亿～200 亿元的市场空间。感冒药品种日益增多。目前治疗感冒的中西药有 50 种左右，剂型多达 100 多种。虽然近几年来感冒药市场的竞争格局已经趋于稳定，但终端仍是最关键的因素，所以市场竞争的焦点集中在感冒药市场的终端——零售药店。目前处于中等价位的感冒药（12 元左右）占感冒药市场33%的销售量、64%的销售额；低价位的感冒药（10 元以下）占感冒药市场销售量的 62%、销售额的 28%。

2. 调研目的 为了了解现今零售市场抗感冒药的品牌种类、功能、效果、价格、销量、发展状况等，并且面对新的市场、新的机遇与挑战，众多的生产、销售企业在产品研发、市场开拓、营销组合、经营管理上将采取何种应对措施而进行的调查分析。

3. 调研方式 在杭州各城区按比例随机调查，小组分为两组分区调查，由于时间问题及避免与别的小组冲突，共调查 12 家药店。

4. 调研对象 见表 4 - 1。

表 4 - 1 调研对象

| 药店名称 | 地址 | 所属区域 |
| --- | --- | --- |
| 杭州布衣大药房有限公司 | 下城区凤起苑 | 下城区 |
| 杭州华东大药房仁民连锁店 | 下城区中山中路 224 号 | 下城区 |
| 杭州武林药店新华路连锁店 | 下城区新华路 161 号 | 下城区 |

续表

| 药店名称 | 地址 | 所属区域 |
|---|---|---|
| 杭州武林药店有国都连锁店 | 下城区中山北路 175 号 | 下城区 |
| 浙江英特药房鼓楼连锁店 | 上城区中山南路 349 号 | 上城区 |
| 杭州胡庆余堂国药美政连锁店 | 上城区美政桥复兴里街 157 号 | 上城区 |
| 杭州胡庆余堂国药浣纱连锁店 | 上城区浣纱路 161 号 | 上城区 |
| 杭州华东大药房存仁堂连锁店 | 上城区庆春路 127 号 | 上城区 |
| 杭州立平大药房有限公司 | 西湖区文二路 57 号 | 西湖区 |
| 杭州大红鹰宝丰医药莫干山店 | 莫干山路 20 - 22 号 | 西湖区 |
| 浙江英特药房翠苑连锁店 | 杭州市文一路 405 号 | 西湖区 |
| 杭州同医药店文一路连锁店 | 西湖区文一路 69 - 71 号 | 西湖区 |

**5. 药品价格、销量排序**　见表 4 - 2。

表 4 - 2　药品价格、销量排序

| 药品名称 | 厂家（店家） | 销售百分比% | 价格（元） | 排序 |
|---|---|---|---|---|
| 泰诺感冒片 | 上海强生连锁 | 23.0 | 12.5 | 1 |
| 新康泰克 | 中美天津史克 | 16.5 | 12.0 | 2 |
| 感冒通 | 广州明兴 | 12.4 | 1.8 | 3 |
| 快克感冒药 | 海南亚洲 | 11.1 | 6.5 | 4 |
| 扶他林 | 北京制药 | 9.2 | 39.1 | 5 |
| 日夜百服宁 | 上海施贵宝 | 7.6 | 8.0 | 6 |
| 感康片 | 吉林感康制药 | 6.1 | 12.0 | 7 |
| 芬必得 | 中美天津史克 | 4.3 | 18.0 | 8 |
| 康必得 | 河北恒立 | 2.9 | 11.0 | 9 |
| 小儿速效颗粒 | 沈阳制药 | 2.2 | 14.4 | 10 |

**6. 问卷调查**　样卷略。

包括：

销售人员——销售状况、消费者态度、需求等。

使用人员——消费特点、作用、效果、反映等。

**7. 结论与建议**

（1）感冒药物零售市场的总体状况　抗感冒药物占零售市场的份额确实很大，从调查结果可以看到，药品是人们日常生活所必需的，当然，这其中包括一定的季节因素，冬春季节是感冒的多发季节。另外一个显著特点是，消费者用药趋向于名牌产品，排名靠前的五个品牌无论销量还是销售额都占据了相当大的市场份额。但是，前两年销量不错的"白加黑"，尽管在消费者心中仍有着很高的知名度，却跌出了前十名以外，这与其广告投放量缩小有一定关系。

（2）抗感冒药物的消费特点　抗感冒药物的消费特征是最接近于日用消费品的，

但它终归是一种药品，又不同于一般的日用品消费。感冒药品消费属谨慎消费、微量消费，需求弹性较小，与普通日用品一样，在产品认知方面受广告（特别是电视广告）影响大，但在购买决策上，医生建议、营业人员推荐甚至店堂陈列对消费者影响很大。因为药品在消费上属于典型的非专业性购买，消费者自主性较弱，只能对广告、医生建议或其他外部因素被动地接受。尽管感冒作为多发病、常见病，但人们对其基本知识仍不是很了解，这种情形也导致药品生产者和销售者在价格制定上有很大的主动性。由于部分消费者对感冒药不了解，使销售人员可以自由的推介部分产品，从而影响到一些产品的销量与排序。

（3）价格水平偏高，有进一步下降空间　中价位产品（主要集中于10元左右）占销售量的38%、总销售额的63%，其中感康、康得、泰诺分别占据销售额前三名。低价位产品（10元以下）占总销售额的32%、总销售量的66%。总的来说，感冒作为一种常见性、多发性的疾病，使得抗感冒药物成为常备药品，目前的价格仍然偏高。对生产厂家来说利润比较高，但随着竞争进一步加剧，品牌进一步集中，价格应有下降空间。对于市场挑战者来说，除了提高产品质量、加强广告宣传和其他措施外，使用恰当的价格定位策略也是一个争取市场份额的好方法。

（4）重视通路促销　好的广告创意、精美的广告制作和高播放频率是提高品牌知名度的有效方法，但通路促销在促使消费者购买方面起的作用更大。广告仅仅使得消费者知道了产品，出色的广告甚至可以引起消费者的购买兴趣，但是店员推荐、卖场陈列在促使消费者做出最终购买决策上显然更有影响力。

（5）传统中成药应能够有所作为　在销售额、销售量排序前十位的十几种药品中，清一色的全是西药。我国的传统中药在治疗感冒方面还是有独特疗效的，并且副作用较小，有许多患者希望用中成药来治疗感冒。我们认为，在感冒的前期预防上，传统的中成药有着广阔的前景，但是，对于治疗感冒急症的患者来说，西药仍然有着不可替代的作用。

总之，抗感冒药物不仅仅是一种药品，更是一种商品，特别是在药品分类管理以后，OTC市场的竞争也越来越接近于普通商品的竞争，谁越了解顾客，越接近顾客，谁就能赢得顾客的信任，就能赢得市场。

【案例思考】

1. 该调研报告包括了哪几部分内容？
2. 是否完整？如不完整还缺哪部分内容？
3. 该调研报告的调研内容主要有哪些？

【问题思考】

1. 简述市场信息系统的结构由哪几部分组成？
2. 医药市场调研的内容？

3. 医药市场调研的类型？
4. 医药市场调研的方法？
5. 医药市场调研的步骤？
6. 医药市场预测的方法？

# 第五章　市场竞争战略

## 本章重点

1. 识别竞争者的思路与方法。
2. 分析竞争者的方法和内容。
3. 市场挑战者的进攻策略。

【基本概念】

产品差异化、竞争者、品牌竞争者、行业竞争者、从容型竞争者、选择型竞争者、凶狠型竞争者、随机型竞争者等。

【引导案例】

### 贝因美的差异化战略

贝因美率先在国产婴儿奶粉中添加"DHA + AA"营养成分，与普通配方奶粉相比，构成明显的品质差异化。"DHA + AA"的合理配比，能更加促进宝宝智力和视力的发育，此营养配比是目标顾客购买奶粉的重要动机。同时贝因美在奶粉包装形态上寻求新的突破，将有封口拉链的立袋作为袋装奶粉的包装，因为封口拉链包装卫生、安全，还能更防潮；并且立袋正面面积大，有利于终端陈列面的抢占，陈列醒目，有利于顾客眼球的吸引；更重要的是市场上，竞争奶粉尚无采用立袋包装，能突显产品包装的与众不同。

**1. 重点销售区域的差异化**　贝因美将重点销售区域锁定在二三线城市和乡镇，一方面这些区域地方偏远，为外资品牌所忽视，另一方面这正是贝因美大量"两低一高"目标顾客的所在地。

**2. 市场推广的差异化**　在终端促销方面，贝因美公司系统运用了在保健品业已经盛行的导购策略。在品牌形象塑造方面，开展育婴讲座和爱婴工程，大量赞助全国多胞胎家庭和儿童福利院，争取新闻媒体的大量报道，潜移默化树立品牌形象。

总之，在差异化竞争战略的引领下，基于目标顾客差异化，国产高档奶粉定位差异化，婴儿专用奶粉定位差异化，产品成分和包装差异化，销售区域选择差异化、终端导购和品牌推广的差异化，贝因美婴儿奶粉上市后，销量一路攀升。如今，贝因美已经是浙江省国产婴儿奶粉的第一品牌，在许多地区销量已经和多美滋、惠氏等外资品牌并驾齐驱。目前，公司的总营业额已达近 3 亿元，正朝大中型企业迈进。

以上成长初期的贝因美案例中，贝因美是典型的市场补缺者，该公司系统运用了产品补缺进入战略，进入了一个全新的利基细分市场，获得了初步的成功，为进一步的差异化竞争发展战略奠定了基础。

一般而言，作为企业的目标利基市场，应具备以下特征：①有足够的市场潜力和购买力。②利润有增长的潜力。③对主要竞争者不具有吸引力。④企业拥有占有此补缺基点的资源和能力。⑤企业既有的信誉足以对抗竞争者。

贝因美米粉、磨牙饼干、奶伴葡萄糖等产品非常符合目标利基市场的特征，取得相对的成功在意料之中，但是这种靠敏锐商机，靠技术含量较低的产品力所带动的销量是短期的，是不稳定的，因为产品填补进入战略的竞争壁垒低，容易被模仿，不是企业的核心竞争力。特别是如今信息传播迅速，产品越来越同质化的年代，要保持产品本身的长期差异化，要独占一个有一定规模和利润的细分利基市场，越来越难。例如贝因美的磨牙饼干和奶伴葡萄糖独占了市场数年后，地方跟随者品牌蜂拥而来，纷纷蚕食贝因美产品的市场，贝因美磨牙饼干和奶伴葡萄糖的市场份额在不断下降。

战略是针对未来全面而长期的谋划，企业的未来取决于是否拥有核心竞争力特征的战略。差异化竞争战略，特别是塑造独一无二消费认知的品牌差异化战略，则具有明显的核心竞争力特征，应该是渡过生存期，希望进一步做强做大的消费品企业的战略选择。

一般而言，企业的差异化战略包括以下一个或几个方面的差异化：产品实体差异化（也即产品填补进入战略），渠道差异化、服务差异化、人员差异化，市场/品牌定位差异化。其中市场定位的差异化又包括产品/品牌特色定位、品牌情感和自我实现利益定位、品牌类别定位、特定使用者定位、对抗竞争者定位等，无论是哪一个定位，最终是希望成就一个内涵丰富、有明确核心价值的强势品牌。

贝因美婴儿奶粉的案例则是充分运用了产品实体差异化，渠道差异化、市场定位差异化，尤其在品牌定位的差异化方面，定位于"婴幼儿专用奶粉，中国宝宝第二餐"，高屋建瓴，深谋远虑，无形中拔高了品牌地位，铸起一道比较厚实的品牌壁垒。

【导语】

由上述介绍可见，企业经营犹如逆水行舟，不进则退，企业只有不断进取，在竞争中求生存，在竞争中求发展，才能在市场中立于不败之地。那么竞争战略就是关于企业朝何处发展的选择决策，核心问题是确立自己的竞争目标与方针，以指导企业在竞争中获胜。下面我们围绕市场竞争战略内涵、竞争者分析及企业战略选择进行探讨。

# 第一节 市场竞争战略内涵

## 一、药品企业战略的含义、层次和特点

自加入世界贸易组织以来,我国药品产业发展更加迅猛,市场竞争日趋激烈,市场结构也随之发生较大变化。市场环境的变化、竞争格局的重塑要求药品企业摈弃机会主义时代的随意决策,逐步建立起基于战略的系统性思维。求生存、谋发展,是任何药品企业的本能。那么,能否在开放的市场上求得生存和发展,很大程度上取决于企业的营销活动能否适应外部环境的变化,而联结企业与环境的则是战略规划,成功的战略是企业持续发展的必要保证。只有将战略构思同企业具体运作有机结合起来,使战略能够很好地被执行,才能使企业的市场竞争能力得到增强,市场运作效率得到提高,企业发展潜能得到最大限度挖掘。实践证明,药品企业必须有一个正确的发展战略,才能不断成长、发展和壮大。

### (一)战略的含义

战略问题源于古代人类社会频繁的战事,没有战争就没有军事意义上的战略。英语 strategy 源于希腊文,其含义是"将军的艺术"。在中国,战略一词古已有之,战略是指战争全局的筹划,前5世纪的《孙子兵法》已经明确地提出了战略问题的内在逻辑体系,即使现代最权威的战略管理论著也难出其右。当然人类对"战略"意义的理解并没有停留在战争范围内,战略问题的主题随时代的变化而变化。在穷兵黩武的时代,军事战略无疑是最重要的;在和平年代,经济发展战略无疑更为重要。在当代,由于科学的高度发展和知识经济时代的到来,战略问题的主题从军事内涵演变为非军事涵义,战略问题的主体是不论大小、类别,不分地区、国界。

今天,战略一词已被人们广泛运用于经济、政治、外交、军事、文化等各个领域。将战略运用于药品企业经营活动之中,就形成了药品企业战略。目前,对企业战略的解释存在三个学派。

**1. 目标战略学派** 目标战略学派的主要代表人物有安德鲁斯(KR Andrews)、钱德勒(AD Chandler)及魁因(J B Quin)等。该派将企业战略理解为:企业战略所要解决的问题是企业的长期目的和目标。

**2. 竞争战略学派** 竞争战略学派的主要代表人物是波特(Potter)。波特将企业战略理解为:企业战略的关键是确立企业的竞争优势。

**3. 资源配置学派** 资源配置学派的主要代表人物有安索夫(HI Ansoff)、申德尔(DE Schendel)及霍夫(CW Hofer)等。该学派将企业战略理解为:企业战略的核心是资源配置。通过合理的资源配置,使企业的资源配置与环境要求相适应,并指导和解决企业发展中的一切重要问题。

从上述三大战略学派的解释来看,企业战略标准定义因为不同的人、不同的时间、

不同的角度所给出的解析都有所区别。综合上述理论，我们在这里讲的药品企业战略是指在药品市场营销环境的影响下，对企业发展的宗旨和使命，企业的经营领域和发展目标，以及实现发展目标的保障措施等做出的具有全局性、根本性和长远性的总体谋划。

## （二）药品企业战略的层次

一般现代药品企业存在三个战略层次：公司层级战略、事业层级战略和职能层级战略。

**1. 公司层级战略** 公司层级战略又称总体战略，它研究的对象是几个相对独立业务组合而成的企业总体战略，是在充分考虑资源能力和协同作用的条件下，解决企业应在哪些领域里从事经营活动的问题。公司层级战略制定，实际上是对经营领域结构的优化和整合。企业总体战略依据不同的角度大致可以分为三种类型：扩张型战略、稳定型战略和收缩型战略。

**2. 事业层级战略** 又称经营领域战略，它是在公司战略指导下，研究某一个特定战略经营单位的分战略。对于大型药品企业或药品集团，某一经营领域的战略表现为某一战略单位如事业部或分公司的战略。在中小药品企业中表现为某一类甚至某一个产品的经营战略。事业层级战略主要有低成本战略、差异化战略和集中化战略。

**3. 职能层级战略** 它是为贯彻实施上述两个层次战略而研究、制定的某个具体职能管理的子战略。它是使笼统的战略内容更加具体化，以指导具体的业务决策，为实施上述两个层次的战略服务。所以，没有明确的职能层级战略，企业战略也只能是空中楼阁。职能层级战略大致可以分为：产品战略、市场战略、资源战略、技术开发战略、财务战略、人事战略。

## （三）药品企业战略的特点

药品企业的营销管理活动的本质就是要使企业的目标和资源与营销环境相适应。药品企业以市场为导向的战略规划就是为实现这种适应而制定的长远的总体规划。药品企业的战略规划是这样一个管理过程，即企业的最高管理层通过规划企业的基本任务、经营目标及业务组合，使企业的资源同不断变化着的市场环境之间保持战略适应性的活动。其目标是塑造和调整企业业务，以期获得相当的利润和发展。药品企业战略具有长远性、方向性、全局性、抗争性等特点。

**1. 长远性** 长远性是从时间角度进行分析。战略规划的根本目的在于提高企业的适应能力，保证企业的健康发展。因此，它要求企业必须用长远的眼光看待企业的发展。经济体制改革已走过20多个年头，在计划经济体制下，药品统购统销的企业行为对市场经济来讲，已经不合时宜了。在激烈的市场竞争中，任何一个企业都时刻接受着市场的考验，是否能够在市场中立足并壮大，这就要求药品企业必须有立志做百年企业的信念。只有在战略制定过程中始终保持着这样的信念，才能对企业不确定的未来做出准备和规划。

**2. 全局性** 全局性是从空间角度进行分析。药品企业战略规划是具有指导意义的经营策略。它是以企业的全系统作为控制对象，它不是各项经营活动的简单相加，而是在综合平衡的基础上确定优先发展项目、权衡风险大小并实现企业整体效益的优化。

**3. 方向性** 方向性是从所起作用角度进行分析。药品企业战略规定了企业将来一段时间内的发展方向。

**4. 抗争性** 抗争性是从矛盾的本质上进行分析。企业战略给企业指明了发展方向，战略的正确与否，只有在市场竞争中才能得到验证。一个经受不了市场考验的战略是不成功的。企业根据环境所制定的战略，并不是一味地顺应环境，有效的战略还应该能够指导企业，通过适当的市场行为去影响环境，使企业具有能动性的适应环境的能力。这样的战略还具有创造性和革新性。

**5. 客观性** 客观性是从实践意义上进行分析。企业战略是企业管理层为企业发展制定的一系列的目标，以及达到目标的一系列行动方案。这些目标与行动方案，不是管理者凭空想象的，而是建立在一定的市场基础上。这个市场基础的存在，就是战略具有客观性的原因。

**6. 可调性** 可调性是从运动角度进行分析。企业战略制定后保持一定的稳定性是必要的。但不是一成不变，这是因为市场环境是变化的，企业资源和能力是变化的，战略与环境及资源之间应该保持必要的协调性，这是战略目标最终能够实现的必要条件。所以说企业战略应根据环境、市场因素的变化而做出适当的调整，即营销学所说的"战略适应"。

## 二、药品企业战略规划的一般过程

### （一）判断问题

通过三种基本的信息来源，判定在药品企业运行中即将发生的战略问题：药品企业外部环境的变化趋势，内部条件的演变趋势，经济效益的发展趋势。药品企业可以从相互依存、彼此影响的环境因素与各个职能领域之间的变化上寻找问题，并分析它对整个发展的影响程度。

### （二）评估问题的重要性

将药品企业的战略问题整理、分类，依据轻重缓急的不同加以排序。而最重要的战略问题，应由药品企业最高层进行分析；一般重要的战略问题，可由战略经营单位研究分析；而一般性问题，只需加以注意，不一定详加分析。

### （三）分析问题

将问题排序后，应对重要问题进行分析，将战略问题层层分解。

### （四）提出与问题有关的战略

分析问题以后，必须考虑是否提出和由谁提出战略的事宜。

（五）发展战略计划和形成行动方案

根据提出的战略，考虑和决定如何及时、有效地实施，从而增进或避免减少药品企业的效益。

## 三、药品企业总体战略规划

药品企业战略规划过程，或称战略管理过程，主要包括：确定药品企业的经营范围；明确药品企业的目标；制定药品企业投资组合战略；确立竞争优势制定成长战略。

### （一）确定药品企业的经营范围

企业的经营范围随着市场环境的变化而变化。一个制药企业以药品生产为主营业务，随着业务规模的发展，为了提高自身抗击风险的能力，增大生存空间，企业的任务可能向制药之外的业务去拓展；也可能一个多元化的企业进行业务收缩，将原先业务范围缩小，这些都需要对自身的任务进行重新界定。

### （二）明确药品企业目标

药品企业目标是企业任务的具体化。企业目标是指企业未来一段时期内所要达到的一系列具体目的的总称。药品企业作为一个社会经济组织，它的目标是多元化的，既有经济目标，也有非经济目标；既有定性目标，也有定量目标。可以概括几种：市场目标，如市场占有率；利润目标，如利润率、投资回报率；提高生产力目标，如劳动效率和效果、生产资料的有效利用；技术目标，如新产品开发等；物质和金融目标，如获取物质和资本的渠道及其有效利用；人力资源目标，如人力资源的获得、对个人能力的挖掘和发展；职工积极性目标，如对职工的激励、报酬；社会责任目标，如企业在社会中的形象和贡献。不管是什么样的目标，都应当明确、可靠、重点突出、切实可行，应当经过努力可以实现。

### （三）制定药品企业投资组合战略

现代的药品企业发展规模较大，业务呈现多元化特征。形成许多不同的业务结构，而每一个业务面临的增长机会是不同的。在企业资源有限的条件下，药品企业必须在各个业务之间权衡资源分配方案，才能保证企业整体的发展。企业对业务构成进行分析、评价，确认它们的发展潜力，决定投资结构。

### （四）确立竞争优势制定成长战略

药品企业在对现有业务组合进行分析和评估之后，下一步就是对未来发展方向做出具体的安排，即制定企业的成长战略。企业的成长战略主要有三种：密集型战略、一体化战略和多元化战略。

1. **密集型战略**  如果药品企业的产品和市场具有发展潜力时，就可以采取此种战略。其主要包括市场渗透、市场开发和产品开发三种方式。市场渗透即企业可以采取各种措施，如加大促销工作的力度、增加销售渠道、降低产品售价等，努力增加产品在现有市场上占有的份额；而市场开发即企业尽力为产品寻找新的市场，满足新市场对产品的需要；产品开发即企业向现有市场上提供改进药品或新的药品，以吸引消费者，增加销量。

**2. 一体化战略**　如果药品企业所在行业的吸引力和发展潜力大，而且企业在供、产、销各个方面有能力实行一体化，并且实现一体化之后能够带来一定的规模效益，则可采取一体化战略。具体形式有三种：后向一体化、水平一体化、前向一体化。后向一体化是指药品生产制造企业通过收购或兼并策略来控制一个或几个原材料供应商；水平一体化是指药品企业拥有或控制同行业的竞争企业，实现企业规模化生产或增加产品种类，达到强强联合的目的；前向一体化是指药品生产制造企业控制商业销售企业，控制销售渠道。

**3. 多元化战略**　随着全球经济的相互融合，行业间相互渗透的演变，竞争的加剧，越来越多的企业开始实现多元化战略，即同时经营几种不同种类的药品。多元化战略也有三种方式，即同心多元化、水平多元化和集团多元化。同心多元化是指药品企业研发与现有产品具有相似技术特征的新产品，来吸引更多的新顾客；水平多元化是指药品企业利用不同的技术生产开发与现有产品不同的新产品，在现有市场上组织销售；集团多元化是指药品企业开发与现有产品完全不同的新产品，并在全新的市场上组织销售。

## 四、药品企业经营战略规划

药品企业经营战略是企业整体战略的保障，所以其成功与否至关重要。企业在完成了药品企业整体战略规划后，必须进一步明确药品企业的经营战略，药品企业的经营战略往往由业务单位的经理来完成。药品企业的经营战略规划通常包括以下六个步骤。

### （一）明确业务范围

在制定药品企业经营战略时，企业首先需要明确业务范围。由业务经理根据本部门的资源条件来确定。在具体的经营范围中，应该明确这样一些问题，如本业务部门提供什么药品、以什么价格提供、提供给哪些客户等。

### （二）宏观、微观环境分析

随着市场的进一步开放和规模的不断扩大，作为市场竞争的一个参与者，药品企业受环境影响和作用越来越大。市场环境通常分为宏观环境和微观环境。宏观环境主要指：人口、经济、科技、政治、法律、社会和文化等部分。而微观环境主要指企业自身的能力：营销能力、资金能力、生产能力、组织能力等，以及物流机构、经销商、医疗机构、消费公众、广告与咨询机构等。药品企业应该根据微观环境特征，做到充分利用机会的同时努力避开威胁。

### (三)设定经营目标

通过宏观、微观环境的分析,药品企业还应该明确具体的经营目标,即制定业务单位在战略周期内所要达到的目标。总体来说,常见的目标有销售增长、市场份额增长、创新等。

### (四)制定经营战略

战略目标表明企业发展方向,经营战略则说明如何达到目标。药品企业的每一个单元都应该制定相应的经营战略。通常有总成本领先战略、差异化战略、集中战略。

### (五)制定并执行计划

业务经营战略确定后,接着应该采取相应的实施措施,制定执行战略的具体实施步骤。当然,战略和计划的制订并不代表市场营销就一定能够取得成功。美国麦金西咨询公司提出 7S 理论,即战略(strategy)、结构(structure)、制度(systems)、人员(staff)、作风(style)、技能(skills)及共同的价值观(shared values)。7S 中前三项构成一个平台,只要后四项能够在这个平台上成功运行,经营战略和计划就能够落到实处,并最终取得市场营销的成功。

### (六)反馈与控制

在经营战略计划的实施过程中,药品企业应该随时检查计划的落实情况,并能对环境的变化做出一定的预测。如果在执行过程中出现偏差,应该进行必要的调整,以保证经营目标的最终实现。

## 第二节 竞争者分析

### 一、识别竞争者

对市场竞争者的充分研究,是企业全方位参与市场竞争的基础。为了有效地竞争,企业必须知道谁是自己的竞争对手及各个竞争对手的实力。唯有如此,才能有的放矢、事半功倍。通常人们认为识别竞争者是简单而明显的,可口可乐知道百事可乐是主要竞争者,索尼知道松下是它的主要竞争者。其实企业现实和潜在竞争者范围是极其广泛的,有时潜在竞争者对企业的威胁比现实的竞争者更大。"白猫"洗衣粉的最大威胁不是来自宝洁或联合利华,而是来自正在研制的不需要洗衣粉的超声波洗衣机。只知道同行业的现实竞争者,会患上"竞争者近视症"。

有竞争对手绝非坏事。竞争对手是创造和持续竞争生态优劣的最大关联因素。当然竞争对手之所以重要,并非因为它激励了静态的效率,而是它能提供企业改进和创新的原动力,使企业彼此竞相降低成本、提高质量和服务、研发新产品和新流程。"无敌国外患者，国恒亡"！竞争固然造成了一些企业破产、竞争者合并的现象，但整个过程毕竟磨炼了真正的强者。必须注意的是，竞争者多，并不代表竞争生态中充满活力，若是竞争者之间的竞争手法拙劣，反而得不偿失。

## （一）行业竞争环境

行业是提供相同产品或有密切替代关系的相互竞争的公司总和。密切替代产品是指具有高度需求交叉弹性的产品。如果一种产品的价格上升并引起对另一种产品的需求明显增加，那么这两种产品就是密切替代品。产业经济学认为，一个行业的竞争强度主要是由行业结构决定的。决定行业结构的主要因素如下。

**1. 销售商数量及产品差异化程度**　产品差异化是企业在提供给顾客的产品上，通过各种方法造成足以引起顾客偏好的特殊性，使顾客能把它同其他竞争性企业提供的同类产品有效地区分开来。销售商较多及产品同质化程度高，行业竞争必然激烈；而销售商数量较少且产品高度差异化，行业竞争强度较低或存在垄断的倾向。

**2. 进入壁垒**　进入壁垒是考察行业内原有企业与准备进入的新企业之间的竞争关系，以及最终反映出来的行业结构的变化。新企业进入某一行业时，相对于行业内原有企业较不利的因素，称为进入壁垒。主要包括规模经济、产品差异、资本需要量、转换成本、销售渠道开拓、政府行为与政策、不受规模支配的成本因素（如商业秘密、产供销关系、学习与经验曲线效应等）、自然资源、地理环境等。进入壁垒较高时，新企业进入难度大，行业内企业间竞争强度就相对较低。

**3. 退出壁垒**　退出壁垒是企业在退出某一行业时所遇到的阻碍。构成退出壁垒的主要因素包括资产的专用性、解雇费用、战略上的相互牵制、情绪上的难以接受、政府和社会的各种限制。如果退出行业的成本高昂，企业只要能支持下去，便会继续"惨淡经营"，加剧了行业竞争。同时退出壁垒高低也会影响企业进入行业的决策：高退出壁垒会削弱企业进入的动机。

此外，纵向一体化、成本结构和全球经营的程度等因素都对行业的竞争程度产生影响。经济学把行业结构分为完全竞争、完全垄断、寡头垄断和垄断竞争四大类型。完全竞争的行业是由许多提供完全相同产品的企业所构成。买卖双方都只能接受按照供求关系决定的现行市场价格，没有能力对价格进行操纵。企业的竞争只能通过降低成本进行价格竞争。完全垄断是另一个极端，是指在一定地理范围内某一行业只有一家企业提供产品或服务。在完全垄断条件下，垄断者没有竞争压力，消费者别无选择，只能购买其产品。追求利润最大化的企业有抬高产品价格、提供较少产品数量从而获得最大程度利润的动机。寡头垄断是指行业内少数几家大公司提供的产品或服务占据大部分市场份额并相互竞争。企业竞争的主要手段有改进管理、降低成本、增加产品特色和服务。垄断竞争是指某一行业有许多企业且提供的产品有差别，顾客对品牌有各自的偏好，不同的企业以产品的差异性吸引顾客，开展竞争。

## （二）市场竞争环境

从市场观念来说，竞争者是一些力求满足相同顾客需要的企业。例如，文字处理软件商通常把其他文字处理软件商看做竞争对手。但从顾客需要的观点来看，顾客真正需要的是文字处理的"书写能力"，对于这种需求，铅笔、钢笔、计算机等也可以予以满足。这些不同类别的产品通过满足相同的需求，构成实质性的威胁。

狭义上的竞争者是指同类产品的竞争者。广义上的竞争者不但包括来自相似产品当前的、直接的竞争者，还来自不同类别的潜在的、间接的竞争者。我们可以把竞争者分为：

**1. 品牌竞争者** 企业把同一行业中以相似的价格向相同的顾客提供类似产品或服务的其他企业称为品牌竞争者。品牌竞争者之间的产品相互替代性较高，因而竞争非常激烈，各企业均以培养顾客品牌忠诚度作为争夺顾客的重要手段。

**2. 行业竞争者** 企业把提供同种或同类产品，但规格、型号、款式不同的企业称为行业竞争者。所有同行业的企业之间存在彼此争夺市场的竞争关系。

**3. 需要竞争者** 提供不同种类的产品，但满足和实现消费者同种需要的企业称为需要竞争者。

**4. 消费竞争者** 提供不同产品，满足消费者的不同愿望，但目标消费者相同的企业称为消费竞争者。例如，很多消费者收入水平提高后，可以把钱用于旅游，也可用于购买汽车，或者购置房产。因而这些企业间存在相互争夺消费者购买力的竞争关系，消费支出结构的变化，对企业的竞争有很大的影响。

市场竞争观念开阔了企业的视野，使其看到还存在着更多的实际的和潜在的竞争者，并激励它制定出更长远的战略计划。

### （三）波特五种竞争力模型

市场不同竞争力量的势态，对企业产生的竞争压力是不同的。波特认为，企业所在行业的竞争强度或吸引力取决于五种基本竞争力量，即行业中现有企业间竞争激烈程度、潜在的竞争者、替代品生产的威胁，以及购买者、供应者讨价还价能力（见图5-1）。行业中现有企业间的对抗行动所产生的竞争力量是主要的竞争力量。正是这些力量的状况及综合强度影响并决定了企业在行业中的最终获利的潜力。

**1. 行业内的竞争者** 同行业内现有企业间的竞争是最直接、最明显的竞争。这种竞争往往是因为争取改善自身的市场地位而引发，一般通过价格、新产品开发、广告及服务等手段表现。价格竞争通常对行业稳定具有非常大的破坏性，有可能侵蚀产业的平均获利水平。竞争对手很容易互相比着降价，这种行动导致行业内所有企业的利润下降。广告战扩大总体需求或提高产品的差异程度，有利于产业内所有企业。在以下几个因素互相作用下，竞争会变得更为激烈：有众多或势均力敌的竞争者；行业增长缓慢；行业具有非常高的固定成本或库存成本；行业产品缺乏差别化或没有行业转换成本；行业总体生产能力大幅度提高；退出行业的障碍较大。如果某个行业中存在众多强大或竞争意识强烈的竞争对手时，其竞争性行为会加剧该行业的竞争强度。同时市场发展速度也会影响行业的竞争强度。如果市场处于稳定或衰退期，生产能力不断大幅度扩大，固定成本高、退出壁垒高，通常会导致包括价格战、广告战等在内的激烈竞争。另外，行

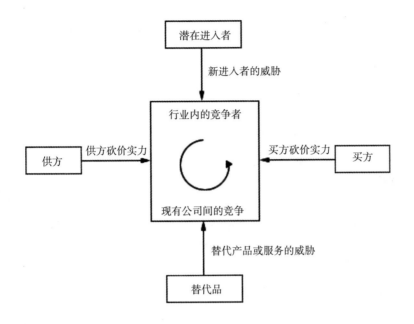

**图 5-1 波特五种竞争力模型**

业中生产一般产品的企业比生产专用产品的企业面临更大的竞争压力。

**2. 新进入者的威胁** 潜在进入者是决定一个行业长期利润的基本力量之一。每一个产业都可能会有新的进入者参与竞争，新进入企业的到来导致现有产业会形成更激烈的竞争。公司之所以进入这个产业，是因为他们觉察到了增长机会和超出进入成本的获利机会。进入还跟随着特别明显的将来增长的暗示，诸如法规变化、产品创新等。新进入者的威胁指产业内现有企业的利润被新竞争者侵蚀的可能性。威胁程度取决于现有的进入壁垒，以及目前竞争者的综合反应。如果进入壁垒高或新进入者预期到现有竞争者将猛烈报复，新进入者的威胁就低。进入壁垒的高低主要是由产业的规模经济性、产品差异化、必要资本需要量、转换成本和政府政策等决定。

利用波特模型对新进入企业的威胁进行分析，其目的是要了解所在行业阻止新企业进入的能力和方法，主要有以下几种方法：扩大经济规模，提高初始投资量，控制配售渠道，增加学习效应的作用，实现产品差别化。

**3. 替代品的威胁** 替代品是指在功能上能部分或全部代替某一产品的产品。当行业中的产品存在替代品时，替代品便对产品的生产企业形成威胁。替代品使得本产业产品的价格上限只能处于一个较低水平，从而限制了本产业的潜在收益。替代品的性能价格比越具有吸引力，对本产业的利润压力越大。为了减小替代品对企业的威胁，企业也会设法扩大产品的差别化程度，强调替代品所不能发生作用的方面。

**4. 供应商的讨价还价能力** 企业营销目标的实现，必然要依赖于某些特定的原材料、设备、能源等的供应。如果没有供货保障，企业也就无法正常地进行经营活动。供货者可以提价或降低其所提供的货物的质量，或者从供货的稳定性和及时性等各方面显示其讨价还价的能力。如果企业面临的是实力强大的供货者，那么供货者通常在价格、质量和贸易条件等方面具有相当大的主动权。供应商集团在下列情况下讨价还价能力强：供应商集团由少数几家公司控制，其集中化程度高于购买商产业的集中程度；供应商无须与替代产品进行竞争；对供应商来说，所供应的产业无关紧要；对买主来说，企业的购买量只占供应商生产量的较小部分；供应商的产品是重要的投入要素；供应商的产品是有差别的，企业调换供应商的成本过高；供应商对买主来说构成了可信的前向一体化的威胁。相反，供应商的讨价还价能力较弱。

为了减少供货者的竞争威胁，企业应该在保证供货相对稳定的基础上，尽可能使自己的供货者多样化，这样可以促进供货者之间的竞争，使企业处于相对有利的竞争地位。

**5. 购买者的讨价还价能力** 买方是企业产品（服务）的直接购买者和使用者，关系到企业营销目标的实现是否。买方的讨价还价能力强，往往意味着企业让利的代价。买方可以通过压低价格、追求更好的产品质量、寻求更全面的服务项目等，从竞争企业彼此对立的状态中获得好处。

如宝洁公司的最大顾客——商业巨人沃尔玛已对宝洁公司产生不满，因为宝洁公司正试图把它的经营重点从高效的分销转移到使用营销和广告上。沃尔玛的成功主要依靠持续不断的产品供应和高库存周转率。沃尔玛对缩短从工厂到货架的通路感兴趣，它需要确保顾客总能在它的商场中找到宝洁公司的产品。而宝洁公司更关心建立自己的品牌。沃尔玛不能对宝洁公司的品牌实力熟视无睹。事实上，沃尔玛也许希望这些品牌实力更弱些，这样它就可以在两个公司的谈判中保持优势。沃尔玛的规模无疑迫使宝洁在谈判中做出让步。利益的冲突，使宝洁公司的经营利润下降，进而出现了竞争。

购买者集团的力量取决于市场形势的性质，以及购买者集团与整个产业的相对力量大小。在下列情况下，购买者集团讨价还价能力强：购买者相对集中或购买量占销售商所出售产品的比重很大；从该产业购买的产品属于标准化或无差异的产品；购买几乎没有转换成本；购买者的利润很低；购买者对销售商来说构成了可信后向一体化的威胁；销售者的产品对购买者的产品质量或服务无关紧要。而在以下情况下，购买者的讨价还价能力弱：与企业的销售量相比购买者的购买量小；购买者缺乏合适的挑选来源；购买者在选购、交易或谈判中要付出高的代价；缺乏可靠的后向整合的威慑力量；转换卖主时的固定成本较高。

## 二、分析竞争者和确定竞争对象

企业竞争战略的制定及其有效性依赖于判定竞争者的目标、识别竞争者战略、评估竞争者优势和劣势，并估计竞争者反应模式。

### （一）辨别竞争者的战略

每个竞争对手都有其显式或隐式的竞争战略。企业竞争战略是指导企业在经营活动中应实现什么样的目标、如何投入竞争及应采取的措施等。战略的差别表现在目标市场、产品档次、性能、技术水平、价格、销售范围等方面。

福特汽车公司以大批量流水线标准化生产的低成本优势而成为早期的赢家。通用汽车超过了福特，因为它响应了消费者对汽车多样化的欲望。后来日本的汽车公司（如丰田）取得了领先地位，因为它们供应的汽车省油。日本下一步战略是生产可靠性更高的汽车。当美国的汽车制造商注重质量时，日本汽车商又转移到知觉质量，即汽车及部件更好看和感觉更好。企业最直接的竞争者是那些处于同一行业同一战略群体的企业。战略群体指在某特定行业内推行相同战略的一组企业。处于同一战略群体的企业，在目标市场、产品类型、质量、功能、价格、分销渠道和促销战略等方面几乎无差别。同一战略群体内的竞争最为激烈，任一企业的竞争战略都会受到其他公司的高度关注并在必要时做出强烈反应。不同战略群体之间由于顾客的交叉而存在现实或潜在的竞争。

企业必须不断地观测竞争者的战略，并根据竞争者战略的调整而修订自己的竞争战略。

## （二）判定竞争者的目标

竞争者的最终目标当然是追求利润最大化，但每个公司对短期利润目标和长期利润目标的偏重不同，对利润满意程度存在差异。具体的战略目标有多种多样，如获利能力、市场占有率、现金流量、成本降低、技术领先、服务领先等，每个企业有不同的侧重点和目标组合。竞争者的目标由多种因素确定，包括企业的规模、历史、经营管理状况、经济状况等。

对竞争者经营目标的分析，有助于了解其对目前市场地位和财务状况的满意程度，从而推断竞争者是否会改变其营销战略及对外部环境变化可能做出的反应。例如一个注重销售稳定增长的企业和一个注重保持投资回报率的企业，两者对某个企业市场占有率增加的反应可能是完全不同的。同样，一个以低成本领先为目标的企业对竞争企业在制造过程中技术突破会做出强烈反应，而对竞争企业增加广告投入则不太在意。

## （三）评估竞争者的能力

竞争者的营销目标和战略会影响其对市场竞争做出何种反应的可能性，但反应的现实性和强度则取决于竞争者的资源和能力。对竞争者能力实事求是的评估是竞争者分析中的关键。市场竞争者的能力一般包括以下主要内容：

**1. 核心能力**　竞争者各职能部门的能力如何，最强之处在哪里，最薄弱环节在何处。

**2. 成长发展能力**　包括竞争者中是否有潜在的能力，在人员、技能和营销等方面发展壮大的速度和幅度如何等。

**3. 快速反应能力**　竞争者迅速对其他公司的行动做出反应的能力如何？或立即发动进攻的能力如何？这将由下述因素决定：自由现金储备、留存借贷能力、厂房设备的余力、定型及尚未推出的新产品。

**4. 适应变化的能力**　包括竞争者对市场需求、重大技术创新、政府产业政策等外部条件变化的适应能力，对价格和成本竞争、服务竞争、产品更新换代等方面的适应能力。

**5. 持久力**　竞争者支撑可能对收入或现金流造成压力的持久战的能力，这将由如下因素决定：现金储备、管理人员的协调统一、财务目标上的长远眼光、资金筹措和调动能力。

总之，"知己知彼，百战不殆"。为了进行有效的竞争，企业必须弄清谁是自己的竞争对手及竞争对手的实力如何。唯有如此，企业才能有的放矢、避实击虚、克敌制胜，才能有效地获取并维持竞争优势。

## （四）估计竞争者的反应模式

单凭竞争者的目标和能力还不足以推断其可能采取的行动和对诸如削价、加强促销或推出新产品等企业举动的反应。企业还需要对竞争者的经营哲学、内在文化、主导信念、心理状态、过去的竞争行为进行深入了解，才能预测它对各种竞争行为的反应。竞争中常见的反应类型有以下四种：

**1. 从容型竞争者**　指对某些特定的攻击行为没有迅速反应或强烈反应。可能原因是：认为顾客忠诚度高，不会转移购买；认为该行为不会产生大的效果；缺乏做出反应所必需的资金条件；等等。

**2. 选择型竞争者**　指只对某些类型的攻击做出反应，而对其他类型的攻击无动于衷。比如，对降价行为做出针锋相对的回击，而对增加广告费用则不做反应。了解竞争者会在哪些方面做出反应，有利于企业选择最为可行的攻击类型。

**3. 凶狠型竞争者**　指对所有的攻击行为都做出迅速而强烈的反应，这类竞争者意在警告其他企业最好停止任何攻击。

**4. 随机型竞争者**　指对竞争攻击的反应具有随机性，有无反应和反应强弱无法根据其以往的情况加以预测。

## （五）确定竞争对象

在了解竞争者之后，企业要确定与谁展开最有力的竞争。要攻击的竞争者不外乎下列三类之一。

**1. 强竞争者与弱竞争者**　攻击弱竞争者在提高市场占有率的每个百分点方面所耗费的资金和时间较少，但能力提高和利润增加也较少。攻击强竞争者可以提高自己的生产、管理和促销能力，更大幅度地扩大市场占有率和利润水平。

**2. 近竞争者和远竞争者**　多数公司重视同那些与其极度类似的竞争者对抗并力图摧毁对方，但是竞争胜利可能招来更难对付的竞争者。如美国博士伦公司在20世纪70年代后期，积极跟其他软性隐形眼镜（角膜接触镜，下同）生产商对抗并且取得了巨大的成功。然而，这导致了弱小竞争者将其资产出售给露华浓、强生等较大公司，结果使博士伦公司面对更强的竞争者。

**3. "好"竞争者与"坏"竞争者**　"好"竞争者的特点是：遵守行业规则，对行业增长潜力的设想切合实际，按照成本合理定价，喜爱健全的行业，把自己限制在行业的某一部分或某一细分市场中，提高差异化，接受为他们的市场份额和利润规定的大致界限。"坏"竞争者的特点是：违反行业规则，企图靠花钱而不是靠努力去扩大市场份额，敢于冒大风险，生产能力过剩仍然继续投资，总之，他们打破了行业平衡。

　　企业应支持好的竞争者，攻击坏的竞争者。更重要的是，竞争者的存在会给企业带来一些战略利益，如增加总需求、导致产品更多的差别、分摊市场开发成本等。

　　公司必须在竞争者导向和顾客导向中寻求平衡。竞争者导向的公司，其行动基本上由竞争者的行动与反应所支配，公司花大量时间在各个市场上逐个跟踪竞争者的行动及其市场份额。顾客导向的公司更多地集中在顾客的发展上，能更好地辨别新的市场机会和建立具有长远意义的战略方案。在实际营销中，企业在密切注意竞争者的同时不应忽视对顾客的关注，不能单纯强调以竞争者为中心而损害更为重要的以顾客为中心。

## 第三节　企业市场竞争战略选择

### 一、企业市场竞争的战略选择的原则

　　竞争战略的选择由两个中心问题构成：

　　一个中心问题是企业在其产业中的相对地位。地位决定了企业的盈利能力是高于还是低于产业中的平均水平。从长期盈利能力和决定长期盈利能力的因素来看各行业所具有的吸引力。各个行业并非都提供同等的持续盈利机会，一个企业所属行业的内在盈利能力是决定这个企业盈利能力的一个要素。

　　竞争战略的第二个中心问题是企业在产业中的相对位置。竞争位置会决定企业的获利能力是高出还是低于产业的平均水平。即使在产业结构不佳，平均获利水平差的产业中，竞争位置较好的企业，仍能获得较高的投资回报。

### 二、企业竞争战略类型

#### （一）企业竞争优势战略

　　药品企业必须制定多方面的竞争性营销战略，才能取得竞争优势，什么战略最适用于药品企业或某种药品呢？每个药品企业都要根据自己的市场目标、资源和环境，来制定其竞争战略，即使在同一药品企业内部，不同的业务、不同的产品也要求不同，不能千篇一律。不同的药品企业有不同的市场位置、不同的定位战略。美国哈佛大学商学院教授迈克尔·波特在其所著《竞争战略》一书中提出了以下三种基本的竞争性定位战略：

　　**1. 总成本领先战略**　总成本领先战略的要点在于力求提高科技水平将药品生产成本和营销成本降到最低，通过低成本来获取竞争优势，从而增加利润。

　　**2. 差异化定位战略**　差异化定位战略是指药品企业设法使自己的产品或服务有别于其他企业，在药品行业中有独树一帜的产品特色或经营特色，从而取得差异优势，使

消费者情愿接受较高价格。实施这一战略成功的关键是在消费者感兴趣和关心的方面和环节树立自己的特色。比如，父母对儿童用药最关心的是什么？第一位是安全，然后是价格或其他。

**3. 集中化定位战略** 集中化定位战略是指药品企业将经营范围集中于行业内某一特定的细分市场，使企业有限的资源得以充分有效的发挥，在某一局部超过其他竞争对手，赢得竞争优势。

以上是竞争战略的三种形式。依据波特的观点，行业内奉行同一战略的企业组成一个战略群，市场竞争中战略群内部的竞争比战略群之间的竞争更为激烈。每个战略群中只有居于龙头的企业才能获得高利润，这个企业是推行该种战略最为成功的企业。企业必须全面考虑行业特点、企业实力、竞争状况三方面因素，选择适合自己的战略，做出正确的战略决策。而那些企图采取多个战略，兼顾各方，走"中间道路"的企业，往往落得毫无特色，效果欠佳。

## （二）企业竞争地位战略

不同药品企业在市场中所处的竞争地位不同，而不同竞争地位的药品企业在企业实力、战略规划等方面有相当大的差别，所采取的竞争策略也大不相同。根据对竞争地位的划分，可将所有药品竞争企业分为四种类型：药品市场领导者、药品市场挑战者、药品市场追随者和药品市场补缺者。现简单介绍它们在营销中各自面临的挑战和应采用的对策。

**1. 药品市场领导者战略** 很多行业都有一家企业被公认为市场领导者。药品市场领导者通常在相关产品的市场中占有最大的市场占有率，它在新产品开发、价格变化、分销渠道、促销力量等方面起着领导作用，从而深刻地影响着其他药品行业的营销活动。它是市场竞争的先导者，也是其他企业挑战、效仿或回避的对象。这些公司一方面享受着处于第一位的荣耀，另一方面也是那些不甘处于落后地位企业进攻的众矢之的，一旦稍有疏忽，就可能被夺去第一的宝座。药品市场领导者若打算保持优势地位，必须从三方面采取适当对策：首先要继续扩大整体市场规模，其次保护已有的市场占有率，最后继续提高市场占有率。

大多数行业都有一个或几个企业处于市场领导者的地位，例如可口可乐、柯达、Herts 等。他们在产品市场上占有最大的市场占有率，而且在价格变化、新产品的市场投放、销售区域、促销强度等方面在该行业中起领导作用。这些市场上的领先者不断受到其他企业的挑战，为了保持领先地位有 3 种领先者战略可供选择：

（1）扩大总需求 这主要表现在寻求现有产品的新用户、新用途及更多的使用量。

（2）维持现有市场占有率 领先者必须通过有效的防守和进攻战略，积极反击竞争对手对现有市场的争夺。最好的措施是根据市场的发展变化，不断创新，及时改革不适应的部分，在整个行业的新产品构想、顾客服务、销售效率、成本降低等方面居于领先地位。在采取这种积极进攻措施的同时，领先者还要选择不同的防守战略。

（3）扩大市场占有率 一般来讲，市场占有率和企业的盈利能力之间存在一种正相关的线性关系。盈利能力随市场占有率的增加而增加。但是在到达一定限度以后，盲目追求市场占有率的进一步增加，会导致成本的上升及来自政府、法律方面的限制。

**2. 药品市场挑战者战略**　挑战型的企业大多在行业中处于与领导者较接近的企业。它们的共同之处是决心向领导企业或其他竞争者发动进攻，夺取更大的市场占有率，从而取得较好的经济效益。它们与市场追随者的唯一区别在后者宁可维持现状，避免引起任何争端。挑战者的决策主要由两方面内容组成：一是确定进攻对象和目标；二是选择适当的进攻战略和战术。

挑战者往往采用正面进攻、侧翼进攻、包围进攻、绕道进攻、游击进攻等方式。在市场上地位仅次于领先者，市场占有率比领先者小的企业称为优胜企业。优胜企业分为两种：一种是挑战型企业，即积极向市场上的领先者和其他竞争对手发起进攻，以获得更人市场份额的企业；另一种是跟随型企业，即满足于现有的市场地位，只是随着领先者的战略变化，做出相应的调整。挑战型企业和跟随型企业都会采取跟随者战略，但是内涵不同。

挑战型企业的跟随战略是一种主动的战略，其目的在于争取更大的市场份额；而挑战型企业小心谨慎，避免使用进攻性方式使顾客脱离领导型企业，因为这种方式很容易导致领导型企业的报复性措施。挑战性企业往往使用不至于引起领导型企业报复的集中和差异化方法。而跟随型企业的跟随战略则是一种被动的战略，它满足于现有的市场占有率和利润水平，因而没有紧迫的战略性问题，只是随领先者的变化而变化，以保持自身现有的地位。

**3. 药品市场追随者战略**　市场追随者战略是稳中求胜的一种策略，成功地采取追随者战略的企业也能获高额利润。如有些公司，通过模仿或改进革新者推出的新产品，大量推上市场销售，也能获得很好的利润，而它们不必承担用于创新的高额费用，也用不着冒创新的风险。相反，挑战者策略很容易引起领先企业的愤怒，引起抗争，而在一场近距离的殊死搏斗中，容易造成两败俱伤。因此，相当多的企业都宁愿当追随者。面对因过剩的产品而引发的激烈竞争，企业为了求得生存，取得一定市场占有率，采取了市场跟进追随策略，尽可能地在细分市场和营销组合中模仿市场领先者的做法，以规避市场风险。

追随者有 3 种类型，紧密追随、有距离的追随和有选择的追随。可供追随者选择的总体追随战略有：

(1) **紧密追随**　紧密追随者在尽可能多的细分市场和营销组合领域中模仿领导者，但是它不会发动任何进攻而只是期望能够分享市场领导者的投资，直接冲突不会发生。有些追随者甚至可能被说成是寄生者，他们在刺激市场方面很少有主动的动作，而是靠紧密追随领导者而获利。

(2) **有距离追随**　有距离的追随者会从领导者那里模仿一些事物，但是这种模仿往往是带有差异性的模仿，如在包装、广告、定价等处有所不同。只要有距离的追随者没有积极的进攻领导者，领导者十分欢迎这种追随者，乐意让给他们一些市场份额，以便自己免遭市场的指责。

（3）有选择的追随　有选择的追随者除了生产领导者相似的产品外，通常也会进一步加以改良。这类企业也会选择不同的市场规划，以避免直接与领导者发生冲突，这类企业常常会成为未来的挑战者。

**4. 市场补缺者战略**　市场补缺者基本属于行业中的小企业，因它们不具备与大企业竞争的实力，所以主要专营那些大公司忽略或是不屑一顾的小市场，并可获得较好的利润。

市场补缺者成功的关键在于设法找到一个或几个既安全又有利可图的市场空缺。并能在市场、顾客、产品或营销组合线上实行专门化策略。

一些有较小市场占有率的企业，往往可以通过有效的小区划补缺战略获得很大的利润。他们的成功往往取决于以下这样一些做法：

（1）企业的目标高度集中化　他们不愿意样样都干，他们在较狭窄的细分市场中，集中在一个较狭窄的产品线上，这是一种彻底细分市场的策略。

（2）正确选择补缺目标市场　许多能够盈利的补缺企业是在很稳定的成长市场上被发现的，他们中的大多数只生产经常被购买的工业品部件或者供应品，这些企业不改变它们的产品，大部分产品都是标准化的。几乎不提供额外的服务。在高附加价值的行业中容易发现这些企业。

（3）有效的使用开发研究费　生产有质量而价格相对而言是中、低档的产品，并且具有这方面的声誉。

（4）注重实际收益，注意降低成本　小区划补缺者应该十分重视实际收益，而不是过分注意销售增长率和市场占有率，补缺者的单位成本常常较低，因为他们集中在一个较狭窄的产品线上，在产品的研究和开发、新产品引入、广告、促销和销售队伍开支上往往花费较少。

【案例分析】

### 江中牌健胃消食片的发展战略

简单回顾一下江中健胃消食片的发展，可以看出该产品在历史上有过两次的"激增"。一次是在上市初期，当时还鲜有企业大量投入广告，江中药业以阿凡提形象制作了一条至今仍让很多消费者有印象的电视广告进行投放，销售迅速提升，到1997年销量达1亿多元后就一直无法突破。第二次激增是在2002年的7月，江中健胃消食片一改往日的沉默，突然发力，在各大电视频道重磅出击，在当年销售量达到3亿多元，随后一路攀升，2006年突破9亿元。

**1. 充满疑虑的市场突破点**　2001年，对于国内制药企业而言，是极不平静的一年。国内药企纷纷重组，随着越来越多的中小企业被兼并，一些大型企业也在逐渐成形，如哈药集团、广药集团等。在这个大趋势下，江中药业要避免被更大的鱼吞噬，就必须自己成长为一条大鱼。成长的压力，迫使江中药业从2001年或更早些时候，就一直在寻找新的增长点。2002年中，由于一些客观原因，江中药业寄予厚望的新产品被延期上市。同时，健胃消食片的"国家中药品种保护"即将被终止，使江中健胃消食片的市场受到威胁。为了巩固江中的市场，加之江中药业的总裁依然看好其市场潜力，力主将江中健胃消食片作为新增长点，承载起江中药业上台阶的艰巨任务。

考虑到内部对江中健胃消食片市场前景存在不少疑惑，必将给后面的工作带来很大的影响，江中药业市场部委托其战略合作伙伴成美营销顾问有限公司（以下简称"成美"），对健胃消食片的市场潜力进行系统评估，并协助完成江中健胃消食片的品牌定位和推广工作。任何品牌都不是在真空中获得市场份额，周围的竞争者们都有着各自的地盘。要评估江中健胃消食片的增长空间，并建立江中健胃消食片的品牌定位，从而区别于其他品牌，第一步工作就是需要分析行业环境。

**2. 较低的行业集中度显示出消化不良用药市场并未成熟**　在研究中，成美发现消化不良用药市场的行业集中度并不高，明显不符合市场成熟的一般规律（行业集中度指行业前四位品牌的市场份额占总市场的比例，比例高则市场集中度高，市场竞争趋于垄断竞争）。

在权威机构公布的各地统计数据中，一些没有品牌的"淘汰产品"，如酵母片、乳酶生、多酶片等销售数量惊人，如零售价格仅为每包1元钱的干酵母片，其销售金额在全国消化系统用药零售市场位居前十，去除用于治疗"胃炎""消化性溃疡"的斯达舒等，其排名仅次于吗丁啉（多潘立酮，下同）。同时，各地市场普遍存在区域产品，其中用于治疗儿童消化不良的产品更是数不胜数，这两类产品的广泛存在和销售良好，预示着尚有大量未被开采的"空白市场"。

**3. 消化不良患者用药率低，需求未被满足**　研究同时还发现，消化不良用药市场的用药率较低，部分的消费者出现消化不良症状时用药需求未被唤起，多采取揉揉肚子或散散步等方法来缓解。其中，儿童市场用药率低的情况尤为突出。儿童由于脾胃尚未发育完全，消化不良的发病率高于其他人群，主要症状是挑食、厌食。一方面，儿童正处在长身体阶段，家长担心消化不良会影响其生长发育，解决消化不良的需求更为迫切。而另一方面，家长又担心药品毒副作用会伤害到儿童的身体健康，在用药选择上非常谨慎，宁缺毋滥。因此，很多家长因为找不到合适的药，而多采用一些民间土方、食疗等解决。最终造成儿童市场发病率高，需求最迫切，但用药率低的怪圈。

从上述三个方面，成美的研究人员得出结论，消费者需求未能得到很好满足，消化不良用药市场远未成熟，存在较大的空白市场，初步打消了江中健胃消食片增长空间有限的疑虑。

**4. 发展战略的品牌定位**　在发现助消化药市场存在巨大的空白后，研究人员立即与江中药业的专家们进行了详细的访谈，主要是从产品、渠道等各方面论证江中健胃消食片能否占据这个空白市场。在一一得到肯定的答复后，成美向江中药业提出江中健胃消食片的品牌定位——"日常助消化用药"。定位在"日常助消化用药"，避开了与吗丁啉的直接竞争，向无人防御且市场容量巨大的消化酶、地方品牌夺取市场，同时也在地域上填补"吗丁啉"的空白市场，从而满足江中药业现实需要。同时，根据企业提供的资料，江中健胃消食片的现有消费群集中在儿童与中老年，他们购买江中健胃消食片主要是用来解决日常生活中多发的"胃胀""食欲不振"症状。显然，定位在"日常助消化用药"完全吻合这些现有顾客的认识和需求，并能有效巩固江中健胃消食片原有的市场份额。

由于"日常助消化用药"的定位，占据的是一个"空白市场"，而且市场上并未出现以年龄划分的"专业品牌"，所以成美建议放弃过去对助消化市场进行年龄细分的做法，全力开拓整个日常助消化药的品类市场，用一个产品覆盖所有的目标人群。与此同时，建议江中药业积极储备新品，如儿童专用型助消化产品，待竞争成熟后，强力推出，自行细分市场。报告同时指出，鉴于"日常助消化用药"定位的第一步是针对酵母片、乳酶生等产品要市场份额，而这些没有品牌，仅靠低价渗透的产品，除了在省会城市有一定的市场外，二三线城市才是他们的主要销售来源，加之武汉健民也在二三线城市对江中药业形成了冲击，因此，江中药业实施的"渠道扫荡战"的结果，不仅仅对江中健胃消食片即时销售产生影响，还将直接影响这一战略的实施，应务必确保成功。

江中药业接受了成美的市场评估及相关建议。

**5. 发展战略的定位广告**  确立了"日常助消化用药"的品牌定位，就明确了营销推广的方向，也确立了广告的标准，所有的传播活动就都有了评估的标准，所有的营销努力都将遵循这一标准，从而确保每一次的推广在促进销售的同时，都对品牌价值（定位）进行积累。

在广告片创作中，成美建议为江中健胃消食片选用一个和品牌定位的风格、形象趋于一致的艺员，并推荐了小品、影视演员郭冬临，主要是看中他以往的作品中塑造的大多是健康、亲切、关爱他人，轻松幽默又不落于纯粹滑稽可笑的形象。而且当时郭冬临拍摄的广告片数量较少，消费者不易混淆。同时，郭冬临一人演绎了江中健胃消食片的"成人""儿童"两条广告片，避免消费者误认为是两个产品，从而加强两条片之间的关联。

在推广力度上，江中药业深知，仅有一个好产品与好定位是不够的，一定要把这个产品所代表的概念或价值构筑在消费者的心智中，才会完成"惊险的一跳"，实现商业价值。而且竞争对手也在寻找利润增长来源，自然不会坐视江中慢慢去开拓独享市场。所以江中健胃消食片需要采用狂风暴雨式推广，迅速进入消费者心智。

正因为企业上下都具备了这一意识，江中健胃消食片很快得到了集团在财力上的最大力度支持，在2002年就投入了过亿广告费用，为迅速抢占"日常助消化用药"定位打下坚实基础，市场也给企业丰厚的回报，当年销售额就直线上升到了3亿多元，比2001年翻了近三番！终于突破了江中健胃消食片年年销量不过2亿元的销售瓶颈。

这种广告投入的方式至今在中国营销界还存在很大的争议。关于这个问题，我们认为，缺乏定位，用巨资仅仅打出知名度的做法，的确是一种"秦池式"的浪费，而用资源去抢占消费者的心智，是建立品牌定位，成为强势品牌的必要保证。如特劳特先生所说："建立领导者的定位，不仅要靠运气和时机；而且在别人伺机待动的时候，还需要一份豁出去的勇气。"显然，无论已经成功了的江中药业还是已做到中国药品业老大的哈药集团，都具备这种勇气。

值得一提的是，江中药业销售部门经过一年的"渠道扫荡战"，成绩斐然，基本上扫除了二三线市场的渠道盲点。这为江中健胃消食片销量的腾飞提供了最基本的保证。

6. 发展战略的积极防御　2003年，山东宏济堂的神方小儿消食片尝试走出山东，在中央台投入广告，其广告明显针对江中健胃消食片市场而来，广告主张"孩子不吃饭，儿童要用小儿消食片"，其细分江中健胃消食片市场的企图十分明显。江中药业的监测系统随即发现了这一情况，并立即从央视索福瑞取得了其相关的广告投放数据，由于神方小儿消食片在山东省具备较强实力，是江中药业一直密切关注的品牌之一，在成美的协助下，江中药业迅速制订并实施了反击方案，一方面在其山东大本营、安徽等其已上市的个别省份进行大规模、长时间的江中健胃消食片的"买赠"活动，打压其销量；另一方面在这几个省市加大江中健胃消食片广告（儿童片）推广力度，电视广告投放量增加3倍……未待江中药业全面出击，神方小儿消食片很快便偃旗息鼓了。

但正是小儿消食片的此次出击，促使江中药业进一步加大力度应对挑战，积极部署防御，加快了新品研发生产。在2003年下半年，迅速推出儿童装江中健胃消食片，销售情况非常良好。2003年年底，又完成了另一个儿童专业品牌的上市前的准备工作。江中药业表示在必要的时候，将采取自我进攻方式，持续细分助消化药市场，不断满足消费者的需求，最终保护并扩大自己的市场份额。

7. 今日的江中健胃消食片　江中健胃消食片的重新定位与传播，不仅获得了销量的飞升，从1亿多元到9亿元，仅用5年时间成为国内OTC药品单品销量第一。更重要的是，在助消化用药市场，江中健胃消食片已抢先进入了消费者心智，从而占据了宝贵的心智资源，得以有力量主导这个新兴市场。2004年初，国际调查权威机构CMMS在调查全国7万个15~64岁消费者后，发布的《2003年度最具竞争力品牌调查》中显示，江中健胃消食片品牌竞争力在"整个肠胃药市场"排名第二，"成长指数"名列第二。而此次品牌调查，还未涵盖江中健胃消食片的具有绝对优势的儿童市场。江中健胃消食片的成功，根本原因在于企业在专业公司的帮助下，以定位理论为指导，对助消化药市场进行了全面客观评估，从而彻底厘清了"助消化药""胃药"，特别是吗丁啉在消费者心目中的认知，最终确立了与强大竞争对手吗丁啉完全差异化的品牌定位——日常助消化用药，并通过诉求准确的定位广告迅速、大力度传播出去。

由此可见，一个企业如果要在市场上取得根本性胜利，其关键所在就是发展战略的制定与实施。

【案例思考】

1. 你认为江中制药发展战略成功之处在哪几个方面？
2. 它是怎样把进行发展战略的规划和企业的竞争分析结合在一起的？

【问题思考】

1. 简述药品企业战略的特点。

2. 简述药品企业战略规划的一般过程。

3. 企业应该通过哪些途径来全面分析市场竞争？

4. 分析市场领导者所采用的防御措施。

5. 市场追随者有哪些类型？它们各自的战略是什么？

6. 分析市场补缺者所采用的战略。

# 第六章　目标市场营销战略

## 本章重点

1. 市场细分。
2. 目标市场选择。
3. 市场定位。

【基本概念】

目标市场营销、市场细分、子市场、目标市场、目标市场选择、市场定位。

【引导案例】

### "三勒浆"的销售奇迹

"三勒浆"是成都三勒浆药业集团四川华美制药有限公司（以下简称"华美制药"）的有十余年发展历史的老品牌，主要功能为抗疲劳，产品在四川成都、浙江杭州等南方市场有一定的区域知名度，但在北京为代表的北方市场，销售一直不理想，品牌知名度较低。

为了改变这种现状，"三勒浆"在考试经济的背景下，通过三步走的营销策略，成功创造了销售奇迹。

第一步，缩小目标人群范围，锁定学生为目标市场。

通过消费者调研、竞争品调研及产品优劣势分析，华美制药得知：日常生活中经常有疲劳感的包括三类人群：学生（尤其是面临中高考的学生）、工作压力大、经常精神紧张的写字楼白领及工作周期长、需要高度集中精神的司机等人群。

在这三类人群中，白领人群虽然疲劳状况也比较严重，但他们的疲劳往往伴随肠胃、睡眠较差等症状，需求更为复杂，市场上针对这部分人群的产品有昂力多邦等知名品牌，"三勒浆"无论从功效还是品牌都难以与其抗争。而司机等群体需要的是能够即时提神醒脑的产品，例如含有咖啡因的饮料和一些含有薄荷等成分的外涂产品，"三勒浆"不管是偏高的价位，还是起效时间，都不适合这部分人群。

学生市场抗疲劳产品缺少主导品牌，"三勒浆"的进入存在机会。但同时华美制药也看到，"三勒浆"在学生市场抗疲劳产品虽没有直接竞争对手，但健脑益智、消除脑疲劳、提高记忆力等知名品牌比比皆是，"脑轻松""忘不了""学生卡"等针对学习效率问题更直接，市场争夺战打得如火如荼。"三勒浆"在这一混战中很难再分到一杯羹。

那么学生抗疲劳有多大的市场机会呢？

通过分析，华美制药知道，目前家长给孩子补充健脑利记忆的保健品不能有效抵抗疲劳，再怎么有利于增强记忆力的保健品都不可能完全发挥功效。人的记忆过程，就是大脑皮层负责记忆的区域中脑神经细胞积极活动，进行记录和保存的过程。但人一旦疲劳，尤其是大脑疲劳时，其大脑皮层上脑细胞的活动就会受到抑制，甚至处于半休眠或休眠的状态。这时外界进入大脑的任何信息都不可能得到有效的接收和反应。作为大脑皮层神经细胞的一部分，记忆神经细胞当然也就不能做到有效的记忆，因此要增强记忆，就必须先解除疲劳。

由此华美制药得出结论：考前学生需要抗疲劳的道理，通过教育，是能够被家长接受的。进军学生市场，"三勒浆"胜券在握。

时值 5 月，中高考学生已全面进入备考突击阶段。做不完的习题、背不完的笔记，一轮接一轮的模拟考试，使得学子体力、脑力都超负荷运转，造成身心的疲劳困顿，出现注意力不集中、记忆力减退、上课走神、思维迟钝、厌学怕考、精神衰弱等。这样，学习效率势必会受到影响，并直接影响到备考质量和考试成绩。而且，5 月不断升温的天气，也在加重考生的疲劳。学生正处于紧张的备考时期，可以说是需求的高峰期。机不可失，于是，打一场攻坚战迫在眉睫。

第二步，明晰产品定位，凸现专业形象。

经过对产品的研究，华美制药发现，"三勒浆"的优势在于它是以中国西南高原的野生植物为原料，以传统中药配方为依托，融合现代医药科技，属于绿色天然保健品，比一些依靠添加兴奋剂等化学制剂的产品更容易被消费者接受。"三勒浆"的另一个优势是它已有十余年的销售历史，是产品品质非常有力的证明。但是，虽然经历了多年的发展，却没有非常明确的产品定位，无疑是其一大缺憾！

符合产品特点、切合目标消费者利益、有助于区隔竞争产品、明晰易记的产品定位在宣传过程中起着至关重要的作用。如何给这一发展了十余年的老品牌一个恰如其分的定位，是华美制药面临的一个大问题。

通过分析华美制药发现，"三勒浆"十余年的发展历史在国内的产品中是为数稀少的。在国内保健品行业存在着"5 年现象"，即一个产品很难突破 5 年的生命周期，有的保健品甚至连 1 年的生命都没有。在这种大环境下，"三勒浆"十余年的发展历史说明什么？"三勒浆"十余年来一直被消费者接受说明什么？"三勒浆"十余年来一如既往的服务于消费者说明什么？用什么来概括出"三勒浆"丰富的内涵呢？

经过讨论，"三勒浆，抗疲劳专家"这句听起来非常通俗，明白易记，这段没有任何文字藻饰的文字就是"三勒浆"准确的产品定位。

类似于"挑战疲劳，树立信心"的概念在"三勒浆"以往的诉求中出现过，但是声音不集中，声音不够响亮，这一次，华美制药提炼出"抗疲劳专家"的概念，并放大为产品核心定位，对于凸现"三勒浆"专家形象，在消费者心智阶梯中占据权威位置起着非常重要的作用！

第三步，走情感路线突出核心诉求，间接突破。

目标人群确定，产品带来的功能利益点也非常明确，通过怎样的诉求才能打动消费者呢？

和许多学生用品一样，"三勒浆"的购买者和使用者是分离的，使用者是面临考试的学生，而购买者是他们的父母。所以，"三勒浆"的诉求对象就是学生父母而非学生自己，如何打动父母就成为产品诉求的主要方向。

在孩子的疲劳和父母的感受之间，是怎样的一种关系呢？

大量的调查结果显示：疲劳已成为学生中普遍的现象。而学生疲劳牵动着家长的心。家长对孩子的疲劳看在眼里，疼在心里，但出于对孩子学业和前途的考虑，家长除了与孩子同甘共苦，却无能为力，如果一个产品能解除孩子的疲劳，有益于孩子身心，必然大受家长欢迎。

"孩子学习太疲劳，我们该做些什么？"这一情感诉求，既直接点明了学生学习疲劳的现状，又在提醒学生父母，把他们潜在的焦虑和担心，对孩子的疼爱激发出来。后来的事实表明，情感策略的路线是极为正确的，很多消费者都反映正是这一句话打动了他们，最终促成了他们的购买。

在情感诉求的主线之下，"抗击疲劳，熬战 5 月"和"北京考生，你准备好了吗？"的阶段性诉求也应运而生。

2002 年 4 月 29 日至 5 月 28 日，"三勒浆"在《北京广播电视报》以连续 5 个整版的力度推出"中高考聚焦专题"，"孩子学习太疲劳，我们该做些什么"？一石激起千层浪，吸引了学生家长的高度关注，学习疲劳的问题一时间成为广泛谈论的话题，家长自然而然接受了"抗疲劳专家"——"三勒浆"。短短一个月的时间，数千个热线电话，"三勒浆"销量同比翻了一番，这对于一个有十余年发展历史，有明显老化倾向的区域品牌而言，不能不说是一个奇迹。

在三步走的营销策划方案指导下，"三勒浆"部署了激烈的新闻攻势，在北京市场风生水起，品牌知名度和美誉度得到大幅提升，在原本处于弱势的北方市场呈现出崭新的局面！

## 【导语】

"考试"经济的目标客户是考生家长，打动家长的最好方式是在关注孩子特别是关注作为考生的孩子方面产生共鸣。"三勒浆"的"抗疲劳"诉求可谓正中要害，目标明确，定位准确，资源聚集，因此，"三勒浆"抗疲劳产品很快打开北京市场。可见，准确的目标市场营销对于企业的重要性。这就是目标市场营销战略，即 STP 营销战略，包括市场细分（Segmentation）、目标市场选择（Targeting）和市场定位（Positioning）。下面，我们来探讨如何开展目标市场营销战略。

## 第一节　市场细分

### 一、市场细分的概念和理论基础

#### （一）市场细分概念

市场细分是指根据消费者需求、购买行为、习惯等不同，把一个行业市场划分成若干个具有相同特征的子市场的过程。同一细分市场的消费者具有相同或相似的需求、购买行为或习惯，不同细分市场的消费者其需求、购买行为或习惯存在明显差异。企业市场细分的过程就是"求同存异"的过程。

市场细分的概念最早由美国的市场营销学家温德尔·斯密于 20 世纪 50 年代提出，这一概念是随着经济的发展和市场变化，在市场营销观念的不断改变中逐渐形成和出现的，共经历了三个阶段：

**1. 大众营销阶段**　工业化初期，由于生产力低下，产品供小于求，企业纷纷实行大众市场营销，即大量生产某种产品，销售给所有的购买者，试图用这一产品来吸引市场上所有的购买者。如亨利·福特只提供黑色的 T 型福特汽车，可口可乐公司只销售一种 6.5 盎司（约 192mL）的瓶装可口可乐。这种大众营销可以最大限度地降低成本，从而获得最大的收益。

**2. 产品多样化营销阶段**　从 20 世纪 20 年代开始，得益于科学技术的快速进步和科学管理的推广应用，美国及其他西方国家企业生产效率大大提高，市场出现了产品供过于求的状况，企业竞争加剧，产品价格下跌，企业利润减少。一些企业认识到产品差异的潜在价值，开始实行产品多样化营销，即企业生产并推销具有不同特色、式样和型号的产品，应对企业所面临的激烈竞争。

**3. 目标市场营销阶段**　到了 20 世纪 50 年代，大部分市场处于买方市场的状况，消费需求的差异性日益明显，市场上出现了现代市场营销观念。企业开始以消费者的需求为中心，对消费者进行需求状况的调查并根据需求不同将市场细分为若干分市场，选择其中一个或几个分市场作为目标市场，进行市场定位，开发适销对路的产品并制订相应的市场营销组合，集中力量为目标市场服务，满足目标市场的顾客需求。

#### （二）市场细分的理论基础

企业进行市场细分，其理论基础包括外在理论基础和内在理论基础两大方面。

外在理论基础，在于消费者需求的客观状态，即消费者需求的绝对差异性和相对相似性。不同消费者其消费需求、购买行为和购买习惯都各有不同，存在绝对差异性，企业可依据这种差异性将市场进行细分。但在绝对差异中，相对地，又存在一部分的消费者其需求、购买行为和习惯存在相似性，我们可以将这部分具有相似需求的消费者划分到同一细分市场，从而形成不同的细分子市场。

内在理论基础，在于企业资源的有限性。根据马斯洛需求层次论，不同消费者的需求各有不同，而随着环境的变化，年龄的不同，即使是同一个消费者，在不同时期也显示出不同的需求状态。作为产品提供方的企业，在有限的资源条件下，不可能同时满足所有消费者的各种需求，客观上要求企业在调查了解消费者需求的基础上，结合企业自身的条件，以一定的标准将市场分类并选择其中一部分或几部分市场作为企业的目标，将营销努力集中在他们具有最大可能使其满意的消费者身上，以目标消费者的需求为中心，设计生产产品，并以特定的形象出现在消费者面前进行产品营销，从而企业获利。

## 二、市场细分的意义

### （一）有利于企业发现新的市场机会

市场机会是市场上客观存在而未被满足或充分满足的消费者需求。通过市场细分，企业可以具体地了解每一个子市场的实际购买量、潜在购买量、购买者满足的程度及市场竞争状况，在不同的消费者需求中找到那些没有被满足或充分满足的需求，从而确定新的市场机会，洞悉市场先机，开拓新市场，从而企业盈利。

### （二）有利于企业提高竞争力

在竞争异常激烈的市场上，企业通过市场细分了解消费者需求状况，根据消费者的需求变化情况及竞争对手的状况，不断调整企业市场营销策略。可以令企业在竞争中取得优势，提高企业的竞争能力。

### （三）有利于企业制定营销策略

市场细分的基础上，企业可以选择一个或几个子市场作为企业的目标市场。了解不同子市场的消费者的需求、购买行为和习惯，根据不同子市场的特征，制定营销策略。确定企业产品独特的形象，设计生产出适销对路的产品，制定不同的价格、选择恰当的营销渠道并采用有效的促销策略，企业可以发挥自身优势满足目标市场的同时取得较好的经济效益。

### （四）有利于企业提高经济效益

企业可以通过市场细分确定自己要满足的目标市场，找到自己资源条件和消费者需求的最佳结合点，集中企业的人力、物力、财力，针对性采取不同的营销策略，取得投入少、产出多的良好经济效益。

## 三、市场细分的原则

### （一）可衡量性

细分后的子市场必须是可衡量的。细分变量要清晰并且细分后的各子市场其特征可衡量、描述，其数据可以得到。如要能够描述在某个地理区域内人口的数量、不同年龄人口分类的数量，以及其他的人口统计学特征等，利用这些资料可以测出具体细分市场的大小。

### （二）可进入性

细分后的子市场要具有客观可进入性，允许企业进入，企业也具有实力可以将产品及其信息介绍并引进子市场，这就需要综合考虑企业的人力、物力和财力和市场的客观条件。

### （三）可盈利性

细分后的子市场应在一定的时间段内具有稳定的市场容量和市场潜力，使得企业可以制定长期稳定的营销战略，相当一段时间内不需经常更改营销策略，达成企业目盈利目标，获得一定的经济效益和社会效益。

## 四、市场细分的变量

细分变量是指能够反映需求内在差异，可以在进行市场细分时用来作为划分不同子市场的依据的可变因素。由于这些因素的差异，消费者的消费行为呈现出多样化的特点。细分变量的选择没有固定模式，企业可根据本企业产品的特点和市场实际需求状况，因地制宜，选择合适的细分变量进行细分。影响消费者市场与生产者市场的因素不同，划分两类市场细分的变量也不同。下面分消费者市场和组织市场分别介绍。

### （一）消费者市场细分变量

作为市场细分的理论基础之一的消费者需求的差异性，在实际生活中体现在消费者需求的方方面面，从家庭背景、生活环境、性格特征、健康观念到对产品的认识、品牌偏好、广告敏感度，都各不相同，每一种差异因素都可作为细分变量，具体而言，作为消费者市场的细分变量有以下几类：

**1. 地理细分因素**　由于各地的水土各异，人们的体质、饮食习惯不同，在流行病学上也有较大差异，各地的不同疾病的患者人数差异较大，因而对药品需求的差异也较大。同时，不同地理位置的消费者基于不同的文化背景、生活习惯、风俗习惯，对产品的需要和偏好不同，对企业市场营销策略和具体措施的反应也不同。具体地理因素的细分变量见表6-1所示。

表6-1　地理因素细分变量

| 地理标准 | 具体细分变量 |
| --- | --- |
| 国界 | 国内、国际（具体按不同国家细分） |
| 地理区域 | 华东、华南、华北、西北、东北、西南等 |
| 行政区域 | 省、市、自治区、县等 |

续表

| 地理标准 | 具体细分变量 |
|---|---|
| 城市规模 | 特大城市、大城市、中等城市、小城市等 |
| 气候区划 | 季风区域、干旱区域、高寒区域等 |
| 人口密度 | 人口密集区、人口中等区、人口稀少区、人口极稀区等 |
| 地形地貌 | 山区、平原地区、高原地区、草原地区等 |

（1）地理区域　根据地理位置可以将市场分为东部、西部、南部、北部、中部等，在我国，根据习惯上地理区域划分，可以分为华东地区、华南地区、华北地区、西北地区、东北地区、西南地区等，不同地区的用药习惯差异较大，如华东、华南地区群众的健康保健意识较西北地区强，保健类产品市场规模更大。

（2）城市规模　不同规模的市场在市场整体经济发展等方面存在不同，反映到消费者日常用药习惯、用药常识和消费能力上也出现不同。

（3）气候　气候的差异会导致疾病发展的状况不同，如相对于干旱区域和高寒区域的气候干燥，季风区域中的中亚热带和南亚热带，尤其是广东、广西、云南等地，气候较为潮湿，蚊虫叮咬现象较多，用于治疗蚊虫叮咬的药品市场销量就大。

（4）人口密度　人口密度与市场容量直接相关，人口密集区的药品尤其是 OTC 销量相对较大。

地理因素比较容易识别和分析，是企业最常使用的细分变量之一。但由于地理环境是一种静态因素，处在同一地理位置的消费者由于自身个性、心理和购买行为的不同，仍然会存在很大的差异。因此，医药企业还必须采用其他因素进一步细分市场。以更好地了解分析市场。

2. 人口细分因素　人口是形成市场的最基本要素，也是造成市场差异的根本性原因。药品本身与人口因素，如年龄、性别等有很大关系，故在进行医药市场细分时，人口因素是最常使用的变量之一。具体人口因素的细分变量见表 6-2 所示。

表 6-2　人口因素细分变量

| 人口标准 | 具体细分变量 |
|---|---|
| 年龄 | 6 岁以下、6～11 岁、12～17 岁、18～35 岁、36～45 岁、46～55 岁、56～60 岁、61 岁以上 |
| 性别 | 男、女 |
| 职业 | 职员、教师、科研人员、文艺工作者、私营企业主、企业管理人员、工人、离退休人员、学生、家庭主妇等 |
| 民族 | 汉、回、蒙、满、藏族等 |
| 家庭生命周期 | 单身阶段、新婚阶段、满巢一期阶段、满巢二期阶段、满巢三期阶段、空巢期阶段、鳏寡孤独阶段 |
| 家庭人口数 | 1～2 人、3～4 人、5 人以上 |
| 受教育程度 | 小学、初中、高中、大学、研究生及以上等 |
| 宗教 | 佛教、伊斯兰教、基督教、天主教、道教等 |
| 种族 | 黄色人种、白色人种、棕色人种、黑色人种等 |
| 国籍 | 中国、美国、日本、英国等 |
| 家庭收入 | 3 万以下、3 万～5 万、6 万～15 万、15 万以上 |

（1）年龄　不同年龄阶段的消费者，因为生理状况、个人经历、价值观等的不同，在购买药品时也表现出不同的购买行为，如老年人慢性病患病概率较高，花钱较为谨慎，对药品价格比较敏感。儿童患病较多为消化系统和呼吸系统，其购买行为最终由父母实施。企业在细分市场时可据此将市场细分为不同子市场。如根据年龄不同，服药习惯不同，再林阿莫西林胶囊，定为目标消费群是 7 岁以上儿童及成人服用，再林阿莫西林颗粒剂则细分为 6 岁以下儿童服用。

（2）性别　男性与女性生理上存在差异，生活中扮演的社会角色不同，对于药品的需求及表现出的购买行为也有着明显差异。女性相较于男性更多地表现出对保健与美容等方面的关注，这一特点随着生活水平的提高而日趋明显。企业可针对性地研制生产出美容养颜类产品，获得经济效益。

（3）家庭收入　家庭收入直接决定市场三要素中的购买力，进而影响市场规模和消费者支出模式。家庭收入水平影响人们的用药习惯和消费观念。高收入阶层在选择药物时，较多考虑疗效；而低收入阶层则用药水平较低，选用药时多考虑价格因素。

（4）受教育程度　受教育程度不同，其价值观念、文化素养不同，所做出的药品购买行为也会存在较大差异。一般情况下，受教育程度愈高，购买时的理性程度也愈高，喜欢格调和品质较高的产品。

（5）家庭生命周期　家庭生命周期体现了一个家庭生活的变化过程，在家庭生命周期的不同阶段，婚姻状况和子女情况不同，经济负担不同，人员组成不同，对药品的种类、价格等需求也呈现明显差异。一个典型的家庭生命周期分为七个阶段：单身阶段、新婚阶段（初婚到孩子出生前）、满巢一期阶段（新生儿诞生到孩子 6 岁前）、满巢二期阶段（小孩上小学到上大学前）、满巢三期阶段（孩子上大学时期，子女生活和教育费用猛增）、空巢期阶段（子女参加工作到家长退休）和鳏寡孤独阶段（退休独居）。其中，满巢一期阶段对于儿童用药的消费较多，家长偏重于选择质量好的同类产品。鳏寡孤独阶段是家庭生命周期中第二个有明显药品需求增长的阶段，主要是老年慢性病用药的消费。

3. 心理细分因素　心理因素是影响消费者购买行为的重要因素之一，不同的心理状态，如不同个性、不同价值观、不同生活方式的消费者会表现出不同的购买行为，企业有必要针对不同心理状态的消费者采取不同的营销策略，即可以按照心理因素进行市场细分，具体的心理因素见表 6-3 所示。

表 6-3　心理因素细分变量

| 心理标准 | 具体细分变量 |
|---|---|
| 购买动机 | 治疗、保健、馈赠、自用 |
| 个性 | 内向型、外向型、乐观、悲观、被动型、主动型、理智型、冲动型 |
| 生活方式 | 经济实惠型、求新求奇型、时髦型、冒险型 |
| 购买态度 | 抑郁、怀疑、寻求权威、踏实 |

(1) 购买动机　购买动机决定购买行为，不同购买动机，对药品的选择也有不同。企业应掌握消费者不同购买动机，针对不同消费者的购买动机，设计、生产和销售针对性的产品，如保健品生产企业针对有馈赠动机的消费者推出礼品装，对于自用的消费者，推出家庭装。

(2) 个性　个性是指以个人比较稳定的心理倾向与心理特征，它会导致消费者对其所处环境做出相对一致的和持续不断的反应。如冲动型购买者会较容易收到广告等营销手段的影响，而理智型消费者偏重于依靠自我判断做出决策，受广告影响较少。

(3) 生活方式　生活方式是人们生活和花费时间及金钱的模式，生活方式不同的消费者对商品有着不同的需要，一个消费者的生活方式一旦发生变化，他就会产生新的需要。企业可根据消费者的不同的生活方式划分出各种区别明显的细分市场。在现代市场营销实践中，有越来越多的企业按照消费者的不同的生活方式来细分消费者市场，设计不同的产品，进行不同的市场促销。例如目前市场上的减肥、美容、养颜产品的设计和营销策略，就是针对 25～40 岁的白领女性生活方式来设计的。

(4) 购买态度　抑郁者对自己的身体状况极为关注，稍有不适即找医生，容易接受推销人员推荐的药品。怀疑者对自己的身体极少关心，对药物的治疗效果持怀疑态度。寻求权威者，既不过分关注自己的身体，也不忽视身体的异状，喜欢寻找有权威的医生诊治。踏实者不过分保护也不过分忽视自己，倾向方便实用的治疗，认为不一定要寻找权威医生的帮助。针对不同购买态度的购买者，营销人员需要使用不同的方法，例如对于寻求权威者，企业可以用权威医生的专业评判来打动他。

**4. 购买行为细分因素**　基于消费者所处外在环境的不同和消费者不同的个性、年龄、职业状况等因素，其表现出的购买行为千差万别，即使同一个消费者，在不同时期，其购买行为也存在差异。具体的购买行为因素见表 6-4 所示。

(1) 购买频率　购买频率也可以作为细分变量，企业针对不同购买频率的消费者，应该做出不同的营销策略。对于经常购买的消费者，虽然在消费者中所占比例不大，但贡献的销售额和销售利润往往超过占比例较大的偶尔购买者，企业可通过更多有效措施留住这部分顾客，使之成为企业的忠诚客户。

(2) 品牌忠诚度　指消费者对品牌、分销渠道的信任程度。企业应根据消费者不同的购买偏好，从商品形式、品牌设计、价格制定、销售方法和广告宣传等各方面去满足消费者的需求。

(3) 购买时间　在实际生活中，我们不难发现：新学期开学前学习用品热销，春节前副食品、服装、鞭炮销售达到高峰，高考前各类增智补脑保健食品销售火热。在现代市场营销实践中，许多企业往往通过时间细分，试图扩大消费者使用本企业产品的范围。例如，经营减肥药的企业往往在春夏季节减肥需求旺盛的时候大量做广告，并制定更多营业推广方式来促进其销售。

需要注意的是，处方药市场的主要影响因素不是患者行为而是医生行为，因为处方药的购买过程中担任决策者角色的是医生，而不是患者。上述诸因素同样影响到医生的用药行为。

在市场营销实践中，大多数情况下，企业会根据市场不同的调研结果，综合使用上述的细分变量，各细分变量并不是孤立存在的。

表6-4　购买行为因素细分变量

| 购买行为标准 | 具体细分变量 |
| --- | --- |
| 购买频率 | 偶尔购买、经常购买、定期购买、不定期购买 |
| 品牌忠诚度 | 完全忠诚者、适度忠诚者、无品牌忠诚者 |
| 购买时间 | 节日购买、应季购买、考前购买 |
| 购买渠道 | 医院、社区医院、诊所、药店、网络 |
| 使用量 | 大量使用、中度使用、少量使用 |
| 使用者情况 | 初次使用者、经常使用者、潜在使用者、曾经使用者 |

**5. 用药地位细分因素**　医生在用药中常联合使用两种和两种以上药品，在治疗病症过程中会存在处于主要治疗作用的主药和起辅佐作用的辅药，类似于中医组方中"君臣佐使"的"君"药和"臣""佐""使"药之分。不同用药地位的药品在适用性和适用范围上有所不同。一般来说，主药所起的作用相对比较具有针对性。很多企业希望自己的产品有明确的主药地位，而河南宛西制药则按用药地位细分因素细分市场后将其生产的"仲景"牌六味地黄丸定位为"辅药第一品牌"，突出六味地黄丸在多种疾病治疗过程中的辅药地位，取得了良好的市场反应。

### （二）生产者市场细分变量

生产者市场细分的变量有与消费者市场细分变量相似的部分，如品牌忠诚度、购买频率等。但因为生产者和消费者在购买过程中的影响因素和购买决策环节不同，生产者也有自己独特的细分变量，如最终用户、用户规模、用户的地理位置等。

**1. 最终用户**　不同的最终用户对同种产品在价格、渠道、包装、促销方式等方面往往有不同的要求。企业对不同的最终用户要相应地运用不同的市场营销组合，采取不同的市场营销措施，以投其所好，促进销售。

**2. 用户规模**　用户规模也是细分生产者市场的一个常用的变量。在现代市场营销实践中，许多公司建立客户管理制度，分别与大顾客和小顾客打交道，以更好地处理与客户间关系。

**3. 用户的地理位置**　由于地理位置的因素，以及国家的产业政策的影响，生产者市场比消费者市场在地理位置上更加集中。按用户的地理位置来细分市场，可使企业把一个地区的目标用户作为一个整体考虑，便于企业进行营销战略设计。

### 五、市场细分的方法

市场千差万别，同时也在不断变化中，需要企业根据市场和企业自身的实际情况，合理选择搭配使用细分变量进行市场细分，将大的综合性市场细分为不同的子市场。具体的市场细分方法有完全无细分、一元变量细分、多元变量细分、系列变量细分等。

## （一）完全无细分

完全无细分是指忽视消费者需求的差异性，寻找市场的共性，以降低成本。但这种细分方法会失去众多寻求个性的消费者，从而丢失市场。在消费者越来越讲求个性的今天，这种漠视消费者需求差异性的做法，越来越少的企业采用。只有少数医药产品，如刚刚研制上市的新产品，消费者对产品还不熟悉，未表现出差异性的需求，产品竞争较少，企业可采用完全无细分的细分方法。

## （二）一元变量细分

一元变量细分是指根据一个细分变量进行市场细分的方法，如根据年龄可以将感冒药分为成人感冒药市场和儿童感冒药市场。保健品中如安利纽崔莱"营养套餐"就进一步将目标消费者细分为儿童、老人、男士和女士四类消费族群，并根据这四类消费群体不同的身体机能特点，制定出了四个营养食品组合，并分别找到了独特的诉求主张。

## （三）多元变量细分

多元变量细分是指同时使用两个或两个以上细分变量进行市场细分，如根据年龄和病情将市场细分为青年患者的轻、中、重度高血压市场，中年患者的轻、中、重度高血压市场和老年患者的轻、中、重度高血压市场。

使用多元变量细分的结果是每增加一个细分变量，细分出来的子市场数量就呈几何倍数的增长，企业面对细分后的众多子市场，无法准确在短时间内做出选择，因此大多企业选择不同时使用两个或两个以上细分变量同时细分，而是依次细分，即系列变量细分法。

## （四）系列变量细分

系列变量细分是指依次使用两个或两个以上不同的变量把市场从粗到细依次进行市场细分的方法。企业需要在上一个细分结果中确定某个子市场进而使用下一个细分变量对其进行更深层次的细分，最终得到企业满意的细分子市场。市场细分的过程就是选择目标市场的过程，综合使用多个变量细分市场有利于企业明晰目标市场的同时，也减少了不必要的工作。

## 六、市场细分的步骤

当企业选定细分标准并确定好细分方法后，就需要按照一定的程序和步骤进行市场细分，美国市场营销学家麦卡锡提出了一套简便易行的七步细分法，很有实用价值，其步骤如下：

### （一）选定产品市场范围，确定经营方向

这是基础性的第一步，需要企业对市场环境充分调查分析后明确企业任务和战略目标，从市场需求和企业自身条件出发选定一个可能的产品市场范围和经营方向即确定企

业做什么行业，什么产品。

### （二）明确潜在购买者的基本需求

由企业决策者从地理因素、人口因素、心理因素和购买行为因素等不同方面列明潜在购买者的需求并做大致分析，为以后的深入分析提供基本资料。

### （三）分析潜在购买者的不同需求

将所列出的各种需求通过市场调查进一步搜集有关市场信息与顾客背景资料，分析潜在购买者的不同需求，然后初步划分出一些差异最大的细分市场，至少从中选出三个分市场。

### （四）筛选细分市场

根据有效市场细分的条件，对初步形成的几个分市场之间共同的需求加以剔除，以它们之间需求的差异作为细分市场的基础，对所有细分市场进行分析研究，剔除不合要求、无用的细分市场，筛选出最能发挥企业优势的细分市场。

### （五）为细分市场暂时命名

为便于操作，在对各个细分市场进行分析的基础上结合顾客群的特点，用形象化、直观化的名字暂时为各子市场取名。

### （六）进一步考察各细分市场的科学性与合理性

对细分后选择的子市场进行调查研究，充分认识各细分市场的特点，本企业所开发的细分市场的规模、潜在需求，还需要对哪些特点进一步分析研究等。在企业对各细分市场的顾客需求及其行为做更深入考察的基础上根据各分市场的特点，决定是否需要再度细分或合并。

### （七）测量各细分市场的规模，从而估算可能的获利水平

根据各细分市场的特点、人口因素及行业发展潜力对各细分市场的容量进行测算，据以测算企业未来的经济效益。企业在各子市场中选择与本企业经营优势和特色相一致的子市场，作为目标市场。没有这一步，就投有达到细分市场的目的。

经过以上七个步骤，企业便完成了市场细分的工作，就可以根据自身的实际情况确定目标市场并采取相应的目标市场策略。

## 第二节　目标市场选择

### 一、目标市场的概念

目标市场是指企业从所拥有的资源和经营条件出发，在市场细分的基础上，根据市

场状况确定要进入并提供产品或服务以满足其需求的一个或几个子市场。有了明确的目标市场，企业才能明确所服务的对象，从而可以针对性的进行调查研究，深入了解消费者需求，研制生产满足其需要的产品，制定恰当的价格，选择合适的营销渠道，进而以消费者满意的促销方式将产品供应给目标顾客。

目标市场选择和市场细分是相联系的，市场细分的目的就是供企业从细分后的子市场中选择一个或几个子市场作为之后营销活动的目标，市场细分是目标市场选择的前提和基础，而目标市场选择是市场细分的最终目的。两者构成了STP战略的前两步骤，为后续的市场定位打下基础，并为企业的市场营销策略规划提供依据。

要在细分后的众多子市场中确定与企业最为匹配的目标市场，就需要先期对子市场进行评估，在评估基础上明确目标市场的选择模式，最终确定具体的目标市场营销策略。

## 二、评估目标市场

前期在市场细分中，企业按照不同的细分变量选择不同细分方法细分出众多子市场，从中企业可以避免威胁，发现未得到满足的需求市场。在任何经济制度下的任何市场上，都或多或少存在一些"未被满足的需求"，这些"未被满足的需求"就是企业的市场机会。但是，并不是所有的市场机会都能够成为企业机会。也不是所有子市场对企业都有强烈的吸引力。与此同时，在目前买方市场的背景下，相对于消费者"无底洞"似的不断变化的需求，企业有限的资源也并不能满足所有消费者的各种各样需求，需要企业从市场吸引力、市场威胁和企业目标与资源等方面对众多子市场进行评估，进而选择合适的目标市场。

### （一）目标市场的吸引力

**1. 目标市场的规模**　在选择目标市场时，企业必须首先调查并分析各细分市场的规模。市场规模包括现实市场规模和潜在市场规模两方面。市场规模的大小决定了该细分市场的发展性，也决定了企业今后发展的空间。企业只对有适当规模的市场感兴趣。有一定的购买力、有足够的潜在需求量的市场，才能带来一定的销售量，从而给企业带来一定的经济效益。一般而言，大企业具有丰富的资源及较强的能力，会选择具有较大规模且增长较快的细分市场；小企业则通常会避免选择那些大市场，而选择与公司资源与能力相匹配的细分市场。究其原因，一是需要资源太大；二是这些市场对大企业太有吸引力，"小不斗大"。

**2. 目标市场的盈利性**　盈利是企业营销活动最基本的要求。因此，盈利水平是企业评价细分市场的一个基本标准。盈利水平往往与产品的生命周期、市场的竞争程度、产品主要消费者的特征等有关。需要企业根据实际情况进行综合评估，并将其和细分市场的规模性两者综合起来，作为市场吸引力的评定依据。

### （二）目标市场的威胁

一个细分市场，即使有合适的规模和盈利性，但还不一定能被企业选定为目标市场。企业还需考虑市场中存在的威胁。

**1. 竞争者的威胁**　如果细分市场内存在众多的、强大的竞争者，市场竞争就会很激烈，市场威胁增多，市场的吸引力相对就会降低。在选择目标市场时，企业要正确估计各细分市场的竞争状况及自身的竞争地位。一般来说，应选择那些竞争对手较少，而企业自身具有较大竞争优势的细分市场作为自己的目标市场。

**2. 替代品的威胁**　如果市场中存在许多现实的或潜在的替代品，会限制细分市场内价格和利润的增长，并争夺市场占有率。企业应密切注意替代产品的价格趋向。如果这些替代产品行业中技术有所发展，或者竞争日趋激烈，这个细分市场的价格和利润可能会下降，对企业的吸引力下降。

**3. 消费者议价能力的威胁**　如果细分市场内的消费者具有较强的议价能力，购买者便会设法压低价格，对产品质量和服务提出更高的要求，并且使竞争者竞争加剧，利润受到损失。

**4. 供应商议价能力的威胁**　市场威胁还来自于供应商议价能力加强的威胁。如果企业的供应商（原材料和设备供应商）能够提价或者降低产品和服务的质量，或减少供应数量，该企业所在的细分市场就没有吸引力。

## （三）企业目标与资源

企业选择目标市场，必须符合企业的长远目标，目标市场要与企业的长远规划、企业形象等相一致，必须考虑企业自身是否拥有在该市场获胜所需要的人力、物力、财力等客观资源，是否具有在该市场获胜所需要的生产能力、营销能力、管理能力等技能条件。

## 三、目标市场选择模式

在对子市场评估的基础上，企业需要根据实际情况对目标市场做出选择，有以下几种目标市场选择模式供选择。

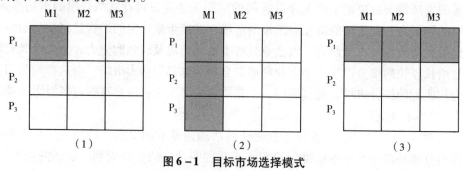

**图6-1　目标市场选择模式**

(1) 市场集中化；(2) 市场专业化；(3) 产品专业化

## （一）市场集中化

这是一种最简单的选择模式，企业只生产经营一类产品供应一个细分市场，对应某一单一的顾客群，进行集中营销。这种选择模式适合企业资源能力较小的企业，在创业初期可以在某一个子市场进行市场推广，可以专注于某一子市场的需求，深挖掘这部分市场，从而成为小市场的专家，同时小市场竞争通常较少。但这种模式的风险较大，一旦有强大的竞争者出现，或市场不景气出现意外因素，企业容易陷入困境。

### （二）市场专业化

这种选择模式不再仅仅专注于某一顾客群需要的某一类产品，而是将着眼点放在某一顾客群需要的各类产品。企业生产经营各类产品供应同一类市场，产品出现了多样化。采用这种模式的企业，可以对某一类市场的需要深入了解，成为市场专家，与顾客建立长期稳定的关系，同时多样化的产品可以有效分解风险，但这种选择模式太依赖于某类市场，一旦这类市场的顾客需求发生较大改变，如购买力下滑，则可能给企业带来极大的风险。

### （三）产品专业化

与市场专业化不同，产品专业化的选择模式将着眼点放在各类顾客需要的同类产品。企业生产经营同类产品供应各类市场。在这种选择模式下，企业在某一类产品上形成优势，成为产品专家，在某类产品上树立良好的形象，但也存在潜在风险，如果同类产品中出现全新的替代品时，企业将面临巨大的冲击。

### （四）选择专业化

企业选取若干个具有良好的盈利能力和吸引力且与企业目标和资源条件相一致的细分市场作为目标市场，各细分市场与其他细分市场之间联系较少，没有规律性。其优点是可以有效地分散经营风险，即使其中某个目标市场出现风险，因为与其他目标市场之间联系较少，企业仍然可能在其他市场获得盈利。但这种选择模式成本较高，对企业的营销能力有较高要求。同时为了避免过于分散企业的实力和资源，选择的目标子市场不宜过多。

### （五）全面覆盖

企业选择面对整个市场，即生产经营各类产品供应各类市场的需要。只有实力雄厚的大企业采用这种模式才能获得良好的收益。

### 四、目标市场营销策略

目标市场选择模式确定后，企业就需要进行目标市场营销策略的选择。市场评估结果不同，目标市场选择模式不同，选择的目标市场就不相同，所采用的营销策略也就不同。企业可采用的目标市场营销策略有无差异性营销策略、差异性营销策略和集中性营销策略三种。

## （一）无差异性营销策略

无差异性营销策略，是指企业基于整个市场上的消费者对某种产品的需求没有差异或差异性不大的认识，致力于寻找消费者需求的共同点，只运用一套市场营销组合，向市场推出一种产品，制定一种价格，通过一种分销渠道，使用一种促销策略，试图以此满足所有消费者的需求，为整个市场服务的策略。

可采用这种策略的市场有两种情况：一种是某种产品的需求本来就不存在差异，无须采取差异性营销策略，同种产品一套市场营销组合可以满足消费者需求；二是消费需求存在客观差异，但企业忽视这些差异，只专注于各个细分市场中的共同需求，为之生产单一的产品，面向各个细分市场使用同一套营销组合，力图寻找并满足不同细分市场的同种需求。

这种无差异性营销策略的最大优点是成本低，企业只需要设计生产一种产品，制定一种营销组合策略，在产品的设计、生产及营销策略的制定和实施上都能产生较大的规模效益，节约了企业的大量成本，有利于企业的成本管理和控制，企业利润高。同时还可以为企业建立其超级品牌的印象。

但这种营销策略也存在致命的缺点，它忽视了需求客观存在的差异性。在卖方市场，严重供大于求的状态下，在个性化需求日益明显的今天，企业忽视消费者需求差异，也在很大程度上预示着被消费者抛弃。其次，企业在这种营销策略下，过分依赖某种产品，竞争能力较差，市场上一旦出现富有特色，有针对性的产品时，企业很容易在竞争中败给对手。

随着人们生活水平的提高，消费者追求更加丰富多彩的生活。在医药产品的消费上，消费者的健康保健意识更强，对药品的疗效、稳定性、方便服用的要求更高，出现了更多的差异化需求。这种策略对大多数企业不适用，主要适用于具有广泛共同性需求，公司也能够大量生产销售的产品，如药品中的原料药。即使使用也只限于在短时间内，有实力的大企业才能使用。当市场需求出现变化，差异性的需求所占比例愈来愈多，出现新的竞争对手时，这种营销策略就显现出了不适应性。早期的可口可乐公司就曾使用过这种无差异性的营销策略，但当市场出现强有力的竞争对手百事可乐时，可口可乐就转而使用了相反的市场策略——差异性策略。

## （二）差异性营销策略

差异性营销策略，是指企业在市场细分的基础上，在细分后得到的子市场中选择两个或两个以上的细分子市场为目标市场，致力于寻找各目标市场需求的差异性，并根据各目标市场的需求差异分别设计不同的产品，并采用不同的营销组合，以满足不同的目标市场需求的策略。

采用这种市场策略的企业通常都拥有多品种多规格的产品、多渠道、多种价格和多种促销形式，以满足不同细分市场的不同需求。对医药企业来说，同一类型药品可以通过采用原辅料和包装材料的差异化、多种剂型、多种规格、多种附加服务等方式拉开药品档次，服务于不同细分市场。

差异性营销策略的优点是：①由于寻求各细分市场消费者的各种不同需求，可以更好地满足消费需要。通过提高顾客消费者满意度来扩大销售，提高市场占有率；②由于选择的细分市场比较多，各细分市场规模比较小，可以避免过分集中于某一细分市场而引起激烈竞争，给企业带来风险，一旦某个细分市场出现问题，在其他市场的不同营销策略下，企业也可能获利，企业适应性强；③可以提高企业声誉，增强企业竞争力，争取长期稳定的顾客，从多方面取得利润，增加利润总量。

与无差异性营销策略的优点形成鲜明对比的是，差异性营销策略的缺点主要在于其成本较高。由于企业根据不同消费者的需要设计生产不同产品，并制定实施不同的市场营销策略，企业前期调研设计成本也会相应增加，造成企业总体经营成本的增加及营销费用的上升；其次由于生产经营过程的多样化、增加了管理控制的难度，不同地区制定实施的不同套路的市场营销策略也对企业的营销能力提出了更高的要求。

随着社会生产力的提高，市场竞争日益激烈，人们生活水平也日益提高，对产品需求的差异性日益明显，使企业在这种市场背景下能够更具竞争力的差异性营销策略正被越来越多的大中型企业所采用。而差异性营销策略对企业营销能力和资金成本的高要求，使得资源有限的小型企业往往达不到要求，只能转而求助于另一种目标市场营销策略——集中性策略。

### （三）集中性营销策略

集中性营销策略，是指企业在细分后的子市场中，以一个或少数几个细分市场为目标市场，针对该市场的顾客需求生产设计特定产品，制定并实施一种特定的营销组合策略，集中力量为这部分顾客服务，争取在小部分的市场中做精做专，力图实现在目标市场上较大的市场份额。

采用集中性营销策略的企业主要是源于"宁做鸡头，不做凤尾"的观念，与其将企业有限的资源能力分散使用于众多的细分市场，而只能得到较低的市场占有率，倒不如集中企业全部力量，为某一个或少数几个细分市场服务，在这一个或几个细分市场上获得一个较高的市场占有率。这种策略尤其适用于资源能力有限的小型企业。

集中性营销策略的优点是由于企业集中全力为一个或少数几个细分市场服务，对目标市场消费者的需求情况及市场中竞争对手的情况有较深入的了解；企业在产品和营销组合策略等方面实行专业化，因而企业能够在目标市场上获得竞争优势，居于有利的地位；采用这种策略也可以大大节省企业的市场营销费用，提高企业的投资收益水平。

集中性营销策略的缺点在于企业风险较大。由于企业所选的目标市场较少，只有一个或少数几个，一旦市场需求发生较大改变或出现强有力的竞争对手时，企业会因全部资产投入该市场，缺少回旋余地而陷于困境，甚至会经营失败。所以，实行集中营销策略的企业，当其力量许可时，要考虑扩大目标市场范围，以分散风险，增加企业经营的安全性。

## 五、影响企业选择目标市场营销策略的因素

目标市场营销策略的选择是异常复杂的过程，需要在认真评估细分市场，明确目标市场选择模式后，根据企业资源、产品和市场实际状况等不同因素针对性选择，主要影响因素如下：

### （一）企业实力

企业实力主要是对企业所拥有的设备、技术、资金、人力等资源和营销能力的综合反映。通常来讲，若企业规模较大、技术力量和设备能力较强、资金雄厚、营销能力强，则可采用无差异性营销策略或差异性营销策略。反之，规模小、实力差、资源缺乏、营销能力较弱的一般企业宜采用集中性策略。就我国药品工业来说，整体水平相对落后，即使是国内一流的大型医药企业也难以与国外大药品公司相抗衡。因此，采用集中性营销策略，利用独特的自然资源和传统中医药文化优势，重点开发一些新剂型和国际市场紧缺品种，建立自己的相对品种优势，将能更好促进企业积极参与国际竞争，提高药品工业整体水平。

### （二）市场同质性

即需求同质性，如果市场上顾客需求相似或相同，并且对市场营销刺激的反应相同，则可视为同质市场，宜实行无差异性营销策略；反之，如果市场需求的差异较大，对同一种市场营销策略刺激的反应不同，则视为异质市场，宜采用差异性营销策略或集中性营销策略。因此，在确定目标市场之前，应进行充分的市场调查，充分收集细分市场的有关信息，以确定市场是同质性或是异质性。

### （三）产品同质性

产品同质性是指产品在规格、剂型、包装、用法用量等方面的相似程度。对于差异不大的同质性产品，消费者一般无特别的喜好选择，因而可以采用无差异性营销策略。而异质性商品，如药品的剂型、规格、复方等对其疗效影响很大，特别是滋补类药品其原材料、配方、含量差别很大，价格也有显著差别，不同消费者对产品的质量、价格、包装等也有明显不同的关注点，常需要反复评价比较，这类产品就必须采用差异性营销策略或集中性营销策略。

### （四）产品生命周期

产品生命周期包括市场投入期、成长期、成熟期和衰退期四个阶段。产品所处的生命周期阶段不同，根据产品生命周期的各阶段特点，可以采用不同的市场营销策略。在投入期和成长前期的新产品，市场营销的重点是启发和巩固消费者的偏好，消费者对产品仍处于熟悉阶段，并没有出现过多的差异化需求，同行业的竞争者少，适宜采用无差异性营销策略；当产品进入成长后期和成熟期，消费者需求日益多样化，市场竞争日益

激烈，为使本企业产品区别于其他企业，建立明显的竞争优势，应采用差异性营销策略，以开拓新市场，或采用集中性策略，以保持原有市场，延长产品的生命周期。当产品进入衰退期时，市场规模逐渐减少，企业不宜再进行大规模生产，更不适于将资源分散到多个细分市场，宜采用集中性策略，以保有一定的市场占有率。

### （五）竞争对手的策略

竞争者是企业的经营过程中满足目标市场的同时不得不面对的，竞争对手的策略会影响本企业目标市场营销策略的选择。一般来说，企业适宜采用与竞争对手不同的目标市场营销策略。如果竞争对手实行的是无差异性营销策略，则企业应实行差异性营销策略，如果竞争对手采用差异性营销策略，则企业应实行集中性策略或更深一层的差异性营销策略，以比竞争对手更能满足目标市场顾客的不同需求，获得竞争优势。如果企业面临的是较弱的竞争者，必要时可采取与之相同的战略，凭借实力击败竞争对手。

## 第三节　市场定位

### 一、市场定位的概念

市场定位就是指企业根据市场上现有同类产品所处的位置，针对消费者对产品不同需求，强有力地塑造出本企业产品与众不同的、给人印象鲜明的个性或形象，并把这种形象生动地传递给顾客，从而使产品在市场上确定适当的位置的活动过程。简而言之，就是在消费者心目中为产品树立独特的形象。

"定位"一词最早是在 1972 年由美国营销专家阿尔·里斯和杰克·特劳特在《广告时代》杂志上发表的《定位新纪元》一文中提出，由此"定位"一词开始进入人们的视野。阿尔·里斯和杰克·特劳特认为："定位始于一件产品、一次服务、一家公司、一个机构，或者甚至一个人……然而，定位不是你对一件产品本身做些什么，而是你在有可能成为顾客人的心目中做些什么。也就是说，你得给产品在有可能成为顾客的人的心目中确定一个适当的位置。"

营销教父菲利普·科特勒认为，定位是为了适应消费者心目中的某一特定地位而设计公司产品和营销组合的行为。

市场定位的实质是确定产品在消费者心目中的适当位置，并留下深刻的印象，以便吸引更多的消费者。从企业角度理解，适当的市场定位可以帮助企业确定差异化的产品形象，以获得竞争优势。这种差异化可以是来自产品的质量、剂型、包装、功效、价格，也可能是来自于产品销售渠道、产品配送等特色服务。从消费者角度来看，消费者在购买产品或服务时，不可能在每次购买决策过程中都对购买对象进行重新评价。为了简化决策，消费者往往会根据以往消费经验，在外在条件的影响下，将产品或服务及企业在他们心目中形成一个印象，即进行定位。而这种定位可以受到市场营销者的影响，也可以不受到市场营销者的影响。市场营销者应有意识地对自己的产品在前期进行准确的形象设计，并将这个设计好的形象正确传递给消费者，以求在消费者心目中形成一种特殊的偏爱。

## 二、市场定位的步骤

市场定位的关键是企业要通过分析本企业和竞争对手所拥有的资源和产品特色，设法为本企业产品找出比竞争者更具有竞争优势的特性。因此，企业市场定位的步骤通常包括，明确本企业潜在的竞争优势，确定本企业的相对竞争优势，准确向消费者传递其独特的竞争优势。

### （一）明确本企业潜在的竞争优势

要确定本企业可能具有的和竞争对手差异化的竞争优势，发挥自身的优势，形成不同于竞争对手的鲜明特色，需要企业在对目标市场中竞争对手和消费者需求偏好的充分调查研究基础上明确以下问题。

**1. 竞争对手的定位情况**　要了解竞争对手正在提供什么样的产品，在消费者心目中的形象如何，深入研究竞争对手的优势和劣势，有着怎样的战略目标，竞争对手的经营状况、营销能力、企业所拥有的人力、物力、财力等资源。

**2. 消费者对产品的评价标准和已有的消费偏好**　消费者对产品关注的因素，对产品可能产生的不同需求偏好，决定了企业可能确立的市场定位方向。只有在消费者最关注的环节上创造自己的特色才最容易引起消费者注意，从而留下深刻印象。而那些未被满足的消费偏好正是企业努力的方向。

**3. 企业的能力和所拥有的资源**　企业根据目前企业的研发能力、产品生产能力、营销能力及所拥有的资源，正确判断自己有可能在哪些方面创造出特色，与竞争对手相比，哪些方面更具有优势。

企业市场营销人员必须通过一切调研手段，系统地设计、搜索、分析并报告有关上述问题的资料和研究结果，明确上述三个问题，企业就可以从中把握和确定自己的潜在竞争优势在哪里。

### （二）确定本企业的相对竞争优势

相对竞争优势是一个企业能够胜出竞争者的比较优势，表明企业能够胜过竞争对手的能力。企业的相对竞争优势既可以是现有的，也可以是潜在的。选择竞争优势实际上就是一个企业与竞争者各方面实力相比较的过程。通常的方法是分析、比较企业与竞争者在经营管理、技术开发、采购、生产、市场营销、财务和产品等方面究竟哪些是强项，哪些是弱项。借此选出最适合本企业的优势项目，以初步确定企业在目标市场上所处的位置。企业最好选择那些优势明显、符合企业长远发展、最有挖掘潜力的竞争优势。

### （三）准确向消费者传递其独特的竞争优势

确定好的竞争优势必须让消费者知道才能实现其真正的意义，影响顾客的购买决策，使其成为企业的忠诚顾客。

　　企业需要围绕竞争优势为产品树立鲜明的市场形象，通过丰富多彩的促销宣传活动积极主动而又巧妙地与顾客沟通，传递产品的竞争优势，引起消费者的注意和兴趣，获得消费者的认同。

　　在消费者心目中建立与该定位相一致的形象后，企业还应通过各种努力强化产品形象，保持目标消费者的对产品的关注，强化目标消费者对产品的感情来巩固与产品形象。在信息传递过程中，企业还应注意目标消费者对产品定位可能出现的理解上的偏差或由于企业市场定位宣传上的失误而造成的目标消费者认识模糊，及时矫正与市场定位不一致的干扰因素，维持和强化消费者对产品的看法和认识。

### 三、市场定位方法

　　在市场定位策略的指导下，企业可以从产品实际出发，使用恰当的定位方法为企业设计独特的市场形象。

#### （一）特色定位

　　从产品区别于同类产品的某一特性出发为产品确定市场定位。特别是新产品，产品的某些特性往往是竞争对手无暇顾及的，这种定位容易使得产品具有独特的产品形象而区别于其他产品。例如，"泰宁诺"止痛药的定位是"非阿司匹林的止痛药"，显示药物成分与以往的止痛药有本质的差异。"白加黑"以其"白天吃白片不瞌睡"作为特色推广产品，为担心服用感冒药影响工作学习的消费者提供了更好的选择，在消费者心目中形成了独特的产品形象。

#### （二）用途定位

　　依据产品本身的用途定位，包括在产品使用过程中逐渐发现的产品新用途，都可以作为定位依据。例如，在临床使用中发现阿司匹林除解热镇痛的传统用途外，还有抗血栓形成的作用，可预防心脑血管疾病，因此而生产出剂量较小的阿司匹林，作为日常预防心血管用药。泛酸钙，即维生素 $B_5$，是用了几十年的老药，近年来发现具有广泛的药理作用，可用于白内障、类风湿关节炎及某些皮肤病变等许多中老年常见病的防治，所以临床应用日渐增多。

#### （三）利益定位

　　依据产品本身能给消费者带来的利益来定位。也就是对消费者的一种承诺，承诺消费者这个产品能够给他带来什么。在同类产品品牌众多、竞争激烈的情形下，可以突出品牌的特点和优势，让消费者按自身偏好和对某一品牌利益的重视程度，更快速地选择商品。但必须记住的是，包含了多重利益的定位是很难实现的，它们不仅会在企业内部造成品牌概念的混乱，而且还会给企业营销过程施加压力。利益定位诉求的利益点必须是消费者感兴趣或关心的，而非企业自身一厢情愿的卖点。企业的利益点还应是其他品牌不具备或者没有指明的独特之处。在消费者心目中，该点位置还没有被其他品牌占据。

### （四）使用者定位

企业通过明确指出其产品适用者，达到吸引目标消费者从而实现定位的方法。当产品使用者的人数、心理或行为特征十分集中时，企业可采用使用者定位法进行定位。如果存在两个或两个以上的使用者类型，这种定位方法将难以达到预定目标。同时产品使用者代表要选择适当，这是企业与消费者能否实现有效沟通的关键。恰当准确的使用者能使目标消费者产生共鸣，在消费者心目中占据独特的位置。

### （五）比附定位

市场上竞争对手已经树立了稳固的形象时，企业可以将产品定位在与竞争对手相似或相近的位置上，依附竞争者，传递对自己有利的信息。其实质是一种借势定位，借竞争者之势，衬托自身的品牌形象。采用这种方法的目的就是有意提及某个现有的竞争对手，借此准确地表明你的品牌具有什么功效，有利于品牌的迅速成长。更适应品牌成长初期。小品牌常常采用这种方法从同类产品的领导者手中争夺市场份额。在比附定位中，参照对象的选择是一个重要问题。一般来说，只有与知名度、美誉度高的品牌作比较，才能借势抬高自己的身价。

## 四、市场定位策略

企业制定市场定位策略的过程就是对企业在目标市场上未来定位的方向的确定过程。为企业后续选择恰当的市场定位方法确定选择依据。也为企业研发新产品，开拓新市场，充分发挥企业人、财、物的作用提供了参考。

### （一）迎头定位策略

指企业根据自身实力，为达到占据较佳市场位置的目的，选择市场现有实力较强或最强的竞争对手产品的附近或与其重合的市场位置，与竞争对手采用大体相同的营销策略，与其正面争夺同一个市场的定位策略。这是一种与竞争对手"对着干"的、针锋相对式的对峙定位策略。

由于竞争对手是最强大的，竞争过程往往相当引人注意，甚至可能产生轰动效应，消费者可以在短时间内关注到企业的产品，从而在心目中留下深刻印象。但也由于竞争对手的强大性，由此可能引发激烈的市场竞争，风险大，实力较弱的企业很可能因此元气大伤，一蹶不振。显然这种定位策略具有较大的冒险性，但如果企业在某方面确有比竞争对手更强的实力，这便是一种可行的定位。一旦成功就会取得较大的市场优势。

选择这种定位的关键是知己知彼，清醒估计自己的实力和对手的弱点所在，以便确认企业是否拥有与竞争对手不相上下的竞争实力。其市场结果不一定是完全战胜对手，只要能够平分秋色便是巨大的成功。这种定位策略仅适用于与竞争对手实力相当的企业。

## （二）避强定位

指企业在分析目标市场现有竞争者定位和消费者需求的基础上，避开与目标市场竞争者直接对抗，而将产品定位于竞争者尚未开发的目标细分市场，使自己的产品在某些特征或属性方面与对手有比较显著区别的定位策略。这是一种躲避与竞争对手正面对抗，另辟蹊径、拾遗补缺式的市场定位策略。企业通过对市场和现有竞争对手产品的认真调查分析，发现消费者实际需求未能很好满足的部分，即市场的"空白点"，开发并销售目前市场上还没有的能满足消费者未被满足需求的某种特色产品，开拓新的市场领域。

采用避强策略，由于目标市场没有竞争者，企业产品可以长驱宜人，易于被消费者接受，企业较快速的在市场上站稳脚跟，并能在消费者心目中树立起独特形象，取得优势地位。企业市场风险较小，成功率高。但这种对于正面对抗的放弃，也往往意味着企业必须放弃某个最佳的市场位置，很可能使企业处于最差的市场位置。

## （三）重新定位策略

是指企业对已经上市的产品实施再定位，以改变消费者原有的认识，争取有利市场地位的策略。当企业经营陷入困境，急需改变，或是市场环境发生较大改变，如竞争对手推出全新的有力竞争产品，目标消费者需求改变时，或企业发展出现战略性改变时，可以采用这种重新来过的定位策略。采用这种策略的企业必须打破目标消费者对其的既有印象，在消费者心目中重新塑造一个全新的形象。企业使用这种定位通常是为了摆脱困境，重新获得增长与活力。

在做出重新定位的决策前，企业必须权衡重新定位的投入与产出。重新定位的成本包括改变产品的品质、包装、广告等的成本及原有定位改变带来的顾客流失和销售额损失。一般来说，重新定位距离原来的市场位置越远，则成本越高。产品形象改动的幅度越大，为改变人们印象所需的投资也越高，原有定位下的忠诚顾客不满意度也越高，可能因此而带来的销售额损失越多。重新定位的产出是指重新定位的预期收益。收益多少决定于子市场上竞争者的状况和消费者的意愿。企业一定要在调研预测基础上，权衡好两者之间的关系，当产出大于投入时，企业可以选择重新定位，寻求更大发展空间。反之，产出小于投入时，企业最好选择其他定位策略，否则无异于自我毁灭。

【案例分析】

### 案例1："前列康"从"前列腺增生药"到"大前列腺药"

作为OTC类前列腺药品的第一品牌，"前列康"的销量并不令人乐观，问题在于："该吃的没吃，吃的人没有长期吃"。在以往的传播中，"前列康"一直定位于一种治疗前列腺增生的药品。而事实上，前列腺增生与前列腺炎在症状表现上有很大的相似，并且，"前列康"对这两类疾病均有较好的效果。要解决"该吃的没吃，吃的人没有长期吃"这一核心问题，必须走出画地为牢的误区，扩大目标人群——即患有各类前列腺病症的人群。企业将"前列康"重新定位于"大前列腺药"，而不只是前列腺增生药。所谓"大前列腺药"意味着"前列康"是适合各种前列腺病症的用药，是治疗前列腺各种症状效果很好的药，是治疗前列腺病症运用人群最广的药。通过这一诉求策略，将"前列康"定位于"大前列腺药"品牌，分割整个前列腺药市场。策略定位的跳跃，使"前列康"跳出一个狭窄的市场空间，面临一个更广阔、更有作为的天地。

### 案例 2：金嗓子喉宝的成功

金嗓子喉宝是一种由广西金嗓子制药厂利用中国中草药制成的保健咽喉糖含片。问世仅四五年，即从强手如云竞争异常激烈的咽喉含片市场中脱颖而出。使得本已将要倒闭的制药厂不仅扭亏为盈，而且年销售额近 3 亿元，畅销全国，产品知名度、美誉度名列同类产品前茅，占据全国药店咽喉含片市场前列。其大获成功与正确实施了市场细分、目标市场选择和市场定位战略是分不开的。

现代人们不仅仅满足于"生存"这种生命状态，而且更关心生命的质量。健康观念的转变体现了人们自身保健意识的提高。据测算，医疗保健产品的需求弹性系数是 1.37，即生活水平提高 1 个百分点，医疗消费水平将增长 1.37 个百分点，这说明医疗消费水平的增长速度快于居民生活水平的增长速度。

随着环境污染的加剧，空气质量日益恶化，干燥、粉尘、汽车尾气、沙尘暴气候变化无常、吸烟嗜酒者增加及 KTV 的流行等原因，使众多国人饱受咽喉疾病的痛苦，用嗓过度者、患咽炎者、咽喉不适者及口腔异味者日益增多，嗓子疼痛成为一种高发的常见病。整个市场对咽喉治疗保健药的需求大增。

咽喉含片市场经过数年的广告大战之后，各名牌均已确立统治地位，草珊瑚、西瓜霜、健民咽喉片等已占有市场的大部分份额，新产品虽层出不穷，均未能撼动它们的统治地位，如流星般退出了市场或占据很小市场份额。

在咽喉含片市场上，常见的几类含片存在明显不足，不能满足消费者需求。普通咽喉含片通常为药粉压制而成，一含即溶，很难在咽喉部较长时间保持药效，而急性咽喉炎和咽喉不适者如不能长时间施药，则很难治愈；润喉糖虽然不会即溶但无治疗作用。一种能短时间产生良好的抑制咽喉不适效果，治疗急性咽喉炎，较长时间保持作用的含片是消费者希望用到的。

经过市场调查得知，对此类产品可能有需求的消费者的一般特征是：烟酒嗜好者、足球爱好者、教师、爱唱歌者、导游、推销员、空气污染严重地区的人群；性别以男性居多；年龄层是那些不愿进医院开处方、怕麻烦的人——即 20 ~ 40 岁之间男性居多。

因此企业以有一定经济收入的中青年男性为目标客户。以市场上尚未被满足的能短时间对咽喉炎症产生强烈、良好药效、显效时间较长的咽喉含片为目标市场。金嗓子喉宝，这一含有多种中草药成分，入口即见效，刺激较强烈，有较好的疗效与保健作用，高附加值的咽喉含片顺应市场需求而诞生了！

从竞争产品看，原有的名牌均已占统治地位，西瓜霜、草珊瑚、健民咽喉片等已占有市场的大部分份额，且知名度高，均为老名牌、实力雄厚，市场占有率高，销售渠道主要分布在医院，药店次之；诉求重点均放在药效、具体功效或产品形象上，比较多用名人（歌星等）帮助提高知名度。

金嗓子喉宝以其"入口见效"的产品特色作为定位，在目标市场策略上采取明显区别与竞争对手的差异化价格和渠道。用区别于竞争对手的较高定价5~6元，保持稳定，用中高价、中高档来形成消费者对产品高品质的信心及保证。营销渠道的重点在做零售终端，即城乡药店市场；在批发渠道上，通过各地医药公司进行批发，向全国乡镇市场进行渗透。从各方面强化了"入口见效的新型高质咽喉保健品"的产品定位。

正是实施了正确的目标市场定位营销战略，金嗓子产品销售量每年以50%以上的速度递增，成为全国著名畅销品牌。

【案例思考】

1. 金嗓子喉宝的目标市场是如何确定的？
2. 金嗓子喉宝的市场定位是什么？采用了哪种定位策略？

【问题思考】

1. 企业可选择的市场细分标准有哪些？
2. 目标市场选择模式有哪些？
3. 目标市场营销策略有哪些？影响企业选择目标市场营销策略的因素有哪些？
4. 市场定位策略主要有哪几个？

# 第七章　产品策略

## 本章重点

1. 产品组合策略。
2. 品牌策略。
3. 产品生命周期各阶段的特点与营销策略。

【基本概念】

产品整体概念、产品组合、产品线、产品项目、品牌。

【引导案例】

西安杨森制药有限公司是中国最大的合资制药企业，美国强生公司在华最大的子公司，成立于 1985 年，在中国享有较高的知名度。旗下的达克宁、吗丁啉、西比灵（氟桂利嗪，下同）等都是各自领域里比较成功的品牌。多年来，在中国消费者心目中形成了很高的品牌忠诚度。探究产品成功的背后，人们会发现在品牌传播时，西安杨森有意将企业信息同时传达给消费者。与其他品牌关系相比，达克宁、吗丁啉、西比灵等品牌与西安杨森之间的关系似乎比较松散。比如在包装上，"西安杨森"字样并不突出，但总是出现在一个固定的位置上；每一个产品在电视广告的结尾，都会掷地有声地出现"西安杨森"的字幕或声效。潜移默化中，人们只要提起这些产品，一般都会马上想到：哦，这是西安杨森出品的。由此可见，西安杨森采用了品牌担保策略，主要是想向消费者保证这些产品一定会带来所承诺的优点。因为这个品牌的背后是一个成功的企业，它有条件、有能力生产出优质的产品。在市场营销中，品牌担保策略尤其适合推广新产品。不过任何品牌策略都有风险，比如一旦有一天被担保者违背了承诺，那么担保人的信誉也将受到损伤。

【导语】

采用担保品牌策略主要是想向消费者保证，这些产品一定会带来所承诺的优点，因为这个品牌的背后是一个成功的企业，它有条件、有能力生产出优质的产品。担保品牌策略尤其适合推广新产品。

产品是市场营销活动的载体，产品是企业生产活动的中心，而产品策略是企业市场营销活动的支柱和基石。什么是产品？何谓新产品？企业应采用何种产品组合策略、品牌策略和包装策略？下面将进行详细讲述。

# 第一节 产品与产品组合

## 一、产品

### （一）产品的定义

要制定正确的产品策略，必须首先明确产品的概念。对于产品的概念，人们有各种不同的看法，但最为常见的是从狭义、广义两个角度来认识。

狭义的产品是指生产者通过劳动而生产出来的、用于满足消费者需求的有形实体。这一概念强调产品是有形的物品，在生产观念盛行的时代极为流行。基于此认识，生产者可能只关注于产品的物质特征及生产成本，而消费者则关心通过产品实体的消费来满足某种需求。传统的产品概念已不能适应在生产力高度发展、商品日益丰富、市场竞争十分激烈的现代市场环境。

广义的产品是指从满足消费者需求出发，为消费者提供某种预期效益而设计的物质属性、服务和各种标记的组合。它不仅指物的形式，还包括产品的价格、包装、服务、品牌，信誉、广告等一系列有形或无形的特质，是适应现代市场经济发展要求的产品概念。

基于以上认识，我们将产品定义为：产品是能够提供给市场，让人们获取、使用或消费，从而满足人们某种欲望或需求的一切事物。这里的产品具有两种形态：①实体（有形产品），呈现在市场上具有一定的物质形态，如衣服、面包、房屋、汽车等；②服务（无形产品），指各种劳务或销售服务，如金融、保险、通讯等劳务及产品的送货、安装、换退、维修、更新服务等。

当然这两种形态并不是完全对立的，越来越多的产品呈现出兼有实体与服务两个形态，如餐饮、服饰、软件等，既有实体产品，又包含产品中的服务成分，比如星巴克咖啡，那不仅是喝一杯咖啡，也是一种服务与体验过程，2011 年 3 月，星巴克强势推出了新的简化标识，如图 7 - 1。新 LOGO 最大的突破在于去掉了周围的英文字，目的就是淡化星巴克产品的物质属性，让消费者更加专注于产品给其带来的良好体验。

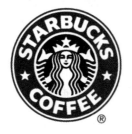
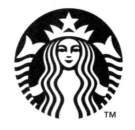

（1）　　　　　　　　　　　（2）

**图 7 - 1　星巴克新旧 LOGO 对比**

（1）1992 年的 LOGO；（2）2011 年的 LOGO

### （二）产品整体概念

传统的定义已不能涵盖现代观念的产品，产品的内涵已从有形物品扩大到服务、人员、地点、组织和观念等。于是，产品的外延也从核心产品向形式产品、期望产品、延伸产品和潜在产品拓展，即从核心产品发展到潜在产品五个层次，我们称之为产品整体概念，如图7-2所示。

**1. 核心产品**　是指产品能给购买者带来的基本利益和效用，即产品的使用价值，是构成产品最本质的核心部分。消费者购买某种产品并非是为了拥有该产品实体，而是通过对产品的消费来满足某种需求。比如洗衣机的核心利益体现在能够代替人力帮助消费者方便、省时、省力地清洗衣物。营销人员的任务是从满足消费者的需求出发，深入探索出消费者所追求的产品核心利益部分。

**2. 形式产品**　是指核心产品借以实现的形式或目标市场对某一需求的特定满足形式，是核心产品的载体。比如洗衣机的形式产品通常由品质、外观、特色、商标

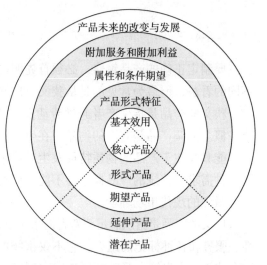

图7-2　产品整体概念的五个层次

及包装等特征构成。形式产品呈现在市场上可以为顾客所识别，因此它是消费者选购商品的直观依据。产品的基本效用必须通过形式产品有效地实现，才能更好地满足消费者的需求。市场营销人员应努力寻求更具有吸引力的产品外在形式以满足顾客的需求。

**3. 期望产品**　是指消费者在购买产品时期望得到的与产品密切相关的一整套属性和条件。如人们购买洗衣机时，期望噪音小、进水排水通畅、外形美观、结构安全可靠等。当然，或许消费者还希望洗衣机不仅能够洗衣服，还能洗点别的东西。

**4. 延伸产品**　延伸产品也叫附加产品，是指消费者购买产品时所能得到的附加服务和附加利益的总和。比如，洗衣机的运送、安装、调试、维修、产品保证、零配件供应等。附加产品来源于对消费者需求的综合性和系统性的深入研究，要求市场营销人员必须正视消费者的整体消费体系，但同时必须注意消费者是否愿意承担因附加产品的增加而增加的成本。

**5. 潜在产品**　是指现有产品在消费者消费过程结束后，未来可能带给消费者的所有增加和改变的部分。在产品的核心功能趋同的情况下，谁能更快、更多、更好地满足消费者的复杂利益整合的需要，谁就能占有市场，取得竞争优势。美国著名管理学家哈罗德·李维特（Harold. J. Leavitt）曾说过："新的竞争不在于工厂制造出来的产品，而在于工厂外能够给产品加上包装、服务、广告、咨询、融资、送货或顾客认为有价值的其他东西。"

核心产品、形式产品、期望产品、延伸产品、潜在产品作为产品的五个层次是不可分割和紧密相连的，它们构成了产品整体概念。由此可见，产品整体概念本质上是企业对产品的动态管理过程。它以核心产品为中心，也就是以消费者需求为出发点，在充分考虑消费者需求的前提下，做出满足消费者需求的产品决策，将核心产品转变为丰富多彩的形式产品，并在此基础上附加多种利益，以持续、创新地满足消费者不断变化的需求。

### （三）产品分类

在市场营销中，对产品进行分类的目的是为了制定不同产品的营销策略。营销人员在研究产品和服务营销战略时，建立了几种产品的分类标准。

1. 按产品为基础分类　就是把具有相似特征的产品放在一组，尽管这些产品可能是为不同目的和不同市场服务。以此标准可将产品分为耐用品、非耐用品和服务。

（1）耐用品　耐用品是有形的实体物品，并且可以较长时间地使用，通常有多重用途。例如：空调、汽车、服装等。对于耐用品来说，企业一般需要更多地采用人员推销和提供多种服务和保证，如维修、送货服务及分期付款等。

（2）非耐用品　非耐用品也是有形的实体物品，通常有一种或几种用途，例如：肥皂、牙膏、啤酒、打印纸等。这类产品消费速度快，易耗，购买频率高，因而企业应使消费者能在许多地方很方便地购买到。还应考虑薄利多销，广告宣传，以吸引消费者试用并形成偏好。

（3）服务　服务是非物质实体产品，以提供劳动的形式满足他人某种特殊需要而提供的活动、利益和满足。服务是无形的、不可分割的、不能储存的产品。因此，服务更需要质量控制和提供者的信誉度及适应性。如理发、美容、旅行、金融等都属于服务。

2. 按消费者购买习惯为基础分类　可将产品分为便利品、选购品、特殊品和非渴求品。

（1）便利品　是指消费者会经常立即购买，很少比较和花精力的消费品和服务。它们的价格通常较低，消费的即时性强，例如方便面、饮料和报纸等。城市里许多24小时便利店主要经营此类产品。

（2）选购品　是指消费者会仔细比较其质量、价格、款式和功能等，购买频率较低的消费品。在购买时，消费者花较多时间和精力收集信息进行比较，例如房屋、汽车、家用电器、服装等。

（3）特殊品　是指消费者愿意花特殊的精力去购买的有特殊性质或品牌的消费品。价格通常较高，但消费者对价格是低敏感度的，例如特需医疗服务、特殊药品、定制服装等。

（4）非渴求品　是指消费者未知或已知但是通常并无兴趣和欲望购买的消费品。非渴求品只是一个相对概念，通常新产品刚上市时属于此类产品。非渴求物品的性质决定了企业必须加强广告、推销工作，使消费者对这些产品有所了解，产生兴趣，吸引潜在顾客。

**3. 按产品进入生产过程的方式为基础分类** 可将产品分为原材料和零部件、资本项目、供应品和服务。

（1）原材料和零部件 又叫完全进入产品的生产用品，是指完全进入生产过程并全部转化为新产品的生产用品。如农产品（粮、油、棉）、天然产品（木材、原油、矿石）和零部件。

（2）资本项目 又叫部分进入产品的生产用品，指生产过程中被逐渐或分次转移到新产品中去的生产用品。包括设施（如厂房、土地、固定设备）、附属设备（移动设备、办公设备）等。

（3）供应品和服务 指不会在生产过程中变为实际产品，但其价值要计入新产品成本，维持经营管理所必需的工业品。如供应品（纸、笔）和企业服务（广告策划、法律咨询）等。

## 二、产品组合

企业为了满足市场的需要，扩大销售、分散风险、创造利润，往往生产经营多种产品，采取多元化战略。但是，企业所生产经营的产品并非越多越好，而是需对企业产品进行科学的选择组合，形成合理的结构与协同作用，促进销售与利润增长。

### （一）产品组合的基本概念

**1. 产品组合** 是指企业生产或经营的全部产品线和产品项目的组合，或者说是企业生产经营的全部产品的结构。

**2. 产品线** 是指密切相关的满足同类需求的一组产品。一个企业可以生产经营一条或几条不同的产品线。

**3. 产品项目** 是指在企业产品线上列出的每一个产品，是构成产品的基本元素。例如某医药企业可生产抗生素、疫苗和诊断药品，即该企业拥有三条产品线。在疫苗这条产品线中，又有狂犬疫苗、甲肝疫苗、卡介苗、麻疹疫苗、脊髓灰质炎疫苗五种产品，即疫苗这条产品线共包括五个产品项目。

### （二）产品组合的宽度、长度、深度、关联度

产品组合包括四个要素，即产品宽度、产品长度、产品深度和产品关联度。

**1. 产品宽度** 是指一个企业生产经营的产品系列的数目。产品系列也叫产品线，是具有相同使用功能，而规格型号不同的一组类似的产品项目。

**2. 产品长度** 是指一个企业的产品组合中所包括的产品项目的总和。即企业所有产品线中各产品项目相加之和。

**3. 产品深度** 是指某一产品线中各产品项目的多少。其中的产品项目是指产品线中，规格、款式、档次、品牌及价格等有所不同的具体产品。

**4. 产品关联度** 又称黏性，是指各条产品线在最终用途、生产条件、分销渠道等

方面相互关联的程度。

我们以某银行服务项目为例，见图7-3。

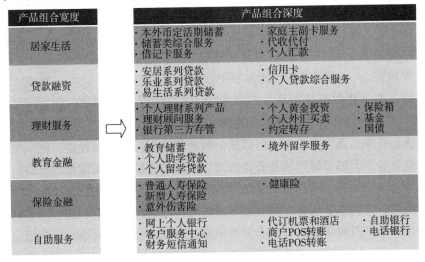

**图7-3 某银行的产品组合**

该银行产品线（产品组合的宽度）为6个；产品项目数为（产品组合的长度）为36个；产品系列中所包含的产品项目的平均数为6个；从该银行的6个产品系列看，都是金融服务产品，在技术支持、广告与销售渠道上都有密切相关性，黏性较高。

产品组合的宽度、长度、深度和黏性直接影响着产品策略的制定。一般情况下，扩大产品组合的宽度，即增加产品线，有利于企业扩展经营领域，实施多元化经营，更好地发挥企业资源整合优势，提高效益，并可以分散经营风险；增加产品组合的长度，挖掘潜在技术优势，使产品线丰富充裕；加强产品组合的深度，占领同类产品的更多细分市场，满足更广泛的市场需求，增强企业的行业竞争能力；加强产品组合的黏性，可以使企业在一定的市场领域内增强竞争能力和树立良好的声誉。所以，企业的产品组合结构必须恰到好处。

### （三）产品组合的分析

由于市场需求和竞争形势的变化，产品组合中的每个产品必然会在变化的市场环境下发生分化，一部分产品获得较快的成长，一部分产品继续取得较高的利润，也有一部分产品趋于衰退。为此，企业需要经常分析产品组合中各个产品品种销售成长的现状及发展趋势，以做出开发新产品、改进名品和淘汰衰退产品的决策，适时调整产品组合，力求达到一种动态的最佳产品组合。

对产品组合进行分析，首先要对产品组合中现有的产品线的状况进行分析，然后要对每一条产品线中产品品种的销售、盈利情况及定位状况作出分析评价。

下面重点介绍两种产品线组合的评估分析方法：

**1. 波士顿矩阵法（BCG Matrix）** 由波士顿咨询集团（Boston Consulting Group，BCG）在20世纪70年代初开发。如图7-4所示，以市场占有率为横坐标，以市场增

长率为纵坐标，每一坐标从低到高分成两部分，就形
成四个象限，每一象限中可放入不同的产品线，然后
加以分类评价。

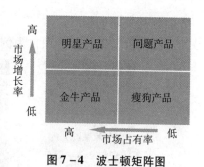

图 7-4　波士顿矩阵图

（1）问题类（Question Marks，高增长、低市场份额）
这类产品具有高的市场增长率和低的市场占有率，
需要投入大量资金，以提高其市场占有率。但此也存
在较大风险，如果此类产品市场的发展符合企业长远
发展目标，并且企业具有资源方面的优势，还能够增
强企业的核心业务，那么有时企业可以甚至放弃眼前利润，扩大投资，把问题型产品发
展成明星型业务，但如果得到的是否定的回答，则企业适时应采用收缩策略。

（2）明星类（Stars，高增长、高市场份额）　这类产品市场占有率和市场增长率
都很高，具有一定的竞争优势。但是由于市场增长率很高，竞争激烈，为了保持优势地
位需要许多资金，因而并不能为企业带来丰厚的利润。但当市场增长率放慢后，它就转
变为金牛类，可大量为企业创造利润。

（3）现金牛（Cash cows，低增长、高市场份额）　这类产品线有低的市场增长率
和高的市场占有率，收入多、利润大，是企业利润的源泉。企业常要用金牛类产品线的
收入来支付账款和支持明星类、问题类和狗类产品线的投资。

（4）瘦狗类（Dogs，低增长、低市场份额）　这类产品的市场增长率和市场占有
率都很低，在竞争中处于劣势，是没有发展前途的，应逐步淘汰。

对产品线进行这样的分类评价后，企业可以确定产品线组合是否健康。如果问题类
和瘦狗类产品线较多，而明星类和金牛类较少，则应当对不合理的组合进行调整：那些
很有发展前途的问题类产品线应予以发展，努力提高其市场占有率，增强其竞争能力，
使其尽快成为明星类；金牛类产品线要尽量维持其市场份额，以继续提供大量的资金收
入；处境不佳、竞争力小的金牛类产品线和一些问题类、瘦狗类产品线应实行收缩，尽
量减小投资，争取短期较多的收益；没有发展前途又不能盈利的那些瘦狗类和问题类产
品线应放弃，进行清理、淘汰，以便把资金转移到更有利的产品线上。

2. GE 矩阵法（GE Matrix）　GE 矩阵法又称通用电器公司法、麦肯锡矩阵、九盒
矩阵法、行业吸引力矩阵。GE 矩阵法较之波士顿矩阵法，综合考虑了更多的重要因素，
而不只局限于市场增长率和市场占有率，所以更加切合实际。

如图 7-5 所示，对每一产品线从行业吸引力和产品线实力两方面予以衡量。行业
吸引力主要根据该行业的市场规模、市场增长率、历史毛利率、竞争强度、技术要求、
通货膨胀、能源要求、环境影响及社会、政治、法律因素等加权评分得出，分为高、
中、低三档。产品线实力主要根据企业该产品线的市场份额、市场增长率、产品质量、
品牌信誉、分销网、促销效率、生产能力与效率、单位成本、物资供应、研究与开发设
计及管理人员等加权求平均得出，分为强、中、弱三档。于是，在 GE 矩阵中有 9 个
区域。

GE 矩阵可以分为三大部分：左上角部分，包括（1）、（2）、（4）三个区域，表示

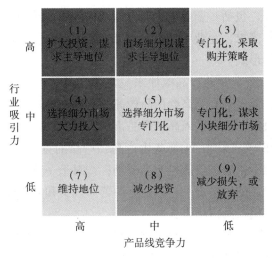

图 7-5  GE 矩阵图

最强的产品线，行业吸引力和产品线实力都较好，企业应采取增加投资积极扩展的策略；左下角到右上角的对角线部分，包括（3）、（5）、（7）三个区域，表示产品线的总体吸引力处于中等状态，企业一般应维持投资保持盈利；右下角部分，包括（6）、（8）、（9）三个区域，表示总体吸引力很低的产品线，企业一般应采取收缩和放弃策略。

### （四）产品组合策略

产品线是决定产品组合宽度、长度、深度和关联度的基本因素，动态的最优产品组合正是通过及时调整产品线来实现的，因此，对产品线的调整是产品组合策略的基础和主要组成内容。

**1. 产品线填充策略**  产品线填充策略是在现有产品线的经营范围内增加新的产品品种，从而延长产品线。

采取这一策略的动机主要有：①增加盈利，充分利用过剩的生产能力；②满足经销商增加产品品种以增加销售额的要求；③阻止竞争者利用市场空隙而进入；④企图成为领先的完全产品线的企业。

产品线的填充要避免导致新旧产品的自相残杀和在消费者中造成混乱，为此企业要使新增品种具有显著的差异，使顾客能够区分清楚。企业还应该查新增品种是否适合市场需要，而不可仅仅为了满足企业自身填补空隙或形成完全产品线的需要。

**2. 产品线削减策略**  产品线常常被延长，而增加新品种是会使设计费、工程费、仓储费、促销费等费用相应上升的，因此企业可能会出现资金短缺和生产能力不足等现象。于是，管理当局就会对产品线的盈利能力进行研究分析，从中可能发现大量亏损的产品品种，为了提高产品线的盈利能力，会将这些产品品种从产品线上削减掉。企业经营中，这种产品线先延长而后被削减的模式将会重复多次。

**3. 产品线扩展策略**  产品线扩展是指企业把产品线延长而超出原有范围。促使产品线延长的因素有很多，包括：企业生产能力过剩，推销人员和分销商希望以更为全面的产品线去满足顾客的需求，企业希望开拓新市场而谋求更高的销售量和利润，等等。产品线扩展策略有三种形式。

（1）向上扩展　有些企业的产品线原来只定位于低档产品，由于希望发展各档产品齐全的完全产品线，或者是受到高档产品较高的利润率和销售增长的吸引，企业会采取产品线向上扩展的决策，准备进入高档产品市场。

向上扩展可能存在一些风险：①那些生产高档产品的竞争者会不惜一切坚守阵地，并可能会反戈一击，向下扩展进攻低档产品市场；②对于一直生产低档产品的企业，顾客往往会怀疑其高档产品的质量水平；③企业的营销人员和分销商若缺乏培训和才干的话，可能不能胜任为高档产品市场服务。

（2）向下扩展　那些生产高档产品的企业，可能决定生产低档产品，也即将产品线向下扩展。企业向下扩展的理由可能有四种：①企业在高档产品市场上受到强大攻击，因而以拓展低档产品市场来反戈一击；②企业发现高档产品市场增长缓慢而不得不去开拓低档产品市场；③企业最初进入高档产品市场是为了树立优质形象，目标达成后，向下扩展可以扩大产品市场范围；④企业为填补市场空缺而增加低档产品品种，以防竞争者乘虚而入。

采取向下扩展的策略，也会有一些风险：①企业新增的低档产品品种可能会损害到高档产品品种的销售，危及企业的质量形象，所以企业最好对新增低档产品用新的品牌以保护原有的名牌产品；②可能会刺激原来生产低档产品的企业转入高档产品市场而加剧竞争；③经销商可能因低档产品获利微薄及有损原有形象而不愿意或没有能力经营低档产品，从而企业不得不另建分销网，增加许多销售费用。

（3）双向扩展　生产中档产品的企业在市场上可能会同时向产品线的上下两个方向扩展。

**4. 产品线现代化策略**　有的企业，其产品线长度是适当的，但其产品多年以来一直是老面孔，所以必须使产品线现代化，以防被产品线较为新式的竞争对手所击败。

产品线现代化，要考虑是采取渐进式，还是一步到位。渐进式，即逐步实现现代化，它的优点在于可以使企业在全面改进产品线之前，观察和了解消费者和经销商对新式产品的喜爱情况，资金耗费较少。它的主要缺点在于易被竞争对手察觉到企业的行动，采取类似的行动，也推出新式产品。

**5. 产品线号召策略**　企业可以在产品线中有目的地选择一个或少数几个产品品种进行特别号召，一般有以下三种情形：

（1）低档号召　对产品线上低档产品品种进行特别号召，使之成为"开拓销路的廉价品"，以此吸引顾客。一旦顾客登门，推销员就会想方设法地影响并鼓动消费者购买高档产品。

（2）高档号召　对优质高档产品品种进行号召，以提高产品线的等级。如某公司的一款围巾售价高达300美元，无人问津，但这款围巾起到了"旗舰"的作用，提高了整条产品线的地位。

（3）*滞销号召*　当企业发现产品线上有一端销售形势良好，而另一端却有问题时，可以对销售较慢的那一端大力号召，以努力促进市场对销售较慢的产品的需求。

【相关案例】

### 儿童装江中健胃消食片：计划外生育的"超生儿"

孩子不吃饭，全家人围着团团转，妈妈喂，奶奶哄……这是当前很多家庭孩子共同的特点。孩子在成长的过程中，脾胃稚弱，零食吃多了，或者爱好甜、冷、油炸等食物，因饮食不节极易引起消化不良，损伤脾胃，导致不吃饭、厌食、挑食等症状，这是很多妈妈的烦恼。江中集团在研究中发现，儿童由于脾胃尚未发育完全，消化不良的发病率高于其他人群，主要症状是挑食、厌食。一方面，儿童正处在长身体阶段，家长担心消化不良会影响其生长发育，解决消化不良的需求更为迫切；而另一方面，家长又担心药品毒副作用会伤害到儿童的身体健康，在用药选择上非常谨慎，宁缺毋滥。因此很多家长因为找不到合适的药，而多采用一些民间土方、食疗等解决。最终造成儿童市场发病率高，需求最迫切，但用药率低的怪圈。于是，在企业已有的江中健胃消食片这样一个全国知名产品的基础上，采取产品线填充策略，有针对性地填补儿童消化类用药的市场需求，推出儿童装江中健胃消食片，占领了许多年轻家长的心智。产品上市3年，完成超过3.5亿的销售额，抢占了"儿童助消化药"的心智资源，成为我国儿童消食产品的第一品牌。

# 第二节　产品生命周期

## 一、产品生命周期内涵

产品同任何生命体一样，都存在生老病死，企业经营者如能顺应外部环境与产品生命周期的不同阶段的特点，采取针对性的策略，将可实现产品的增产与利润的增加，从而延长产品的生命周期。

### （一）产品生命周期的概念

产品生命周期是产品从进入市场开始，直到最终退出市场为止所经历的全部时间。产品的生命周期不是指产品的使用寿命，而是指产品的市场寿命。是指从产品研发、试销、进入市场开始到产品退出市场结束的时间。

### （二）产品生命周期的主要阶段

典型的产品生命周期一般可分为四个阶段，即导入期、成长期、成熟期和衰退期。如图7-6。

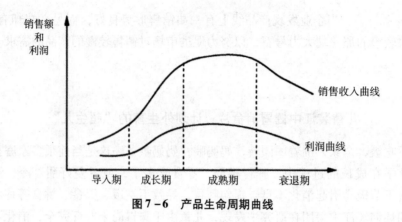

图 7 – 6    产品生命周期曲线

## 二、产品生命周期划分的依据

### (一) 增长率分析

通过一定周期产品市场销量的增长情况反映产品周期所处的阶段。

增长率 = （销售增长量/上年销售量）×100%

增长率小于10%，且不稳定，为投入期；大于10%为成长期；小于10%，为成熟期；小于0为衰退期。

### (二) 产品普及率分析

产品生命周期阶段的判断可借助于产品市场的普及率指导来分析，利用产品的拥有量与人口总数或是家庭数来计算。

人口平均普及率 = 产品社会拥有量/人口总数×100%

家庭平均普及率 = 产品社会拥有量/家庭户数×100%

当普及率小于5%时，为产品的导入期；5%~50%为成长前期；50%~80%为成长后期；80%~90%为成熟期；大于90%为衰退期。

### (三) 类比分析法

某种产品的生命周期可利用与其相似属性产品的生命周期进行类比分析，以判断其应处的生产周期，当然此只是定性的类比判断，如电视与冰箱有较强的类似性，可借助彼此进行类比判断。

## 三、产品生命周期各阶段的特点

典型的产品生命周期一般可分为四个阶段，即导入期、成长期、成熟期和衰退期。

### (一) 导入 (投入) 期

新产品经过研发和试销后投入市场。此时，顾客对产品尚不了解，只有少数追求新奇的顾客可能购买，销售量很低，需要大量的营销费用，对产品进行宣传。在这一阶段，销售额增长缓慢，利润较少，可能出现亏损。竞争者几乎没有，很多竞争者还没有开始生产这一产品，甚至有些竞争者也没有听说过该产品。

## （二）成长期

这时顾客对产品已经熟悉，越来越多的顾客开始购买，市场逐步扩大。销量上升，增加的速度在加快，规模效应开始显现，产品的单位成本下降，利润也迅速增长，利润有可能在这一时期达到最大。竞争者开始纷纷生产该产品，竞争加剧。

## （三）成熟期

这一时期根据销售量的变化也可以分为三个阶段，即成熟期第一阶段、成熟期第二阶段和成熟期第三阶段。企业产品的销售量在成熟期第一阶段开始上升，但增加的速度在放慢，企业利润也可能在成熟期的第一阶段达到最高值。随着销售量的进一步增加，企业产品的销量达到最大值，市场需求趋于饱和，这是成熟期的第二阶段，利润开始下降。之后销售量开始下降，进入成熟期的第三阶段，销售量下滑的速度在加快。大众消费者购买该产品，并开始有部分消费者放弃使用这一产品。成熟期阶段，竞争激烈，可以用白热化来形容。

## （四）衰退期

随着技术的发展，新产品或替代品出现，促使消费者转向其他产品，从而使原来产品的销售额和利润额迅速下降。于是，产品又进入了衰退期，这也是产品进入下一个生命周期的开始。

### 四、产品生命周期各阶段的营销策略

#### （一）导入期市场营销策略

**1. 快速掠取策略**　又称为快速撇脂策略，即双高策略，企业以高价格高促销的方式推广新产品，高价是为了迅速使企业收回成本并获取高的利润，高促销就是要通过各种促销手段，增强刺激强度。

**2. 缓慢掠取策略**　即高低策略，企业以高价格低促销的方式推广新产品，高价可迅速收回成本，扩大利润，低促销又可减少营销成本。

**3. 快速渗透策略**　即低高策略，企业以低价格高促销的方式推广新产品。新产品的定价在一个低水平上确定，同时，通过大规模的促销活动把信息传递，刺激消费者的购买欲望。

**4. 缓慢渗透策略**　即双低策略，企业用低价格低促销的方式推广新产品，以低价避免竞争，以较低的促销费用来降低经营成本，确保企业的利润。导入期可以采用的四种策略，如图 7-7 所示。

并不是说企业只能选择其中的一种。企业应该从整个生命周期过程中的总体战略去考虑，灵活地交替使用。同时在实施时，还要配合一些其他策略，如配合渠道策略，才能取得好的效果。

| 价格水平 | 促销水平 高 | 低 |
|---|---|---|
| 高 | 快速掠取策略 | 缓慢掠取策略 |
| 低 | 快速渗透策略 | 缓慢渗透策略 |

图7-7　导入期可选择的市场策略

## （二）成长期市场营销策略

**1. 改进产品品质**　从质量、款式、包装、性能等方面加以改进，提高产品的竞争力。

**2. 增加新的分销渠道**　使产品进一步向尚未涉足的市场进军，在现有渠道的基础上，寻找新的突破，增加新的分销渠道，提高销售量。

**3. 加强产品品牌形象**　广告宣传由建立产品知名度逐渐转向建立产品的信赖度，增加宣传产品特色，建立品牌偏好，使其在消费者心目中产生与众不同的形象。

**4. 调整产品的价格**　产品在适当的时候降价或推出折扣价格，这样既可以吸引更多的购买者参加进来，又可以阻止竞争对手的进入。

## （三）成熟期市场营销策略

**1. 拓展市场**　企业可以通过争取潜在顾客和竞争对手的顾客来增加购买人群，也可以通过促使使用者增加使用次数或增加产品每次的使用量来促进销售量。

**2. 改进产品**　企业通过对产品的改良，使顾客对产品产生新鲜感和跟随感，从而带动产品的销售。产品的改进主要质量、性能、服务、包装等变量上下工夫。

**3. 优化营销组合**　通过改变价格、渠道和促销等，如以团购折扣、运费补贴、分期付款等方法来降价让利，扩大分销渠道、增设网上商城、调整促销组合、投放广告、加强人员推销、强化公共关系等。多管齐下，扩大影响，争取更多的顾客。

## （四）衰退期市场营销策略

**1. 维持策略**　企业继续采用以前的营销组合策略，保留原有的细分市场，直到产品从市场完全退出为止。

**2. 集中策略**　企业集中资源在最有利的细分市场和最畅销的产品上，获得最大利益。

**3. 收缩策略**　企业通过减少销售费用，降低促销成本来增加当前利润。

**4. 转移策略**　在衰退阶段，企业应积极地开发新产品，有计划地使新产品及时衔接。

**5. 放弃策略**　当机立断放弃那些迅速衰落的产品，既完全放弃。

我们可以通过表7-1将上述产品生命周期各个阶段的营销策略进行梳理。

**表 7-1 产品生命周期各阶段营销策略**

| 营销策略 | 导入期 | 成长期 | 成熟期 | 衰退期 |
|---|---|---|---|---|
| 策略重心 | 扩张市场 | 渗透市场 | 保持市场占有率 | 提高生产效率 |
| 营销支出 | 高 | 高 | 下降 | 低 |
| 营销重点 | 产品知晓 | 品牌偏好 | 品牌忠诚度 | 选择性 |
| 营销目的 | 提高知名度 | 增大市场占有率 | 追求最大利润 | 增加利润回收 |
| 分销方式 | 选择性的分销 | 密集式 | 更加密集式 | 排除低效率渠道 |
| 价格 | 成本加成法 | 渗透性价格 | 竞争性价格 | 削价策略 |
| 产品 | 基本型为主 | 改进质量，增加种类 | 差异化，品牌化 | 剔除弱势产品 |
| 广告 | 争取早期使用者 | 大量营销 | 建立品牌形象 | 维持品牌忠诚度 |
| 销售追踪 | 大量促销，试用 | 增加消费者需求 | 鼓励品牌忠诚 | 将支出降到最低 |

# 第三节 品牌与包装策略

随着市场经济的发展和商品的极大丰富，对于产品概念内涵的理解不仅仅停留在经济学家和企业家那里，更重要的是消费者同样在用消费理念与行为在解读什么是产品，作为产品内涵中重要内容的品牌与包装，在决定消费者购买决策中的作用愈发明显。

## 一、品牌策略

可口可乐传奇总裁罗伯特·伍德鲁夫（Robert W. Woodruff）说："假如可口可乐的所有工厂在一夜之间被大火全部烧毁，但它能一夜之间起死回生。"原因在于品牌已经成为企业最重要的无形资产。当今企业的竞争已经由产品与产品的竞争逐步过渡到品牌与品牌的竞争，消费者购买商品不仅仅追求的是商品的使用价值，更多的是考虑商品被人们所认同的、能充分体现购买者个性特征，并具有良好体验价值的"标志"。

### （一）品牌的含义

**1. 品牌** 按照美国市场营销协会的定义：品牌是一种名称、标志、符号或设计的组合运用，其作用是借以辨认某个销售者或某群销售者的产品或服务，并使之同竞争对手的产品和服务区别开来。

品牌通常包括品牌名称、品牌标记、可注册的商标三个部分。

（1）**品牌名称** 是指品牌中能够发音，能被读出的那部分，如"adidas""nike"等。nike 这个名字，在西方人的眼光里很是吉利，易读易记。

（2）**品牌标志** 是指品牌可以视觉识别，能用语言描述，但不能用语言直接称呼的部分，如"adidas"的三叶草和"nike"的弯钩等（见图 7-8）。

（3）**商标** 是一个法律名词，指由文字、图形或文字与图形结合而成的，经过向国家有关部门注册登记后，获得专用权，受国家法律保护的品牌。它是品牌的一部分，

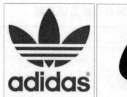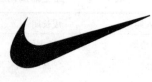

**图 7－8　阿迪达斯的三叶草与耐克的弯钩标志**

而品牌则只是商业用语。

**2. 品牌的内涵**　品牌通常能传达属性、利益、价值、文化、个性、用户六个方面的内涵。

（1）属性　品牌代表着特定的商品属性，这是品牌最基本的含义。如"奔驰"带来的汽车属性。

（2）利益　产品属性带来的利益与功能。如不同品牌汽车可能分别代表着"经济""耐久""高贵""先进""安全"等不同的利益点。

（3）价值　品牌体现了产品生产者的某些价值感，例如"奔驰"代表着高绩效、高品质、创新激情等。而这种价值必须得到消费者的辨识与认同，产生对这些价值感兴趣的购买者群体。

（4）文化　品牌承载着特定的文化背景。如"奔驰"品牌蕴涵着"有组织、高效率和高品质"的德国文化。

（5）个性　不同的品牌会使人们产生不同的品牌个性联想。如"奔驰"雍容、沉稳、严谨的个性。

（6）用户　品牌暗示了购买或使用产品的消费者类型。如"奔驰"的使用者多为商务成功人士。

【知识链接】

### 品牌的前世今生

品牌的英文单词 Brand，源出古挪威文 brandr，意思是"烧灼"。人们用这种方式来标记家畜等需要与其他人相区别的私有财产。到中世纪的欧洲（476～1492 年），brand 这个名词诞生，手工艺人用这种打烙印的方法在自己的手工艺品上格下标记，以便顾客识别产品的产地和生产者。这就产生了最初的商标，并以此为消费者提供担保，同时向生产者提供法律保护。1266 年，英国法律要求在每一块面包上做记号。16 世纪早期，蒸馏威士忌的生产商将威士忌装入烙有生产名字的木桶中以防不法商人偷梁换柱。1597 年，已有颁布法律对冒用他人标记的人规定严厉惩罚。至 19 世纪下半期，品牌的产品已成为必要。

### （二）品牌的作用

我们从企业和消费者两个方面阐述品牌的作用。

**1. 对于企业的作用**　对从事市场营销活动的企业来讲，品牌的作用主要体现在以下几个方面：

（1）促进产品销售　品牌以其简洁、明快、易识别的特征而使其成为消费者记忆产品质量、产品特征的标志。成为市场销售中重要的辨识基础，利于消费者认知、判断和选择。

（2）扩大产品组合　企业多元化战略中，品牌是支持其新的产品组合的无形力量。在高认知度和忠诚度下的产品组合的扩大容易为消费者所接受。

（3）创造增值价值　品牌通过个性、品质的塑造与积累，形成企业的一种无形资产，能给产品带来重要的增值价值。

（4）形象塑造功能　品牌是企业塑造知名度和美誉度的基石，在产品同质化的今天，品牌为企业和产品赋予个性、文化等许多特殊的意义。

（5）保护知识产权　通过注册专利和商标，维护品牌的声誉。

**2. 对于消费者的作用**　一个好的品牌会给消费者带来很多益处。

（1）便于识别　品牌便于消费者辨认、识别所需商品的相关信息，有助于消费者选购商品。

（2）降低风险　选择信誉好的品牌则可以帮助降低精神风险和金钱风险，同时节约时间和精力成本。

（3）建立契约　品牌是为消费者提供稳定优质产品和服务的保障，消费者则用长期忠诚的购买回报制造商，双方通过品牌延续形成一种相互信任的契约关系。

（4）展现个性　品牌积累的独特个性和丰富内涵，消费者可以通过购买品牌来展现与自己身份、气质相吻合的个性。

## （三）品牌的设计原则

品牌设计应紧密联系市场，契合社会。是品牌管理科学与艺术在企业经营活动中的展现。

**1. 简明醒目**　这是品牌设计的首要原则，品牌的重要作用是有助于识别商品，所谓"耳听为虚，眼见为实"，要使消费者留下深刻的印象，起到宣传强化的作用，就必须简洁明了，一目了然，图案清晰，线条流畅，和谐悦目。

"M"是一个极普通的字母，但通过对其施以不同的艺术加工，就可以形成表示不同商品的标志或标记。鲜艳的金黄色拱门"M"是麦当劳（McDonalds）的标记，由于它棱角圆润，色泽柔和，给人以自然亲切之感，现如今，麦当劳这个"M"型标志已经成为社会公众喜爱的快餐标志。

**2. 易于发音**　品牌设计要即可看，又可读。品牌名称的设计要力求简短，容易发音。如"可口可乐""雪碧""芬达"均易发音又易记忆，成为世界上最畅销的饮料标记。"脉动""红牛"等运动型饮料也因其名称朗朗上口而深受年轻人喜爱。

我国的"白象"牌电池出口到欧洲国家备受冷落的主要原因是品牌设计失误，因为在欧洲人眼里，大象是"呆头呆脑"的象征，并且英文 White Elephant（白象）是指

"无用而累赘的东西"，谁愿意购买无用而累赘的东西呢？

**3. 内涵丰富** 品牌设计不是凭空创造的，它要与企业理念和产品风格相匹配，使消费者能从中认识到企业形象的特点，暗示产品的优良属性，提升购买欲望。

【知识链接】

### 你知道这些品牌 LOGO 的涵义吗

亚马逊 Amazon。亚马逊的 LOGO 有两个明显的含义，聪慧和创新。箭头从 A 指向 Z 代表在他们的网站你能找到任何需要的产品，同时用一个酒窝凸显消费者满意的笑容。

LG 电子。韩国的跨国电子公司的主要用意是为了创造一个代表着信任和积极的 LOGO。幸运的是，他们不仅通过一张笑脸的设计达到了这个主题，同时也传达了视频游戏人物吃豆"Pac‑Man"的形象。

索尼 Vaio。这个索尼的 LOGO 代表着品牌将数字和电脑模拟科技的结合。"VA"的设计代表着模拟波形，"IO"代表着二进制码。

图 7‑9　多种品牌的 LOGO

联合利华 Unilever。跟其他公司不同，联合利华以其品牌为荣，通过一些更小的细节代表公司的产品，食品、饮料和个人保健品等。举个例子，心脏代表着爱、关爱和健康，而鸟代表着自由、日常压力的释放和更多的享受生活。

**4. 尊重习俗** 避免使用特殊地域或人群忌讳的图案、符号、色彩，以及令顾客产生异议的文字内容，注重品牌能够适应世界消费者的需要。

**5. 符合法律** 要根据《商标法》中对商标的文字、图案的规定来设计品牌，对进入国际市场的商品，设计时还要注意符合商品销往国家的法律规定。

### （四）品牌策略

**1. 品牌有无策略** 企业首先要对是否创建品牌做出抉择。产品是否使用品牌要视企业产品的特征和战略意图来定，大多数产品需要通过品牌塑造来提升其形象。但有些产品则没有必要塑造品牌，这包括：①大多数未经加工的原料产品，如棉花、矿砂、大豆等；②同质化程度很高的产品，如电力、煤炭、木材等；③某些生产比较简单，选择性不大的小商品，如小农具；④临时性或一次性生产的产品；⑤代理加工。无品牌营销可以节省广告、包装等费用，以降低成本和售价，加强竞争力，扩大销售，是否使用品牌还必须考虑产品实际情况。

**2. 品牌使用者策略** 企业在决定了使用品牌之后，还要决定如何使用品牌。企业通常可以在三种品牌使用策略之间进行选择，它们包括：

（1）制造商品牌策略 生产企业创立品牌，从而赋予产品更大的价值，并从中获得品牌权益。绝大多数生产者都使用自己的品牌，虽然生产者使用自己的品牌要花费一定的费用，但品牌运营可以转化为企业的无形资产，为企业带来更大、更长远的利益。此外，享有盛誉的生产者可以将品牌租赁给他人使用从而收取一定的特权使用费。

（2）经销商品牌策略 实力强大的经销商会倾向于树立自己的品牌，有一部分大企业也会将这种业务当做自己重要的利润来源，这是由于渠道实力的逐渐增强所导致的。美国著名的西尔斯所经营的商品 90% 以上都用自己的品牌。

（3）混合策略 企业对自己生产的一部分产品使用制造商品牌，而对另外一部分产品则使用中间商品牌，这种策略可以使企业获得上述两种策略的优点。

**3. 统分品牌策略** 如果企业决定使用自己的品牌，那么还要进一步在使用单一品牌和使用多品牌之间做出抉择。

（1）统一品牌策略 企业对所有产品均使用单一的品牌。例如，深圳三九药业集团收购数家中药企业，以企业联合重组，塑造统一的"三九"强势品牌就是一个典型的例子。统一品牌策略可以使企业的品牌效益最大化，使不同的产品都享受到品牌所带来的声誉，有助于开发新产品进入目标市场，建立企业对外统一的形象。但单一品牌也可能使企业由于某些产品的失败而受损，风险分担能力差。

（2）个别品牌策略 企业对不同的产品使用不同的品牌。这种策略避免了品牌由于个别产品失败而导致整体受损的危险，同时有助于企业发展多种产品线和产品项目，开拓更广泛的市场。这种策略的主要缺点是品牌过多，不利于发挥营销上的规模性和统一性。比较适用于那些产品线很多，产品之间关联性小的企业。

（3）分类品牌策略 美国著名的西尔斯大型百货公司所经营的家用电器、妇女服装、家用设备等不同种类的产品分别使用不同的品牌。分类家族品牌名称可以使需求具有显著差异的产品区别开来（如化妆品与药品），以免相互混淆、造成误解。

（4）品牌担保策略 一般是将企业名称与个别品牌并用，即在每一种个别品牌前冠以公司名称。好处是可以使产品享受企业的声誉，节约广告促销费用，又可以使品牌保持自己的特色和相对独立性。

采用担保品牌战略主要是想通过品牌的背后一个成功的企业向消费者提供信誉保证。担保品牌战略尤其适合推广新品。

**4. 品牌延伸策略** 品牌延伸策略是指企业利用已有的成功品牌来推出新产品的策略。

例如百事可乐公司在碳酸饮料取得成功之后，又推出了服装、运动包等产品。这种策略可以借助成功品牌的声誉将新产品成功地推向市场，节约企业市场推广的费用，但可能有悖消费心理，影响原有强势品牌在消费者心目中的特定心理定位。

**5. 多品牌策略** 多品牌策略是指企业为一种产品设计两个或两个以上的品牌。

　　这种策略的主要优势在于以下几个方面：①可以占据更多的货架空间，从而减少竞争者产品被选购的机会；②可以吸引那些喜欢求新求异而需要不断进行品牌转换的消费者；③可以使企业发展产品的不同特性，从而占领不同的细分市场；④可以促进企业内部各个产品部门和产品经理之间的竞争，提高企业的整体效益。例如宝洁公司的洗发水就拥有潘婷、海飞丝、飘柔等不同的品牌。

　　**6. 品牌重新定位策略**　由于消费者需求和市场结构的变化，企业的品牌可能丧失原有的吸引力。因此，企业有必要在一定的时期对品牌进行重新定位。

　　在对品牌进行重新定位的时候，企业需要考虑以下两个问题：第一，将品牌从一个细分市场转移到另外一个细分市场所需要的费用，包括产品质量改变费、包装费及广告费等；第二，定位于新位置的品牌的盈利能力。盈利能力取决于细分市场上消费者人数、平均购买力、竞争者的数量和实力等。

　　在中国市场上，宝马目标用户的偏移最为引人注目。作为运动和操控性能突出的豪华轿车品牌，宝马的定位是"喜欢享受驾驶乐趣的专业人士"。而在中国，最初宝马却被认为是暴富阶层用来炫耀身份的道具，并且经常与"为富不仁"相联系。

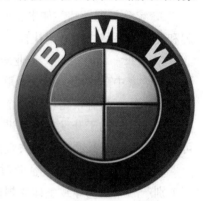

图7－10　宝马的LOGO

　　在销量下滑的同时，宝马也终于意识到中国市场的特殊性——对于中国"喜欢享受驾驶乐趣的专业人士"来说，宝马的高价位是一道很难跨越的屏障。在这种情况下，如果背离市场需求照搬其在欧洲的定位，会造成更多目标用户的流失。为此，国产宝马在2005年进行了最高10万元的价格下调，以求走出"有钱人"的奢侈品，甚至是炫耀性的奢侈品的定位，将它的目标客户群重新定义为有知识、有品位的成功人士。今天宝马在中国市场的目标消费者是有教养和不错职业的中产阶层，他们无论是对家庭，还是对社会，都有较强的责任心。

　　**7. 品牌更换策略**　是指企业在提供的产品或服务不变的情况下，用新品牌替代老品牌的一种品牌营销策略。

　　通常在现有品牌侵权中，违犯某国的国徽、国旗等标示、企业兼并、企业联合、调整发展战略等原因下企业需要更换品牌。例如2001年，联想制定了新的三年发展目标"高科技的联想，服务的联想，国际化的联想"。国际化的必备条件之一是拥有一个可以在全球畅通无阻、受人喜爱的品牌标识，但联想沿用18年的英文标识"LEGEND"已在多个国家被抢先注册。经过反复研究，2002年，联想以"lenovo"代替原有的英文标识"LEGEND"。

　　企业更换品牌的最终目的是为了提高企业的经济效益、促进企业的发展。在更换品牌过程中切实注意以下几个方面：①做出更换决策前，对原有品牌的各方面进行全面分析和研究；②了解新选定的品牌是否有冲击力，是否与自己的产品特点相适应，是否侵权等；③要及时到商标注册部门注册自己的新品牌，寻求法律保护；④要做好新旧品牌更换的过渡性工作；⑤加强新品牌的推广、营销工作。

## 二、包装策略

随着人们生活水平和文化水平的提高，包装对于顾客选择商品的影响越来越明显。"佛靠金装，人靠衣装"，其作用除了保护商品之外，还有助于商品的美化和宣传，激发消费者的购买欲望。

### （一）包装的含义

静态的包装是指产品的容器或外部的包装物；动态的包装是指设计并生产容器或包装物的一系列活动。产品包装一般分三个层次：①内包装，又称销售包装，最接近产品的容器，随同商品一起卖给顾客，如啤酒瓶；②中层包装，中层包装用来保护内包装和促进销售，如装酒瓶的纸箱；③外包装，也称运输包装或储运包装，它是为了便于储存、搬运和辨认产品的包装，如装运酒的纸板箱。

此外，附在产品包装上的标签也是包装的组成部分，用来说明产品名称、成分、用法、质量标准、生产厂家、有效期、生产日期等与买方利益有关的信息。

### （二）包装的作用

美国杜邦公司的一项调查表明，63%的消费者是根据商品的包装来选购商品的，这一发现就是著名的"杜邦定律"。现代营销过程中的包装已经远远超出作为容器保护产品的作用，而成为促进和扩大产品销售的重要因素之一。

1. 保护商品 这是包装的首要功能，指防止产品在流通过程中发生损耗、散落、收缩、变质和偷盗等。

2. 提供方便 良好的包装可以为产品的买卖、陈列、储运提供种种便利，同时也可以为消费者选购和使用提供方便。如市场上出售的桶装方便面、袋泡茶、杯装奶茶等。

3. 便于识别 专门设计的包装可以作为产品的特定标志，以便同竞争性产品相区别。例如"可口可乐"和"百事可乐"在包装颜色上的区别性很大，便于消费者识别。

4. 促进销售 "每一个包装都是一幅广告牌"。良好的包装能够提高产品的吸引力，包装本身的价值也能引起消费者购买欲望。

5. 便于储运 有的商品外形不稳定，或者是液态、气态、粉末，若不对它们进行包装，则无法运输和储藏。所以，良好的包装有助于储藏和运输，同时加快交货时间。

罗林罗克——美国啤酒业的小不点，无论从产量和资金规模上，都不能与百威啤酒、米勒啤酒相提并论。最初罗林罗克上市时，仅有1500万美元的营销预算（可对照的是，百威一年仅用于电视广告的费用就达1亿美元，米勒为5000万~6000万美元）。预算的不足，促使营销人员在包装上大做文章。

罗林罗克设计了一种独特的绿色长颈瓶，并漆上显明的艺术装饰，使包装在众多啤酒中独树一帜。消费者通常会认为瓶子上的图案是手绘的，样子独特有趣，并且愿意把它摆在桌子上。

为了突出罗林罗克长颈瓶，以及啤酒是用山泉酿造这一事实，公司重新设计了包装箱，在包装箱上印有放在山泉中的绿色长颈瓶，图像色彩鲜艳、清晰，令消费者在 10m 以外也能认出罗林罗克啤酒。

### （三）包装的基本原则

一般说来，包装设计还应遵循以下几个基本原则：

**1. 安全环保**　安全是产品包装的核心作用，也是最基本的设计原则之一。包装材料的选择及包装物的制作必须符合产品的物理、化学、生物性能，以保证产品不损坏、不变质、不变形、不渗漏等，确保商品质量完好、数量完整，保护环境安全。包装设计还应兼顾社会利益，节约社会资源，禁止使用有害包装材料，倡导绿色包装。

**2. 适应物流**　包装物的材质、大小、体积，包装技术的采用要保证产品从出厂到使用过程中运输、储存、搬运、陈列等整个物流过程的需要。此外，为方便顾客和满足消费者的不同需要，产品最小包装的体积、容量和形式应大小合适、轻重适当，便于携带和使用。

**3. 美观大方**　包装具有促销作用，尤其是销售包装具有美化商品的作用，因此在设计上要求外形新颖、大方、美观，具有较强的艺术性。

**4. 突出个性**　包装是实现产品差异化的重要手段。富有个性、新颖别致的包装更易满足消费者的某种心理需求。

**5. 名副其实**　包装与商品价值和质量水平相匹配。若包装的尺寸或价值占比过高，就会因产生名不符实之感而使消费者难以接受。当然，价高质优的商品也需要高档包装来烘托商品的高雅贵重。

【知识链接】

### 食品包装尺寸和成本有限制

2009 年 3 月 31 日，GB 23350 - 2009《限制商品过度包装要求 食品和化妆品》标准正式发布。定于 2010 年 4 月 1 日正式开始实施。这里对包装的成本及包装空隙率的计算特别做了举例说明。

假设以右侧一盒由 6 块月饼组成的月饼礼盒装为例。

月饼包装空隙率的计算：

每个纸包装小月饼盒 = 7.5cm（长）×7.5cm（宽）×4.5cm（高）= 253.125 cm$^3$

6 个纸包装小月饼盒总体 253.125 × 6 = 1518.75cm$^3$

最外层包装体积 = 51.5cm（长）×11.5cm（宽）×8.5cm（高）= 5034.125 cm$^3$

空隙率 = ［商品销售包装体积 - （1 + 0.6）× 商品初始包装的总体积］

商品销售包装体积 = ｛［5034.125 - （1 + 0.6）× 1518.75］× 100%｝/5034.125

=52%

GB 23350 – 2009《限制商品过度包装要求 食品和化妆品》中对糕点类食品包装空隙率的要求是小于等于60%，所以此月饼盒在包装空隙率这个指标上是符合要求的。

包装材料价格计算：

注塑塑料盖重：371.0g

塑料原料售价：1万元每吨（1g塑料需要1分钱）

原料费用相当于：3.71元

加工成成品后（以3倍原料费为准）＝3.71×3＝11.13元

每个单独包装小纸盒重：12.2g，6个纸盒共计73.2g

按纸制品平均价计算：4000元每吨（1g纸需要0.4分钱）

纸原料费用：0.4×73.2＝29.28分

加工成成品后（以2倍原料费为准）＝29.28×2＝58.56分＝0.59元

底托（木材）：440.1g

按普通木料的低价计算：4000元每吨（1g木料需要0.4分钱）

木材原料费用：0.4×440.1＝176.04分＝1.76元

加工成成品后（以2倍原料费为准）＝1.76×2＝3.52元

原材料总计＝11.13+0.59+3.52＝15.41元

月饼售价每个按8元计，6块月饼合计48元

投入市场后可加价20% 即市场价＝48×（1+20%）＝57.6元

成本占商品价格比例＝包装成本/产品销售价格×100%＝15.41/57.6×100%＝26.75%

GB 23350 – 2009《限制商品过度包装要求 食品化妆品》中要求：除初始包装之外的所有包装成本的总和不应超过商品销售价格的20%。按此规定，此包装将被视为过度包装。

**6. 符合法律** 包装的设计、材料的选择、包装的使用和回收等应该遵守相关法律、法规的规定，依法行事。食品、药品、化妆品等与人民身体健康密切相关的产品，在包装上都有其特殊规定，企业必须遵守。例如《药品包装管理办法》规定凡选用直接接触药品的包装材料、容器（包括油墨、黏合剂、衬垫、填充物等）必须无毒，与药品不发生化学作用，不发生组分脱落或迁移到药品当中，必须保证和方便患者安全用药。凡直接接触药品的包装材料容器（包括盖、塞、内衬物、填充物等），除抗生素原料药用的周转包装容器外，其他均不准重复使用。《药品说明书和标签管理规定（局令第24号）》规定在药品包装上，药品商品名称不得与通用名称同行书写，其字体和颜色不得比通用名称更突出和显著，其字体以单字面积计不得大于通用名称所用字体的1/2。

（四）包装策略

包装策略是对产品包装过程所做的整体策划。

**1. 统一包装策略** 又称类似包装策略、相似包装策略。是指企业对生产经营的所

有产品在包装外形上采取同样或相似的图案、色彩与特征。使消费者对企业产品产生联想偏好，有利于推出新产品和节省包装设计成本，适用于同档、同质产品销售；其缺点是不易区分产品质量、档次和种类。

**2. 差异包装策略**　不同产品分别设计和使用不同的包装。各种产品都有自己独特的风格、色调等，满足不同消费者的需求。

**3. 相关包装策略**　又称零散包装策略或多种包装策略。是将多种相关的产品配套放在同一包装物内。如文具袋、化妆盒、婴儿用品。其优点是节省交易时间，既便于购买、携带和使用，有利于扩大产品销售。

**4. 再使用包装策略**　也称多用途包装策略，包装内产品使用过后，包装物本身还可以重复使用或作其他用途使用。如咖啡、糖果罐头的包装，酒中的口杯包装。再使用包装能增加消费者购买兴趣，外在包装物再使用过程也起到品牌延伸和广告宣传作用。

**5. 等级包装决策**　对同一种商品采用不同等级的包装，以适应不同的购买能力。比如具有送礼性质的商品可以根据不同消费层次进行不同的包装设计。

**6. 附赠品包装决策**　在包装上或包装物内附赠商品吸引消费者购买。如红酒中的启瓶器，儿童食品包装中附赠卡片、玩具等。附赠品包装策略是一种能引起消费者购买、重复购买、批量购买的方法。

**7. 改变包装决策**　企业随市场环境的变化而及时改变、更新产品包装的做法。使顾客产生新鲜感，扩大销售量。改变包装策略通常适用于销路不畅的产品。

# 第四节　新产品开发策略

科学技术突飞猛进，消费需求日新月异，产品生命周期逐步缩短，市场竞争日趋激烈。使现代企业面临的一个重要课题就是如何通过不断创新技术和服务，开发新产品以保证企业实现可持续发展。

## 一、新产品的内涵

### （一）新产品的概念

市场营销意义上的新产品含义很广泛，凡是与原有产品相比，具有新功能、新特色、新结构或新用途，能满足消费者某种新需求的产品都可视为新产品。通常包括六种情况：①全新产品；②新产品线；③现有产品线的增补产品；④现有产品的改进或更新；⑤市场再定位产品；⑥成本减少。因此新产品开发的实质是推出上述不同内涵与外延的新产品，对大多数企业来说是对现有产品的创新而非创造全新产品。我们通过"白天服白片，晚上吃黑片"的案例来说明。

1994 年，盖天力公司研制出一种治疗感冒的新药，他们巧妙地将其取名为"白加黑"。这种新药由白色和黑色两种药片组成，白片含有扑热息痛（对乙酰氨基酚，下同）等几种药物，能迅速消除感冒症状，但却没有普通感冒药所经常出现的嗜睡现象，服用后能正常工作和学习。黑片加上了另外的成分，抗过敏的作用更强，患者服后可以更好地休息。不到半年，"白加黑"一举成为市场上最著名的感冒药品牌，占领了全国市场15%的份额，创产值1.6亿元，披医药界惊呼为"中国医药史上的奇迹"。这是第一个按白天和黑夜分别处方的药物，能更好地治疗感冒。正由于此，它一出现，即被确认为国家级新药。

### （二）新产品的类别

对于新产品的划分标准很多，这里介绍两种：

**1. 按产品的创新程度**　按照产品的创新程度可将新产品分为全新型新产品、换代型新产品、改进型新产品、仿制型新产品。

（1）全新型新产品　指应用新概念、新原理、新技术、新材料等研制成功的前所未有的新产品。历史上青霉素的研制成功并投入使用，就属全新型新产品。这类新产品往往伴随着科学技术的重大突破而诞生。

（2）换代型新产品　指在原有产品的基础上，部分采用新技术、新材料、新元件等，使结构、性能有显著提高的产品。例如，中美史克公司在原有的感冒药——康泰克的基础上，通过在个产工艺原材料上进行改进，开发出新感冒药——新康泰克。随着科学技术的迅猛发展，产品更新换代的速度正在加快。

（3）改进型新产品　指对原产品在品质、结构、功能、材料、款式、使用等方面做出改进的产品，主要谋求性能更加良好，结构更加合理，精度更加提高，功能更加齐全，式样更加新颖，使用更方便，材料更加易于获得，成本能有较大降低，耗费减少，节约能源，等等。改进型新产品，可以是对原有产品进行适度的改进，也可以是由原有产品派生出来的变型产品。

（4）仿制型新产品　指市场上已经存在，而本国、本地区或本企业初次仿制并投入市场的产品。这种产品对较大范围的市场来说已不是新产品，但在一定范围内，用新工艺、新设备生产出来的与原有产品不同的产品，仍然可作为新产品。目前我国企业中不少新产品都属于仿制型新产品之列。

**2. 按地域范围**　按照地域范围划分，新产品可以分为世界级新产品、国家级新产品、地区级新产品、企业级新产品。

（1）世界级新产品　指在全世界第一次试制成功并投入市场的新产品。这种新产品如有重大价值，国家应予以重点保护与支持，企业应申请专利以防其他国家的侵犯，从而维护其竞争优势。

（2）国家级新产品　是指其他国家已试制成功并投入使用，而在本国尚属初次设计、试制，生产、并投入市场的新产品。这种新产品能够填补国内空白，提高竞争力。

（3）地区级新产品　是指在国内其他地区已试制成功并投入市场，但在本地区尚属初次生产的产品。发展这类新产品要认真分析市场、慎重决策，以防重复建设导致市场的供过于求。

（4）企业级新产品　是指在本地区其他企业早已生产销售、本企业初次开发生产并销售的同类产品。这种新产品更要注意市场需求动向，盲目上马常会导致惨痛损失。

需要强调的是，从营销角度来讲，所谓的新产品是有一定的局限性的。比如那些试制成功后只放在实验室、陈列室供参观或展览的产品，不能纳入新产品之列。市场营销上所指的新产品必须是正式生产并投入市场的产品，因为只有接受消费者的选择，产品才能真正为企业、社会创造效益。

## 二、新产品开发的基本原则

著名管理学家彼得·德鲁克（Peter Ferdinand Drucker）认为："任何企业只有两个，仅仅是两个基本功能，就是贯彻营销观念和创新，因为它们能创造顾客。"但任何创新活动都伴随着风险。国外有调查显示，新产品的开发成功率极低，消费品为40%，工业品为20%，服务产品仅为18%。为了减少新产品开发的风险和提高成功率，企业开发新产品一般应遵循以下基本原则：

### （一）目标统一

任何新产品的开发都必须与企业目标整体目标保持一致，将组织目标、经营目标、开发策略相结合，使新产品开发可以得到充分的组织支持，设计最合适的开发程序。

### （二）充分沟通

在新产品开发过程中，要重视企业内外部公众的互动与充分沟通。尤其在产品概念产生的初期，良好的沟通与互动，是产品开发成败的关键因素。因此企业必须要建立与各类公众的沟通与互动的机制，长期维持良好的互动关系，并能系统地归纳与整合各方的观点与需求。

### （三）团队运作

由于产品开发涉及许多部门的业务与功能，因此要发展整合性的项目团队来进行新产品开发。无论是采取何种形式的团队，重点在于整体一致的产品开发目标，以及各成员间的相互支持协助。

### （四）持续创新

以可持续发展的观点来看待新产品开发。每一项新产品开发项目都不是独立的个案，而是企业在追求永续发展过程中的持续创新行为。因此企业应形成具有持续创新能力的系统方案和支持系统，每一次的开发投入都是下一次新产品创新成功的基础。

## 三、新产品开发的组织和方式

### （一）新产品开发组织

有效的新产品开发工作的一个关键因素，就是建立切实可行的组织机构。从目前国内外企业新产品开发的组织机构来看，主要有以下五种：

**1. 产品经理**　产品经理是专门负责某类或某种产品的计划、生产、销售等一系列工作的管理人员，在许多企业，他们也负责新产品开发工作。传统的产品经理往往忙于管理生产线，除了对品牌更改和扩充感兴趣外，很少有精力考虑新产品开发，同时他们也较少具备开发新产品的专有技能和知识。

**2. 新产品经理**　有些企业设有隶属产品群经理领导的新产品经理，由他们专门负责新产品的研制开发工作。不过，这种新产品经理的工作往往局限在企业已有的产品市场范围的产品改进和产品线的扩展。

**3. 新产品开发委员会**　这是一个负责审核批准新产品建议的高层管理机构，由来自营销、生产、财务、技术、公关等部门的代表组成。新产品开发委员会并不直接从事新产品的研究、试制、生产、销售活动，但对企业的新产品开发负有组织、领导的责任，享有决策和指挥权。

**4. 新产品部**　一些大型企业设置新产品部，直属最高管理层领导。新产品部的主要职责是产生、筛选、优化新产品构思，指挥和协调研究开发工作，进行实地试销和商品化前的准备工作。

**5. 新产品开发小组**　这是根据新产品开发需要而成立的、专门负责某项新产品的研究、设计、试制、生产、销售的组织，由各业务部门的专业人员临时组成，互相协作又各司其职。通常比较大型的企业或高新技术产业会有多个新产品开发小组来完成多个新产品开发的任务，并根据进展情况及环境变化予以调整。

以上组织并不需要企业全部设立，也没有所谓最优的形式，由于企业各自所处发展阶段不同，可设置与自身状况和环境相适宜的新产品开发组织，以便为新产品开发提供组织保障。

### （二）新产品开发方式

**1. 独立开发**　企业完全依靠自己的科研技术力量，运用自己的独创性，来独立研究开发新产品，并以基础研究和应用研究为前提。它具有容易形成系列产品、专利产品的优点，适合于科研力量强的大型企业。

**2. 技术引进**　是指企业通过各种手段引进外部的先进技术开发新产品。开发时间短，开发费用低，短期内可以促进企业技术水平、生产效率和产品质量的迅速提高。但在引进时要注意市场分析、时机分析、技术的先进性和适用性分析，结合本国和本企业的能力与特点，做好消化、吸收、改进工作，把引进与创新结合起来。

**3. 独立研制与技术引进相结合**　是指企业在消化吸收引进技术的基础上，将引进技术与本企业的科研活动相结合，不断创新，开发新产品。

**4. 契约式开发**　企业也可以实行契约式新产品开发，即不通过自己力量，而是雇用聘请社会上独立的研究开发人员或新产品开发机构来为本企业开发新产品。

**5. 联合开发**　是指企业与高等院校、科研机构及其他企业合作开发新产品。这种双方或多方的合作应当是资源整合、优势互补、协同创新的关系，而非单纯的生产上的合作或贸易上的合作。在知识经济时代，这种联合开发方式将成为产品开发中最主要的方式。

### 四、新产品开发的程序

新产品开发是一项艰巨而又复杂的工作，必须按照一定的科学程序来开发新产品。这一程序，一般包括八个步骤：

#### （一）产生构思

思路决定出路。一个成功的新产品，首先来自于一个有创见性的构思。构思不仅仅来源于高级管理者和技术部门，更多的是来源于顾客、员工、专家和学者的发明、经销商甚至是竞争者。其中，调查和搜集消费者与用户对新产品的要求，是新产品构思的主要来源。实践证明，在此基础上发展起来的新产品，成功率最高。有调查显示，美国市场上大量成功的技术革新和新产品有60%～80%来自用户的建议，或用户使用中提出的改革意见。

通常被用来帮助个人和企业产生好的构思的创造性技术主要有以下五种：

**1. 产品属性一览表法** 将某一产品的主要属性列成一览表，然后对每一属性进行分析研究，提出改进意见，发展新产品。

**2. 关联法** 将几种不同的物品排列出来，然后考虑每一物品与其他物品之间的关系，利用相互之间的关联性进行组合或延伸。

**3. 结构分析法** 分析一个问题的结构，然后审查结构的各个方面之间的关系，再进行各种自由联想，找到某些新颖的组合。

**4. 消费者提问分析法** 它要求消费者提出他们使用某一特定的产品时所遇到的问题，每一问题都可能是一个新构思的来源。

**5. 头脑风暴法** 运用头脑风暴法会激发参与者极大的创造想象力，鼓励对构思合并和改进，可以帮助人们产生许多新创意。

#### （二）筛选构思

综合考虑企业的外部因素（市场需求、价格、质量要求、竞争状况、盈利水平、顾客等）和内部因素（资金、技术水平、设备能力、管理水平、员工素质、销售渠道等），选出符合企业发展目标和长远利益、与企业实际情况相适应的产品设想，放弃那些可行性小、获利较少的产品创意。

#### （三）产品概念测试

在这一阶段要将构思发展成产品概念，用消费者术语将构思予以精心的阐述表达，通过测试来了解消费者对这些产品概念的态度。

消费者不会去购买产品构思，而要去买的是产品概念。任何一个产品构思都可能转化为几种产品概念，比如说某医药企业有一种营养液产品的构思，由此可形成多个产品概念，诸如延年益寿适于老年人饮用的保健品、有助儿童增强记忆健壮身体的滋补品、有益于术后病人吸收加快康复的营养品等。对于每一个产品概念都需要进行定位，了解市场竞争环境，以判定该营养液在整个市场上的位置和竞争者的数量、区域、实力等。然后应将一个个精心制作的产品概念说明书放在消费者面前，要求消费者回答每个概念所带来的问题，包含对概念的理解、偏好、购买意愿、改进意见、目标用户及价格认定等。可以组织目标消费者小组测试产品概念，消费者的回答将帮助企业确定吸引力最强烈的产品概念。

这个将产品构思发展成若干可供选择的概念并充分测试的阶段是不可缺少的，有些企业因为忽略了这个阶段的工作导致了产品盲目上市后遇到各种各样的问题。

### （四）制订营销计划

对经过测试入选的产品概念，企业要制订一个初步的营销计划，这个营销计划将在以后阶段中被不断完善发展。其主要内容包括：①描述目标市场的规模、结构和行为，该产品的定位、销售量和市场占有率，开始几年的利润目标；②描述该产品的最初的价格策略、分销策略和第一年的营销预算；③描述预期的长期销售量和利润目标，以及在不同时期的营销组合策略。

### （五）商业分析

营销计划制订之后，就可以进一步分析评价该产品概念的商业分析。首先要测算销售量与企业利润的关系，也就是必须满足多大的销量才能满足该产品上市的商业价值；其次应通过对最低和最高销售量的预计来了解市场风险的控制幅度；最后研究开发部门、生产部门、营销部门和财务部门等进一步估算该项产品总体预期成本和盈利状况。如果销量、成本和利润预计能满足企业目标，那么产品概念就能进入产品开发阶段。

### （六）制出样品

制出样品的任务是把通过商业分析的产品概念交由企业的研究开发部门或工艺设计部门研制出产品实体。本质上是将产品构思转化为在技术上和商业上可行的产品。

开发部门可以试制出该产品的一种或几种实体形式，从中选择能满足外观诉求、功能要求、预算预期等的一种产品原型。再对产品原型进行一系列严格的功能测试和消费者测试。功能测试是在实验室和现场条件下进行的，以确保产品运行、使用的安全和有效，消费者测试则可以采用免费试用，以了解消费者对产品的意见、建议和偏好等。

### （七）市场试销

开发成功、测试满意的产品进入市场试销阶段，在此阶段将要准备确定品牌名称、包装设计和制订营销方案。一般选择在可信的消费者环境中对产品进行试销，以达到了解消费者和经销商对使用、购买及重购该产品的反应和市场规模、特点等目的。

市场试销的数量一般受到投资成本和风险、时间、研究成本的制约。高投资（风险）产品更需要进行谨慎的市场试销。消费品与工业品的市场试销方法有所不同。

**1. 消费品市场试销**　企业希望从中了解到消费者对试用、首次购买、再购买和购买频率等决定销售状况的主要因素的态度、水平，并了解愿经营该产品的经销商的数量、规模、承诺和要求。主要的试销方法有以下四种：

（1）销售波试销法　企业向最初免费试用产品的消费者以优惠价重复提供该产品和竞争者产品 3~5 次，并注意有多少消费者再次选择本企业的产品及他们表露的满意程度，从而估计消费者在企业产品与竞争产品并存时自己花钱的重复购买率。企业还能用此法测定不同的广告概念对产生重复购买的影响程度。

（2）模拟商店测试法　企业邀请 30~40 名顾客观看简短的商业广告，内含该企业要推出的新产品广告，但并不加任何特殊说明；然后提供少量资金供他们到一商店中去购物，可以购买或不买任何物品，企业注意观察有多少消费者购买了新产品和竞争产品；接着把他们召集起来了解购买或不买的理由；几周后，用电话再次询问他们对产品的态度，使用情况，满意程度和重购意向。该方法能衡量产品试用率、广告效果，收效迅速，并能把握竞争状况。

（3）微型市场试销法　企业在一两家合适的商店里经销新产品，测试货架安排、橱窗陈列、促销活动和定价等因素对消费者的影响及小型广告的效果，并通过抽样调查征求了解消费者对产品的评价。

（4）局部区域试销法　企业选定少数有代表性的测试城市，将产品在销售点经销并努力取得良好的货架陈列机会，同时展开全面的广告和促销活动。这种方法能获得对未来销售较可信赖的预测，能对不同的营销计划进行测试，得到有价值的线索，但成本较高。

**2. 工业品市场试销**　主要目的是了解新的工业品在实际运作时的性能、影响购买的关键因素、对不同价格和销售方法的购买反应、市场潜力及最佳的细分市场等。普遍运用的工业品市场试销方法有产品使用测试法、贸易展览会测试法、中间商陈列室测试法三种，有些企业也运用微型市场试销法来研究市场对新产品的兴趣。

## （八）商品化

依据市场试销提供的信息，企业基本上能做出决策是否推出新产品。在推出新产品时，企业必须对推出新产品的时机、地域、目标市场和进入战略做出决策。

**1. 时机选择**　企业要判断何时是推出新产品的正确时机，要注意新旧产品的接替、产品需求的季节性、消费者心理等因素。

**2. 地域判断**　企业要决定新产品是推向某一地区、多个地区、全国市场还是国际市场，一般是实行有计划的市场扩展，这当中要对不同市场的吸引力做出评价并关注竞争者现状及动向。

**3. 目标市场**　企业要将它的分销和促销目标对准最理想的购买群体，以尽快获得高销售额或大销售量来鼓励销售队伍和吸引其他新的预期购买者。

**4. 营销策略**　企业必须制定一个把新产品引入不断扩展市场的实施计划，在营销组合中分配营销预算并安排营销活动的合理次序。

我们将以上八个步骤通过一张图进行简要概括，见图 7-11。

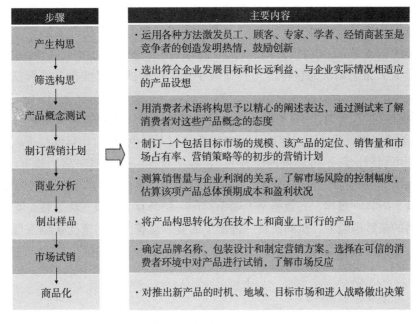

图 7-11　新产品开发程序图

【案例分析】

### 迎接 3D 打印时代的到来

杜甫诗云："安得广厦千万间，大庇天下寒士俱欢颜。"科技改变生活，科技让生活变得越发地绚烂。将来凭着一台 3D 打印机，打印千万间广厦以庇天下寒士并非不可能。

现在地球上有 1 亿多人没一个稳定的住所，许多非洲难民住在随意搭建的棚子里，不遮风雨。3D 打印机便从房子地基打起，门、窗、地板、墙、天花板、管道甚至更高级的东西，包括电线，只要把图样画清楚，3D 打印机就能执行打印任务。在美国每年有 1 万个建筑工人死亡，40 万个工人受伤，3D 打印房子能避免伤亡事故。而且还可节省工时，20 小时便能打印出一套房子。3D 打印的房子比人工的更加准确，一砖一瓦都不会遗漏，而且会依据强大的几何计算、采用坚固的材料，来保证几年到更多的时间内，房子不会有质量问题。

3D 打印的领域非常之广，飞机、汽车、泳衣、玩具都成了 3D 打印的产物。有人戏言，再打印个"房子"和"女友"，人生就完美了。3D 打印技术的普及，不仅有望缓解制造业用工荒，甚至中国、印度等国所拥有的低成本劳动优势也会随之减弱。中国工程院院士卢秉恒在 2012 年上海智能制造高峰论坛上透露，个人 3D 打印机将进入家庭。2012 年 9 月，美国有报道称，一家公司新推出的低端 3D 打印机 Replicator 2 的价格仅为

2199 美元，高端的 Replicator 2X 也只有 2799 美元；并且，几年后价格可能会降到 99 美元；届时，每个人都将拥有 3D 打印机，比计算机还要普及。

3D 打印已经在第三次工业革命中露出了曙光。美国著名经济学家、趋势学家杰里米·里夫金在他的《第三次工业革命》一书中指出，智能制造是未来最可能引发第三次工业革命的领域之一。《时代》周刊将 3D 打印列为"美国十大增长最快的工业"，英国《经济学人》杂志则认为它将"与其他数字化生产模式一起推动实现第三次工业革命"。

如今科学家正在努力让 3D 打印机进入普通家庭，让一般民众可以随意将电脑中的 3D 设计打印成实物。预计两三年后，成本较低的个人彩色 3D 打印机就将进入家庭。那时，我们便可利用这种不可思议的"玩意"，在冬日的一个暖暖午后，放下浮生尘劳，与旧雨新知围坐在刚打印好的房子里，自由玩转多维世界的奇幻空间。室内摆放一件件自制的家具、厨具、餐具。兴致所至，随手打印一块巧克力，或一块蛋糕，在浓香扑鼻的卡布其诺的氤氲围绕下，指间流转一泻而下的曼妙音符，即时享受被创意温馨包围的匠心演绎，收获一份团聚的快乐、一份相约的甜蜜。让我们以满腔的热情迎接 3D 时代的到来！

【案例思考】

1. 3D 打印机的核心价值是什么？该新产品对人类的影响？
2. 如果将 3D 打印机作为企业的一条产品线，你准备设计哪些产品项目？
3. 展望未来由 3D 打印机带动的创意产业。

【问题思考】

1. 怎样理解整体产品的概念？
2. 产品生命周期不同阶段的特点与营销策略？
3. 何谓新产品？有哪些类别？
4. 新产品开发的程序？
5. 产品的品牌策略有哪些？
6. 产品的包装策略有哪些？

# 第八章　价格策略

**本章重点**

1. 影响企业定价的因素。
2. 企业定价的程序与方法。
3. 企业定价的基本策略。

【基本概念】

市场结构、产品成本、定价策略。

【引导案例】

## 人心所向的平价药店

2002 年 8 月 31 日，作为江西第一家平价药房的"开心人"大药房在南昌首次亮相。"开心人"承诺：16 大类、5000 多种药品售价比国家核定零售价平均低 45%。"开心人"开张 5 天，每天客流量超过 1 万人，最高日销售额达 10 万元。"开心人"经媒体报道在南昌城内一夜成名。

9 月 24 日，200 多名供货商在医院、药店等联手施压下，突然从"开心人"集体撤货，有的还自己掏钱买走自己的药品。一位供货商说："我如果不来撤货，其他药店就会威胁我，不销售我的药。"

与此同时，恶意的投诉举报致使工商等执法部门对"开心人"频繁检查，据说有人质疑"开心人"有不规范经营行为。"开心人"的经营受到重挫。期间威胁电话更是不断：要么调价，要么关门。

对于此类"平价药店"的出现，业界是褒贬不一，各执一词。它的出现打破了原有的市场平衡，被同行视为是一种"抢钱"行为，因此受到了同行业者的质疑与排挤，除了供货商的围攻，在武汉、成都，甚至有药品平价超市遭打砸抢、遭火焚。

面对此景我们要问：导致"开心人"平价药店受到供货商围攻的原因是什么？国家连续 11 次对药品实行降价，但是消费者并没有感受到药品价格的下调，药品价格虚高，原因何在？药品价格黑洞在哪里？

一般医药产品进入零售药店的通路要经过以下几个环节：

生产企业→总经销→大区或省级代理→地市级代理→医药批发公司→配送中心→药店→消费者。

环节过多，层层剥利，药品到消费者手里价格就自然高得惊人。而平价药店直接从厂家或者大型批发企业进货，直达消费者，省却了中间环节，药价因此可以大幅下降。另外平价药店的房租低廉，装修简单，勤进快销成了他们应对药店竞争的制胜手段，而且平价药店多是现款进货，这样还可以获得10%左右的返利。

由此可见，药品价格的黑洞就是在烦琐的通路环节中。环节过多，需要分配的利益自然相对就多，价格虚高的原因也在这里。同时，也正是由于这些"内伤"，大型连锁药店"锁"住了药品价格。

而平价药店以较低的价格迎合了消费者的需求，普遍受到消费者的欢迎。其生意的兴隆，证明了它们生逢其时。只有精简中间流通环节，降低采购成本，将医药流通的利润摊薄，挤掉药价虚高的水分，还百姓一个透明规范的药品市场，才是目前药品经营企业尤其需要注意的事情。

为什么会有平价药店的出现？

药品的价格在过去的竞争中并不占主要优势，消费者对药品的质量更为关注，而连锁药店因为统一规范的管理，确保药品质量得以蓬勃发展，消费者此时高价购药其实也是一种无奈之举（药价都这么高，没有选择余地）。但是随着国家连续11次对药品进行降价，媒体对"药品价格依然虚高"的热衷报道，使得消费者对药品价格变得极为敏感，并且在心里已经有了一个降价预期。而国家又不断地加大药品质量的监控力度，价格逐渐取代了质量，成为消费者购药的首选因素。

降价，对于企业是一种十分"廉价"的市场策略，因为其具有见效快，成本低，非常直接、简单的优点。而且，在药价虚高不下之时，出现了平价药店，不啻平地惊雷，广告效果可想而知。

从平价药店的角度来看，自2001年底，各地相继解冻了封停两三年的零售药店开办申请，进一步取消进入壁垒，以及医药流通领域丰厚的利润回报，致使药店的数量急剧膨胀，竞争也随之加剧。

目前市场上近90%的药价已经放开，实行市场自由调节价，药品降价已是必然。当降价已是大势所趋、不可避免时，率先降价就能取得极大的市场优势，平价药店应运而生。只不过这些合理的降价行为，在今天这个比较敏感、纷乱的市场发展阶段，容易导致价格战。

从市场发展来看，平价药店的出现正是市场竞争的产物。药店降价纯粹是市场行为。降价是正常的，不降价、不竞争才是不正常的。"平价"作为企业的一种市场营销方式，在保证药品质量的前提下，只要不搞欺诈行为和恶性竞争，卖价符合国家规定，不低于成本价，就是合理的。

况且，"平价商店"早已是一种常规的零售业态模式，只是刚刚借鉴到药店而已。然而，正如有人所说，平价药店是在充满中国特色的市场情况下产生的，它所面对的是一个庞大而保守的利益集团，因此，平价药店的成长必会饱受挫折。这一点从"开心人"大药房的遭遇就可以窥得一二。

由此看来，"平价药店"是市场竞争的必然阶段，这一步迟早要走。

为了让虚高的药价降下来，现在相关的各个环节正在为此努力，为了从生产源头遏制药价虚高，国家发改委多次颁布限价令，根据药品的成本进行限价。但每次限价都被各方利益集团化解于无形，导致结果收效甚微。政府下大力气在医疗机构推行招标采购，中标药品的价格倒是降下来了，但医院不进，医生不开，也到不了患者的手里；平价药店、价格战一浪高过一浪，相比之下，来自药品流通链条终端的激烈竞争倒是让老百姓切切实实得到了实惠。但层层加码的虚高药价仅在最终环节大"缩水"，又让零售药店"意难平"。

可见，不打破医药流通各中间环节自身循环体系内已经形成的利益格局，不形成完全靠市场说话的公平、充分的竞争环境，一切努力都只能是缘木求鱼。只有在药品生产、流通的各个环节引入公平、公开、有序的竞争机制，通过竞争理顺药品的供求关系，建立规范的购销体系，才是解决药价虚高的良方。

从无序到有序，从市场竞争的不充分到充分，需要一个颠覆与阵痛的过程，平价药店的出现，正是扮演着颠覆者与先锋者的角色。

在药价虚高的责骂声中，平价药店的横空出世，无疑给治疗药价虚高注入了一剂猛药，必然会影响到一些连锁药店的生意，甚至在一定程度上对其经营十分不利。

其实道理很简单，市场的问题，只有用市场的手段去解决。对于大型连锁药店来说，与其被动地追着平价药店的尾巴去应战，不如积极整合优势，主动地向平价药店提出新的挑战。这就要求药品零售企业要大力加强自身的竞争力，深刻领悟与运用包括价格在内商品、质量、服务等深层次的营销精髓，而不只是简单的价格战。

平价药店对市场的冲击最终会导致零售药业在两三年内重新洗牌。其中受平价药店冲击最大的是单一零售环节的连锁企业。大型连锁药店在激烈的市场竞争中和平价药店日益强大的威胁下，会努力改革企业内部弊端，逐渐调低药价。价格战后必定是价值战。大型连锁药店为了生存会进行价格的调整，这样双方慢慢会走到同一水平线上，维持较低的利润，然后去进行价值层面上的竞争，比拼服务的质量，提高品牌竞争力。

而平价药店则不断增开分店，进入连锁范畴，充分利用规模优势寻求发展，双方在互相取长补短的过程中不断融合、重组，最终会结合在一起，成为新的连锁药品超市，而药品零售业又向成熟迈出了一大步，相信这一天不会太远。

【导语】

由上述介绍可见，价格对于药品销售企业的营销有着密切的关系。定价对于企业的重要性主要体现在三个方面：价格影响着顾客的接受和购买、价格影响和决定着企业的竞争实力、价格决定着企业的盈利水平。价格是顾客购买商品所支付的经济成本。或者说，顾客购买商品或服务所愿意支付的经济成本就是该商品或服务的价格。下面我们就围绕企业在市场营销活动中有关产品定价的一系列问题进行具体的探讨。

## 第一节  影响企业定价的因素

### 一、价格的构成

价格构成，是指组成产品价格的各个要素及其在价格中的组成情况。从市场营销角度来看，产品价格的具体构成为：

价格＝生产成本＋流通费用＋税金＋利润

### 二、影响产品定价的因素

#### （一）企业外部因素对产品定价的影响

**1. 社会劳动生产率**  社会劳动生产率是指单位时间内创造出的产品数量。它的变化会引起单位产品价值的变化，作为产品价值的货币表现的价格也要发生变化。

**2. 市场的供求关系**  供求关系决定着价格背离或趋向价值的方向、程度和力度。

**3. 社会经济状况**  一般来说，经济高速发展，人们收入增长较快，易出现总需求膨胀，引起物价总水平上涨；而经济调整时期，经济发展速度放慢，人们收入增长减缓，易出现有效需求不足，引起物价总水平基本稳定。

**4. 顾客需求**  顾客需求对产品定价的影响，通过需求强度、需求层次反映出来。需求强度是指顾客想获取某种商品的程度。不同的需求层次对定价也有影响，对于能满足较高需求层次的商品，价格可定得高一些，反之，则应低一些，这样才能满足不同层次顾客的需求。

**5. 竞争者行为**  价格是竞争者关注的焦点和竞争的主要手段，定价是一种挑战性行为，任何一次价格制定与调整都会引起竞争者的关注，并导致竞争者采取相应对策。

**6. 市场结构**  根据市场的竞争程度，市场结构可分为四种不同的市场类型，即：完全竞争市场、完全垄断市场、垄断竞争市场和寡头垄断市场。不同类型的市场有不同的运行机制和特点，对企业行为具有不同的约束力，因而在定价方面表现出显著的差异性。

**7. 政府干预**  为了维护国家与顾客利益，维护正常的市场秩序，每个国家都制定有关的经济法规，约束企业的定价行为。这种约束反映在定价的种类、价格水平和定价的产品品种等方面。

#### （二）企业内部因素对产品定价的影响

**1. 产品成本**  产品在生产与流通过程中要耗费一定数量的物化劳动和活劳动并构成产品的成本。成本是影响产品价格的主要因素。在市场竞争中，产品成本低的企业，对价格制定拥有较大的灵活性，在市场竞争中将占有有利地位，能获得较好的经济效益。反之，在市场竞争中就会处于被动地位。

**2. 产品特征**　产品特征好，该产品就有可能成为名牌产品、时尚产品、高档产品，就会对顾客产生极大的吸引力，企业定价的自由度较大。

**3. 销售渠道与促销宣传**　销售费用与促销费用的高低，直接影响着产品的价格。

**4. 企业的整体营销战略与策略**　价格策略作为市场营销决策体系的重要组成部分，既要服从于市场营销战略目标的实现，又要配合其他诸如产品策略、销售渠道策略等各项决策的制定与实施。

# 第二节　企业定价的程序与方法

## 一、企业定价的程序

一般企业的定价程序可以分为六个步骤，即确定定价目标、测定市场需求、估算商品成本、分析竞争状况、选择定价方法、确定最后价格。

### （一）确定定价目标

主要有八种选择：投资收益率目标、市场占有率目标、稳定价格目标、防止竞争目标、利润最大化目标、渠道关系目标、度过困难目标、塑造形象目标（也叫社会形象目标）。

### （二）测定市场需求

企业商品的价格会影响需求，需求的变化影响企业的产品销售以至企业营销目标的实现。因此，测定市场需求状况是制定价格的重要工作。在对需求的测定中，首要的是了解市场需求对价格变动的反应，即需求的价格弹性。

### （三）估算商品成本

企业在制定商品价格时，要进行成本估算。企业商品价格的最高限度取决于市场需求及有关限制因素，而最低价格不能低于商品的经营成本费用，这是企业价格的下限。

企业的成本包括两种：一种是固定成本，另一种是变动成本，或称可变成本、直接成本。固定成本与变动成本之和即为某产品的总成本。

### （四）分析竞争状况

对竞争状况的分析，包括三个方面的内容：

1. 分析企业竞争地位。
2. 协调企业的定价方向。
3. 估计竞争企业的反应。

### （五）选择定价方法

在众多的定价方法中选择一个最适合的来确定价格。

### （六）选定最后价格

在最后确定价格时，必须考虑是否遵循这样四项原则：

1. 商品价格的制定与企业预期的定价目标的一致性，有利于企业总的战略目标的实现；

2. 商品价格的制定符合国家政策法令的有关规定；

3. 商品价格的制定符合消费者整体及长远利益；

4. 商品价格的制定与企业市场营销组合中的非价格因素是否协调一致、互相配合，为达到企业营销目标服务。

## 二、企业定价的方法

影响定价最基本的三个因素是产品成本、市场需求和竞争。定价的方法有三类：成本导向定价法、需求导向定价法和竞争导向定价法。

### （一）成本导向定价法

成本导向定价法就是以产品的成本为中心来制定价格，是按卖方意图定价的方法。其主要理论依据是：在定价时，要考虑收回企业在营销中投入的全部成本，再考虑获得一定的利润。

常用的成本导向定价法包括如下几种：

1. **成本加成定价法**　成本加成定价法，是在单位产品成本的基础上，加上一定比例的预期利润作为产品的销售价格。销售价格与成本之间的差额即为利润。由于利润的多少是按一定比例确定的，习惯上称为"几成"，因此这种定价方法被称为成本加成定价法。其计算公式为：

单位产品价格 = 单位产品成本 × （1 + 加成率）

其中：加成率为预期利润占产品成本的百分比

一般来说，高档消费品和生产批量较小的产品，加成比例应适当地高一些，而生活必需品和生产批量较大的产品，其加成比例应适当地低一些。

优点在于简单易行。不足在于它是以卖方的利益为出发点，不利于企业降低成本；没有考虑市场需求及竞争因素；加成率是个估计值，缺乏科学性。

2. **盈亏平衡定价法**　在销量既定的条件下，企业产品的价格必须达到一定的水平才能做到盈亏平衡、收支相抵。既定的销量就称为盈亏平衡点，这种制定价格的方法就称为盈亏平衡定价法。科学地预测销量和已知固定成本、变动成本是盈亏平衡定价的前提。企业产品的销售量达到既定销售量，可实现收支平衡，超过既定销售量获得赢利，不足既定销售量出现亏损。其计算公式为：

单位产品价格 = 单位固定成本 + 单位变动成本

以盈亏平衡点确定的价格只能使企业的生产耗费得以补偿，而不能得到收益。因而这种定价方法，是在企业的产品销售遇到了困难，或市场竞争激烈，为避免更大的损失，将保本经营作为定价的目标时，才使用的方法。

**3. 目标收益定价法**　目标收益定价法或称为投资收益率定价法。它是在企业投资总额的基础上，按照目标收益率的高低计算价格的方法。其基本步骤如下：

（1）确定目标收益率。

目标收益率 = 1/投资回收期 × 100%

（2）确定单位产品的目标利润额。

单位产品的目标利润额 = 投资总额 × 目标收益率/预期销售量

（3）计算单位产品的价格。

单位产品的价格 = 单位产品成本 + 单位产品目标利润

目标收益定价法有一个较大的缺点，即以估计的销售量，来计算应制定的价格，颠倒了价格与销售量的因果关系，把销售量看成是价格的决定因素，忽略了市场需求及市场竞争。

**4. 边际贡献定价法**　边际贡献定价法指以变动成本为基础，不考虑固定成本，按变动成本加预期的边际贡献来确定产品价格的方法。

单位产品的价格 = 单位变动成本 + 边际贡献

这种方法一般是在市场竞争激烈，企业必须迅速开拓市场的特殊时期，在短期采用。或者在企业销售不景气，有闲置生产能力时采用。

## （二）需求导向定价法

需求导向定价法是以需求为中心的定价方法。它依据顾客对产品价值的理解和需求强度来制定价格，而不是依据产品的成本来定价。

**1. 理解价值定价法**　理解价值定价法是根据顾客对产品价值的理解度，即产品在顾客心目中的价值观念为定价依据，运用各种营销策略和手段，影响顾客对产品价值的认知的定价方法。

理解价值定价法的关键和难点，是获得顾客对有关产品价值理解的准确资料。市场调研，制定产品的初始价格，分析目标成本和销售收入，制定最终价格。

**2. 需求差别定价法**　所谓需求差别定价法，是指产品价格的确定以需求为依据，可根据不同的需求强度、不同的购买力、不同的购买地点和不同的购买时间等因素，制定不同的价格。根据需求特性的不同，需求差别定价法通常有以下几种形式：

（1）以顾客为基础的差别定价　即对同一产品，针对不同的顾客，制定不同的价格。

（2）以地理位置为基础的差别定价　随着地点的不同而收取不同的价格。

（3）以时间为基础的差别定价　同一种产品，价格随季节、日期甚至钟点的不同而变化。

（4）以产品为基础的差别定价　同种产品的不同外观、不同花色、不同型号、不同规格、不同用途，其成本也有所不同，但它们在价格上的差异并不完全反映成本之间的差异，主要区别在于需求的不同，可根据顾客对产品的喜爱程度制定价格。

**3. 逆向定价法**　这种定价方法主要不是单纯考虑产品成本，而是首先考虑需求状况。依据市场调研资料，依据顾客能够接受的最终销售价格，确定销售产品的零售价，逆向推算出中间商的批发价和生产企业的出厂价。

逆向定价法的特点是价格能反映市场需求情况，有利于加强与中间商的友好关系，保证中间商的正常利润，使产品迅速向市场渗透，并可根据市场供求情况及时调整，定价比较灵活。

## （三）竞争导向定价法

在竞争十分激烈的市场上，企业通过研究竞争对手的生产条件、服务状况、价格水平等因素，依据自身的竞争实力，参考成本和供求状况来制定有利于在市场竞争中获胜的产品价格。这种定价方法就是通常所说的竞争导向定价法。竞争导向定价法主要包括：

**1. 随行就市定价法**　随行就市定价法，是指企业按照行业的平均现行价格水平来定价。在完全竞争的市场上，销售同类产品的各个企业，在定价时实际上无多少选择的余地，只能按照行业的现行价格来定价。

在垄断性较强的市场上，企业间也倾向于制定相近的价格。

在异质产品市场上，企业有较大的自由度决定其价格。

**2. 密封投标定价法**　在国内外，许多大宗产品、成套设备和建筑工程项目的买卖和承包及征招生产经营协作单位、出租出售小型企业等，往往采用发包人招标、承包人投标的方式来选择承包者，确定最终承包价格。

# 第三节　企业定价的基本策略

## 一、定价基本策略

### （一）折扣折让策略

折扣折让是降价的特殊形式，是指在原定价格基础上给予购买者一定的价格优惠，以吸引其购买的一种价格策略。这里主要介绍与药品相关的几种形式：

**1. 现金折扣**　现金折扣是对迅速支付账款的购买者的价格优惠，因此也叫付款期折扣。例如"2/10，30 天付款"，意思是账款在 30 天内付清，但若在 10 天内付款，则给予 2% 的折扣。这种折扣策略在许多行业都非常盛行，它有助于改善销售者的现金流动性，降低呆账风险及收款的成本。实行现金折扣的关键是合理确定折扣率。一般来说，折扣率不能高于企业由于加速资金周转所增加的盈利，同时，折扣率应比同期银行存款利率稍高一些。

**2. 数量折扣**　数量折扣是指企业对购买药品数量大的顾客给予价格优惠。其目的是鼓励顾客大量购买从而降低企业在销售、储运、记账等环节中的成本费用。这种折扣策略可以刺激顾客在固定的地方订货与购买，培养顾客的购买忠诚度。

数量折扣又可分为两类。一类是累计数量折扣，即在一定时期内购买药品累计达到一定数量所给予的价格优惠。这种方法在批发及零售业务中都经常采用，可以鼓励客户长期购买本企业药品。另一类是非累计数量折扣，即一次购买某种药品达到一定数量或购买多种药品达到一定金额所给予的价格优惠。这种折扣策略可以鼓励客户大量购买，从而增加销售量，增加盈利。

**3. 贸易折扣** 贸易折扣又称功能折扣、同业折扣或中间商折扣等，是指企业根据中间商担负的不同功能及对企业贡献的大小来给予不同的折扣优待。例如给予批发商的折扣要大于零售商，规模大的零售商能比规模小的零售商更便宜地买到某一药品。

贸易折扣的具体做法有两种：一种是先确定药品的零售价格，然后再按照不同的比率对不同的中间商倒算折扣率。例如某企业生产的某种药品的零售价为 30 元，贸易折扣为 40% 和 10%，则表示零售商享受的价格为 30 ×（1 － 40%）＝18 元，批发商享受的价格是在此基础上再折扣 10%，即 18 ×（1 － 10%）＝16.2 元。另一种是先确定药品的出厂价，然后再按不同的差价率顺序相加，依次制定出各种批发价和零售价。例如，某企业生产的某种药品的出厂价为 10 元，给批发商的差价率为 19%，给零售商的差价率为 37%，则批发价为 10 ×（1 ＋ 19%）＝11.19 元，零售价为：10 ×（1 ＋ 37%）＝13.7 元。

**4. 季节折扣** 季节折扣是对在淡季购买药品的购买者的价格优惠。采用这种策略可以鼓励客户早进货、早购买，减轻企业的仓储压力，加速资金周转。还可以使企业的生产和销售不受季节变化的影响，保持相对稳定。例如对一些滋补药品的销售就可以采用这一策略。

**5. 促销折让** 促销折让是指生产企业对为其药品进行广告宣传、布置专用橱窗等促销活动的中间商给予减价或津贴，作为对其开展促销活动的报酬，以鼓励中间商积极宣传本企业的药品。这种策略特别适合于新药的导入期，其实质是企业为开拓药品市场而支付的费用。

## （二）差异定价策略

差异定价策略是指对同一药品或服务，根据购买者、药品形式、时间或地点等方面的不同，制定不同价格的一种策略。

**1. 根据购买者定价** 根据购买者定价是指企业按照不同的价格把同一种药品或医疗服务卖给不同的顾客。比如针对企业的会员和非会员，制定不同价格。

**2. 根据药品形式定价** 根据药品形式定价是指企业对不同功效、规格、形态的药品制定不同的价格，但这个价格相对于它们各自的成本是不成比例的。比如同一种药品，胶囊和丸剂的价格不同。

**3. 根据时间定价** 根据时间定价是指企业对于不同季节、不同时期甚至不同钟点的药品或医疗服务分别制定不同的价格。比如在企业的会员日和非会员日，价格不同。

**4. 根据地点定价** 根据地点定价是指企业对于处于不同地点的同一种药品收取不

同的价格。比如在火车站附近和居民区周围，相同药品的价格不同。

## （三）心理定价策略

心理定价策略是企业运用心理学原理，针对消费者在购买过程中的心理状态，来确定药品价格的一种策略。这是一种非理性的定价策略，但在现代经济市场中，往往可以激发和强化消费者的购买欲望，因此有其重要的位置。针对消费者不同的需求心理，可采用以下几种形式：

**1. 整数定价** 整数定价是指企业把原本应该定价为零数的商品价格改定为高于这个零数价格的整数，一般以"0"作为尾数。这种舍零凑整的策略实质上是利用了消费者按质论价的心理、自尊心理与炫耀心理。一般来说，整数定价策略适用于那些名牌优质商品。

**2. 尾数定价** 尾数定价，又称奇数定价，或者零头定价，是利用消费者在数字认识上的某种心理制定尾数价格，使消费者产生商品价格较廉、商家定价认真及售价接近成本等信任感。目前，这种定价方法在大型百货商场中被普遍运用。

**3. 声望定价**

（1）名牌药品 消费者有仰慕名牌的心理，并以价格的高低来衡量药品的质量。

（2）有礼品用途的药品 因为这些药品带有"炫耀性"，价格低的话满足不了消费者的这种心理需要。

（3）稀有药品 采用声望定价策略应注意：第一，要确保药品质量上乘；第二，严格掌握声望定价与同类普通药品价格的差价，不可过高；第三，不能只靠已有的声望维持高价，要不断提高质量，加强售后服务，巩固消费者的信任感和安全感。

**4. 习惯定价** 在市场上，有些药品的功能、质量、替代品等情况已为消费者所熟悉，而且消费者对其价格已习以为常，家喻户晓。对这类药品，例如常年销售的家庭必备药品，企业制定价格时最好尽量顺应消费者的习惯价格，不能轻易改变，否则会引起消费者的不满，导致购买的转移。即使发生了通货膨胀或药品成本变化，也不宜提价。最好的做法是改变包装或改变药品的内在成分以变相提价，如一种中药冲剂原来是每盒10包装，售价是16元，现在改为每盒8包装，售价是13.6元。从表面看，似乎很合理，实际上每包冲剂却涨了0.1元。

**5. 最小单位定价** 价格过高，常常使人望而生畏，不敢问津。若用较小单位标价，会给人以便宜的感觉，从而促进交易。例如某种名贵中药材标价每10克6元会比标价每千克600元更容易让消费者接受。

## （四）地理定价策略

**1. 产地价格** 产地价格又称按产品某种运输工具上交货定价，就是顾客（双方）按照厂价购买某种产品，企业（卖方）只负责将这种产品运到产地某种运输工具（如卡车、火车、船舶、飞机等）上交货。交货后，从产地到目的地的一切风险和费用概由顾客承担。

**2. 统一运送价格** 统一运送价格就是企业对于卖给不同地区顾客的某种产品，都按照相同的厂价加相同的运费（按平均运费计算）定价，也就是说，对全国不同地区的顾客，不论远近，都实行一个价。

**3. 分区运送价格** 分区运送价格就是企业把全国（或某些地区）分为若干价格区，对于卖给不同价格区顾客的某种产品，分别制定不同的地区价格。距离企业远的价格区，价格定得较高；距离企业近的价格区，价格定得较低。在各个价格区范围内实行一个价。

**4. 基点价格** 企业选定某些城市作为基点，然后按一定的厂价加从基点城市到顾客所在地的运费来定价（不管货实际上是从那个城市起运的）。有些公司为了提高灵活性，选定许多个基点城市，按照顾客最近的基点计算运费。

**5. 运费补贴价格** 部分企业因为急于和某些地区做生意，主动负担一些实际发生的运费，或者以补贴的形式返还给买主。这些卖主认为，如果生意扩大，其平均成本就会降低，因此足以抵偿这些费用开支。采取运费补贴价格，可以使企业加深市场渗透，并且能在竞争日益激烈的市场上站得住脚。

## （五）促销定价策略

在某些情况下，企业为促进销售，会暂时性地将其药品价格定在价目表的价格以下，有时甚至低于成本，这种价格就叫促销价格。促销定价策略主要有如下几种形式：

**1. 招徕定价** 招徕定价又称特价商品定价，是一种有意将少数商品降价以招徕吸引顾客的定价方式。商品的价格定的低于市价，一般都能引起消费者的注意，这是适合消费者"求廉"心理的。

**2. 特殊定价** 特殊定价指给商品制定低于正常价格（市价），甚至低于单位产品成本的价格。

**3. 心理折扣** 心理折扣指企业开始时故意给产品制定很高的价格，然后大幅度降价出售，如标出"原价500元，现价50元"。

## （六）削价及提价策略

**1. 削价策略** 这是定价者面临的最严峻且具有持续威胁力量的问题。

医药企业削价的原因很多，有企业外部需求及竞争等因素的变化，也有企业内部的战略转变、成本变化等，还有国家政策、法令的制约和干预等。这些原因具体表现在以下几个方面：

（1）医药企业急需回笼大量现金。对现金产生迫切需求的原因既可能是其他产品销售不畅，也可能是为了筹集资金进行某些新活动，而资金借贷来源中断。此时医药企业可以通过对某些需求的价格弹性大的产品予以大幅度削价，从而增加销售额，获取现金。

（2）医药企业通过削价来开拓新市场。一种产品的潜在顾客往往由于其消费水平的限制而阻碍了其转向现实顾客的可行性。在削价不会对原顾客产生影响的前下，企业可以通过削价方式来扩大市场份额。不过为了保证这一策略的成功，有时需要以产品改进策略相配合。

（3）医药企业决策者决定排斥现有市场的边际生产者。对于某些产品来说，各个企业的生产条件、生产成本不同，最低价格也会有所差异。那些以目前价格销售产品仅能保本的企业，在别的企业主动削价以后，会因为价格的被迫降低而得不到利润，只好停止生产。这无疑有利于主动削价的企业。

（4）医药企业生产能力过剩，产品供过于求。但是企业又无法通过产品改进和加强促销等工作来扩大销售。在这种情况下，企业必须考虑削价。

（5）医药企业决策者预期削价会扩大销售，由此可望获得更大的生产规模。特别是进入成熟期的产品，削价可以大幅度增进销售，从而在价格和生产规模之间形成良性循环，为企业获取更多的市场份额奠定基础。

（6）由于成本降低，费用减少，使企业削价成为可能。随着科学技术的进步和企业经营管理水平的提高，许多产品的单位产品成本和费用在不断下降，因此医药企业拥有条件适当削价。

（7）政治、法律环境及经济形势的变化，迫使企业降价。政府为了实现医药产品价格总水平的下调，保护患者的利益，往往通过政策和法令，采用规定毛利率和最高价格、限制价格变化方式、参与市场竞争等形式，使医药企业的价格水平下调。

**2. 提价策略**  提价确实能够增加企业的利润率，但却会引起竞争力下降、消费者不满、经销商抱怨，甚至还会受到政府的干预和同行的指责，从而对企业产生不利影响。虽然如此，在实际中仍然存在着较多的提价现象。其主要原因是：

（1）应付产品成本增加，减少成本压力  这是所有产品价格上涨的主要原因。成本的增加或者是由于原材料价格上涨，或者是由于生产或管理费用提高而引起的。医药企业为了保证利润率不致因此而降低，便采取提价策略。

（2）为了适应通货膨胀，减少医药企业损失  在通货膨胀条件下，即使企业仍能维持原价，但随着时间的推移，其利润的实际价值也呈下降趋势。为了减少损失，企业只好提价，将通货膨胀的压力转嫁给中间商和消费者。

（3）医药产品供不应求，遏制过度消费  对于某些产品来说，在需求旺盛而生产规模又不能及时扩大而出现供不应求的情况下，可以通过提价来遏制需求，同时又可以取得高额利润，在缓解市场压力、使供求趋于平衡的同时，为扩大生产准备了条件。2003 年 SARS 期间生产板蓝根冲剂、维生素 C、口罩等医药产品的企业一度提高了产品的价格。

为了保证提价策略的顺利实现，提价时机可选择在这样几种情况下：①产品在市场上处于优势地位；②产品进入成长期；③季节性商品达到销售旺季；④竞争对手产品提价。

此外在方式选择上，医药企业应尽可能多采用间接提价，把提价的不利因素减到最低程度，使提价不影响销量和利润，而且能被潜在消费者普遍接受。

## 二、消费者对价格变动的反应

1. 在一定范围内的价格变动是可以被消费者接受的。提价幅度超过可接受价格的上限，则会引起消费者不满，产生抵触情绪，而不愿购买企业产品；降价幅度低于下限，会导致消费者的种种疑虑，也对实际购买行为产生抑制作用。

2. 在产品知名度因广告而提高、收入增加、通货膨胀等条件下，消费者可接受价格上限会提高；在消费者对产品质量有明确认识、收入减少、价格连续下跌等条件下，下限会降低。

3. 消费者对某种产品削价的可能反应是产品将马上因质量低劣而被淘汰、企业遇到财务困难，很快将会停产或转产、价格还要进一步下降、产品成本降低了。而对于某种医药产品的提价则可能这样理解，很多人购买这种产品，我也应赶快购买，以免价格继续上涨，提价意味着产品质量的改进。

## 三、竞争者对价格变动的反应

虽然透彻地了解竞争者对价格变动的反应几乎不可能，但为了保证调价策略的成功，主动调价的企业又必须考虑竞争者的价格反应。没有估计竞争者反应的调价，往往难以成功，至少不会取得预期效果。

如果所有的竞争者行为相似，只要对一个典型竞争者做出分析就可以了。如果竞争者在规模、市场份额或政策及经营风格方面有关键性的差异，则各个竞争者将会做出不同的反应，这时就应该对各个竞争者分别予以分析。分析的方法是尽可能地获得竞争者的决策程序及反应形式等重要情报，模仿竞争者的立场、观点、方法思考问题。最关键的问题是要弄清楚竞争者的营销目标，如果竞争者的目标是实现企业的长期最大利润，那么本企业价格降低，它往往不会在价格上做相应反应，而在其他方面做出努力，如加强广告宣传、提高产品质量和服务水平等；如果竞争者的目标是提高市场占有率，它就可能跟随本企业的价格变动，而相应调整价格。

## 四、企业对策

竞争对手在实施价格调整策略之前，一般都要经过长时间的深思得失，仔细权衡调价的利害，但是，一旦调价成为现实，则这个过程相当迅速，并且在调价之前大多要采取保密措施，以保证发动价格竞争的突然性。企业在这种情况下，贸然跟进或无动于衷都是不对的，正确的做法是尽快迅速地对以下问题进行调查研究。

【案例分析】

### 奥克斯空调的平价革命

奥克斯空调的生产厂家是宁波奥克斯空调公司，它是宁波三星集团的下属子公司。宁波三星集团是目前世界上最大的电能表生产企业，其主打产品——三星牌电能表的产销量已经连续 7 年位居国内第一，市场占有率达到 30%。1993 年，三星集团与美国奥克斯集团合资，进入空调市场，最初生产国内很少见的高档机。由于这一定位没有得到响应，奥克斯空调没有获得大的发展。从 1996 年起，奥克斯改变原有定位开始走优质平价的路子，事实证明这一决定是正确的，奥克斯空调销路大增。此后奥克斯坚定了自己的发展方向：采取低成本战略，为消费者提供优质平价的空调。像大多数创业企业一样，奥克斯并没有急于宣传自己的战略，而是稳扎稳打，一方面加大内部整合力度，压低生产成本，另一方面，继续"只做不说"的市场开拓运动，稳步提高自己的市场份额。从 2000 年开始，奥克斯逐步在市场上发力，大力宣传自己的"优质平价"战略。

伴随奥克斯发动的一系列市场活动，奥克斯的业绩几乎一年上一个台阶。据奥克斯提供的数据，2000 年奥克斯空调总销售量为 58 万套，2001 年为 90.23 万套，位居业内第六，2002 年为 157 万套，位居行业第四，2003 年空调总出货量突破 250 万台，进入中国空调业的前三甲。与此同时，跨国性专业市场调查公司 GFK 的数据显示，2002 年旺季零售检测到的活跃品牌为 105 个，而 2003 年减少到 97 个。市场分析机构也预测，今后几年空调行业的洗牌将进一步加剧，很多以前熟悉的品牌将在市场上消失。种种现象让很多人联想起 20 世纪 90 年代同样依靠价格战冲击市场，并在几年内几乎成为微波炉行业垄断品牌的格兰仕。

奥克斯作为中国空调市场传统强势品牌的挑战者成为推动空调市场重新洗牌的主要力量，通过差异化的定位，进攻性的价格策略，再配以一系列的事件营销保证了自己的持续成长。

奥克斯从 1996 年开始改变原定路线走了一条差异化道路。它始终明确将其空调定位于"优质平价"的"民牌"空调。相比于市场传统强势品牌的"高价优质"定位，更容易为大众喜欢，也用得起，并且有物有所值，甚至物超所值的感觉。

从 2000 年起，奥克斯拉起空调降价的大旗，此时奥克斯还是一个默默无名的区域品牌，但正是奥克斯的价格杀手称号，让奥克斯声名鹊起，震动江湖。奥克斯从自 2000 年以来的主要降价活动主要包括：

2000 年 3 月在成都打出"1.5 匹空调跌破 2500 元生死价"的条幅，最大降幅达到 25%，第一次喊出"要做优质平价的'民牌'空调"。

2001 年 4 月，40 余款主流机型全面降价，最大降幅达到 30% 以上。

2002 年 4 月，16 款主流机型全面降价，包括 1 匹和 1.5 匹变频空调，最大降幅达到 26%。

2003 年 4 月，所有机型一律降价。据称平均降幅达 30%，单款机型最大降幅达 2000 元。

奥克斯空调的价格战，每次基本选择在 4 月，早了消费者没反应，竞争者容易跟进，晚了也起不到作用。奥克斯的降价，每次都是大规模、高幅度的降价，出其不意地袭击竞争对手，坚定消费者购买的决心。另外奥克斯为配合价格战，广告攻势强，采取"大中央小地方"的模式，例如 2002 年 4~6 月在央视投入了 3000 多万元，进行大规模集中轰炸，有力地配合了降价促销活动。

系列化的事件营销活动。奥克斯成功的另一个关键策略是巧用事件营销的影响，不断吸引消费者的眼球。通过事件营销活动，奥克斯不断向空调业原有规则发起冲击，在消费者面前出尽风头，也让全国的消费者获得了新的体验。

**1. 狂打"足球牌"**　2001 年年底，奥克斯聘请米卢为品牌代言人，随后开展了米卢"巡回路演"和售空调赠签名足球活动。从 5 ~ 6 月奥克斯投入 6000 万元在央视高频度播出"米卢篇"广告，并在后来推出"200 万巨奖任你赢"世界杯欢乐竞猜活动。

2003 年 2 月 12 日，奥克斯投资 2000 万元赞助令中国球迷关注的"中巴之战"。同一天，世界顶级球星罗纳尔多的亚洲经纪人与奥克斯空调全国市场总监李晓龙达成一致意向，罗纳尔多将以 150 万美元的身价出任奥克斯空调新一任品牌形象代言人。

**2.《空调成本白皮书》**　2002 年 4 月 20 日，奥克斯空调向外界首家披露《空调成本白皮书》，以行业背叛者的身份揭示了"一台空调究竟该卖什么价"的行业秘密，显然，矛头指向消费者关注的空调业实际利润的问题。在《空调成本白皮书》上，奥克斯一一列举了 1.5 匹冷暖型空调 1880 元零售价格的几大组成部分：生产成本 1378 元，销售费用 370 元，商家利润 80 元，厂家利润 52 元，奥克斯还具体剖析了成本的组成部分。

**3. "一分钱空调"**　2002 年，奥克斯空调从 11 月 22 日 ~ 12 月 1 日的 10 天时间内，在广东省内的 700 多家电器店同时推出"一分钱空调"的促销活动。顾客只要花 4338 元购买奥克斯 60 型小 3 匹柜机，再加一分钱，即可以获得另一台价值 1600 元的 1 匹壁挂式分体空调，同时承诺一分钱空调同样享受厂家提供的优质售后服务。在广东市场，类似 60 型小 3 匹的品牌机的价格为 4800 ~ 6500 元，25 型 1 匹空调的价格为 1668 ~ 2700 元，奥克斯公布的空调套餐价格比市场均价低 3500 元。

**4. "冷静"大行动**　"关注美伊战争，呼吁世界冷静"，是奥克斯推出的"冷静"大行动，目的是提升企业关心公益事业的形象。此次活动从 2003 年 3 月 27 日起至 4 月 21 日止，武汉地区奥克斯空调再掀降价风暴，降幅都在 17% 以上。本次活动奥克斯推出了代号为"冷静 1 号""冷静 2 号""冷静 3 号"的多款机型。奥克斯表示在此次活动中，消费者每购买一款奥克斯空调，奥克斯公司将以消费者的名义捐献一定数额的现金给红十字协会，用于伊拉克战后重建工作，以此表达奥克斯人对世界和平的支持。

**5.《空调技术白皮书》**　2003 年 4 月 23 日，奥克斯再次扮演了反叛者的角色，公布了《空调技术白皮书》，宣称"空调技术炒作'高科技'概念只是'皇帝的新装'，是空调行业的最后一块'神秘面纱'，奥克斯要将其一揭到底，让空调行业早日正本清源，回归到空调'冷、静、强、省'的核心价值上来"。奥克斯空调的总经理吴方亮宣称奥克斯想宣传的核心内容是，空调不是高科技产品。吴还断言至少在 5 年内，空调行业不会出现革命性的技术突破。奥克斯最后总结称，目前空调市场上包括"富氧技术""红外线传感技术""温度传感技术"等在内的几大所谓"高科技"实质"只是一种牟取暴利的幌子，都是将附加功能进行包装放大，从而达到误导消费者让自己获取暴利的目的"。

【案例思考】

1. 奥克斯空调采用的是什么定价策略? 它的这种定价在什么条件下才能取胜?
2. 你如何看待奥克斯的《空调成本白皮书》?
3. 面对奥克斯空调的价格策略,格力、美的、科龙等主要品牌该如何应对?

【问题思考】

1. 定价的主要方法有哪些?
2. 价格折扣的主要类型及其影响折扣策略的主要因素?
3. 企业在哪些情况下可能需要采取降价策略?
4. 竞争者调价的目的是什么?
5. 竞争者调价是长期的还是短期的?
6. 竞争者调价将对本企业的市场占有率、销售量、利润、声誉等方面有何影响?

# 第九章　分销渠道策略

## 本章重点

1. 分销渠道的功能和流程。
2. 分销渠道管理。
3. 分销渠道内涵、分销渠道设计。

【基本概念】

分销渠道、长渠道、短渠道、宽渠道、窄渠道、中间商。

【引导案例】

### 外企深耕药店渠道策略

2014 年 10 月 6 日，辉瑞制药有限公司中国零售副总监张锐，对外宣布了一组销售数据，这让我国本土药企再次感受到了跨国企业把握政策的快准狠。

在几个月前，深圳宣布在国内率先鼓励处方外配，辉瑞是在押注新医改的政策走向。"万艾可、立普妥等八大处方药，在中国零售市场的销售额突破 8 亿元大关，今年零售市场的整体销量有望超过 10 亿元。"这组数据对于目前陷入困局的药品零售行业来说，是振奋人心的。在新医改政策利空的打击下，中国药品零售业的发展已经陷入了多年来的低谷。

**1. 外资制药企业欲再度在零售市场掘金**　辉瑞是第一家在我国市场提出处方药"大零售"概念的外资药企，2013 年下半年即开始酝酿处方药的"大零售"战略。在实施这一战略中，辉瑞中国于 2013 年 8 月撤销了三线城市零售药店业务的基层零售药店队伍，合并到大零售队伍。公开资料显示，辉瑞中国早 8 年前就开始以万艾可为试点探索处方药零售渠道市场，在实施"大零售"战略之前，其药品零售渠道的销售额在总销售额的比例还不到 10%。

张锐说："当时医药行业业界对辉瑞这个调整有些误解，但现在的状况证明了我们的选择是对的，现在公司销售这 8 个产品的零售业务团队超过 500 人，重点拓展全国一二线城市的零售药店渠道。"他同时透露，2014 年 3 月 28 日，辉瑞中国已经与国药控股旗下的国大药房、国药股份签署了"三方战略合作项目",未来将会与更多的连锁药店展开处方药零售的深度合作。

**2. 外资药企为什么要深耕零售市场** 外资制药企业在处方药领域都很有优势,是哪些因素使得它们将渠道建设的重点放在了零售市场?对于这个问题,南方医药经济研究所标点资讯公司总经理黄泽骏认为:"一方面,大医院的医保控制费用政策下,心血管等慢性病患者在大医院门诊的统筹报销金额不够用,而地方社区医院又不报销大医院处方的品种,患者只好到药店去购买。另一方面,零售药店市场持续稳定成长,也决定了外资药企在药品分销时不可能忽略药店渠道。并且,零售药店的经营现状也逐渐从追求高毛利产品回归到品牌药。"这是新医改政策下医保控制费用和连锁药店发展迅速双重作用的结果。据黄泽骏介绍,不仅辉瑞在深耕零售市场,赛诺菲、拜耳等外资药企也都在积极进行布局,尤其是之前曾经退出药品零售市场,专注于医院市场的阿斯利康,也在 2014 年开始筹备药品零售队伍进行零售渠道建设。

**3. 处方药零售市场的发展潜力怎么样** 作为全球最大的跨国药企,辉瑞及赛诺菲的一举一动备受业界关注。那么,处方药零售市场究竟有多大,其发展规模究竟如何,以至于外企纷纷试水?

一位曾经负责基层市场渠道开拓的辉瑞前员工表示,辉瑞深耕零售市场,是期望在华寻求新的业绩增长点。原因是,医院市场在经过充分的竞争之后,格局已经基本形成,发展规模有限,而处方药零售市场则仍具发展潜力。

在几个月前,作为全国 17 个医改试点城市之一的深圳,正式宣布了处方外配政策,即鼓励患者凭医生处方去零售药店配药的新政策。

这一新政,不禁令医药业界浮想联翩。因为,在允许处方外配的美国市场,其三大连锁药店的处方药销量远远超过了非处方药。

中国医药商业协会的统计数据也显示了这块市场蛋糕的潜力仍有待挖掘和做大:中国有 40 万家零售药店门店,其中连锁药店企业有 2400 家。

不过有专家指出,我国现有的以药养医医疗体制,以及医改政策没有惠及到药品零售市场,仍然是阻碍外资药企深耕处方药零售市场的两个拦路虎。不过,辉瑞中国似乎也有自己的考虑——"白领中的白领",是张锐给"大零售"的定位,因为他认为,"白领中的白领"对价格敏感度较低,更注重便利性,对零售药店的光顾率更高。

【导语】

上述案例提示,分销渠道是我国医药行业中体现企业竞争优势的重要方面。在我国医疗体制改革的步伐下,医药产品的分销向扁平化方向转变,企业原有的渠道建设布局需要重建,即在渠道长度、渠道宽度和渠道成员的选择上,企业应该进行渠道调整和渠道管理,而渠道设计的合理性和渠道管理的高效性直接影响着企业的产品分销能力、竞争能力和盈利能力。下面进一步学习分销渠道的设计和分销渠道的管理,在学习这两个方面之前,需要理解分销渠道的内涵、功能和流程等基本知识。

## 第一节　分销渠道基本认知

### 一、分销渠道内涵

分销渠道是市场营销组合策略中重要的部分，英语表达为 Place，意指消费者购买产品的地点，即企业产品的通路、分销网络等含义。在经济活动中，制造商与终端消费者之间是分离的，在信息交流、商品所有权、时间和空间等方面不能有效衔接，分销渠道形成一个产品流通的网络，将生产企业与消费者联通起来。这样生产商和终端消费者分别成为分销渠道运行的始点和终点，在分销渠道中分别扮演着渠道的两端。

#### （一）分销渠道含义

学术界中，对分销渠道内涵的定义有多种描述。

美国市场营销协会对分销渠道的定义是："分销渠道是指企业内部和企业外部的代理商和经销商（主要指批发和零售两个环节）的组织机构，通过这些组织，商品（产品、劳务或服务）才得以上市营销。"

"营销之父"菲利普·科特勒认为："分销渠道是促使企业产品或服务顺利地被使用（或消费）的一整套相互依存的组织。"

经济学家、市场营销学家斯特恩对分销渠道的定义是："分销渠道是促使产品或服务顺利地被使用（或消费）的一系列相互依存的组织"。

贝尔曼认为："分销渠道是一个有组织的网络系统，该系统由那些通过执行连接生产者到消费者的所有活动，以完成市场营销任务的代理商（或机构）组成"。

美国营销学者爱德华·肯迪夫、理查德·斯蒂尔认为："当企业产品从生产者向最终消费者（或用户）转移时，直接（或间接）转移产品所有权所经过的所有途径。"

分销渠道（又称为分销、渠道、通路等），是指产品从生产企业向最终消费者转移过程中，取得产品所有权或帮助所有权转移的所有组织或个人。分销渠道的本质是产品从生产领域向消费领域转移过程中所经过的所有路径和通道。分销渠道网络中的组织或个人主要包括生产商、消费者，以及生产商和消费者两个环节之间的各种组织实体和个人，具体包括生产商、经销商、代理商、批发商、物流企业、零售商（包括网上商店）、产品顾客、企业咨询公司、调研公司等。

#### （二）营销渠道含义

对于市场营销组合策略中的 Place，中文的翻译中有的学者翻译成"分销渠道"，有的学者翻译成"营销渠道"。对于营销渠道的理解总的说来有两个方面，一个是广义的营销渠道，一个是狭义的营销渠道。

广义的营销渠道是指从原材料到生产企业再到终端消费者过程中与产品所有权有关系的所有商业流通组织或个人。通常情况下，营销渠道是指广义的营销渠道。

狭义的营销渠道是指产品从生产企业到终端消费者过程中与产品所有权有关系的所有商业流通组织或个人。这个概念与分销渠道的概念一致，所以，分销渠道就是狭义的营销渠道，即分销渠道是广义营销渠道的一部分。

## （三）分销渠道含义的理解

市场营销学中的分销渠道被学术界和实务界中众多的学者和企业家理解成不同的内涵。在对分销渠道的表达中，我们经常会看到有书籍将 Place 表述为通路、分销、渠道、流通等，还有些会将分销渠道与销售、分销渠道与物流结合一起表达，这些词汇与分销渠道有着紧密的联系，但分销渠道与上述这些词汇均是不同的内涵。具体分别解释如下：

**1. 分销渠道的分销与渠道**　市场营销学是从美国产生、发展和传播的，从美国市场营销协会对市场营销的定义中，有 Place 词汇存在，认为 Place 是市场营销组合策略 4P 中的一个。从美国市场营销学术界对 Place 的理解看，可以将 Place 翻译为分销渠道、分销、渠道。所以，分销渠道与分销、渠道，这三个词汇均是指一个内涵，均可以作为 Place 的中文表达。

**2. 分销渠道与销售**　销售包括狭义含义和广义含义。狭义的销售是指一次性"卖"的行为；广义的销售是指与产品销售有关的一切活动，包括狭义的销售、促销等行为。分销的本质是将若干个一次性销售行为（狭义的销售）连接起来的过程，即为所有的销售活动提供一个完整地可实施的网络，在这个网络中拥有生产商、无数个市场中间商和众多的消费者。所以，分销渠道与销售之间的关系是分销渠道内涵大于狭义的销售、小于广义的销售。

**3. 分销渠道与通路**　通路强调的是产品从生产商传递到消费者过程中所经过的所有渠道中间机构联结起来形成的通道。通路的表述本质上与分销渠道是一致的，但市场营销中的通路就像交通系统的道路，企业者们希望他们公司的分销通路要更宽广、更顺畅、更高效，而不会发生"交通堵塞""交通摩擦""交通事故"等问题阻碍企业产品的流动效果。

**4. 分销渠道与流通**　分销渠道系统内具有流通性，分销渠道与流通二者均是商品从生产领域向消费领域转换过程中价值实现的过程。而流通的内涵要比分销渠道更广泛一些，分销渠道是市场营销的专业词汇，流通可以是经济学、商品学等学科的专业词汇。流通包括商品流通、生产要素流通等，是经济学层面的表述，具有宏观性；分销是管理学层面的表述，具有微观性。

**5. 分销渠道与物流**　物流主要是指物品从生产企业到消费者转移中的物品流动，而分销强调的是在物品流动过程中，参与到商品所有权转移的所有组织或个人之间的商业关系。分销是指分销成员之间的渠道网络的组织架构模式、组织架构关系等，物流仅仅是物品从一处向另一处转移时发生的产品位置转换。

## 二、分销渠道功能

分销渠道是生产企业和终端消费者之间的桥梁，使双方可以有效衔接起来，这种连接对渠道的两端均有益，作为渠道起点的生产企业，其产品可以顺利、高效地到达消费者手中提供分销网络支持，作为渠道终点的消费者，能够方便、快捷地获得企业产品，其消费需求被满足。分销渠道在实现产品的传递过程中具有下列重要功能：

（一）产品转移

分销中间商帮助产品在生产企业和消费者之间进行实体的转移，或者进行产品所有权的转移。在产品流通中，如果仅依靠生产企业自身的力量，是几乎不可能实现终端网络的全覆盖，并且即使企业自己可以完成渠道网络的铺设，其分销成本也较高，企业经营不具有经济性。企业产品的目标消费群体人数众多，零售终端市场范围非常广泛，产品从企业送达到消费者手中需要复杂的流通过程，分销中间商可以帮助企业低成本地实现分销网络的建设。分销商经过多年的产品分销网络的建设，可以与中间商、零售商等商品终端保持良好的业务往来和合作关系，顺利将企业商品递交给终端消费者，这些资源是一家生产企业自身所不具备的。产品转移是分销渠道的最主要功能，是其他所有功能的基础。

（二）信息传递

企业产品在渠道网络传递过程中必然伴随信息的传递、收集、整理和加工等活动。企业营销活动的组织和开展需要以准确、及时的信息为基础，而分销渠道是信息传递的快捷通道。分销渠道成员在产品分销过程中，可以收集消费者信息、竞争者信息、市场反馈信息、企业信息等重要商业资料。企业经营中，要求信息要具有实时性、高效性、准确性和全面性等特征，渠道成员在分销产品的同时及时更新信息，满足企业收集营销信息的需求。

（三）促销方面

生产企业的产品分布在非常广泛的零售终端，企业依靠自己的力量难以独立地完成各个终端的全部促销任务。相比之下，分销成员在产品的促销功能上比生产商更具有优势，他们比生产商更可以近距离接近消费者，更了解消费者的各项需求，可以向目标消费者传递极具说服力的产品信息。在营销实务中，渠道成员为了获得更好的销售业绩和利润水平，一些有实力的分销商会付诸资源全部承担终端的促销工作，有时甚至会自己出资做产品广告的传播，以期可以影响消费者的购买选择。

（四）物流配送方面

分销渠道承担着产品从生产商到最终顾客的连续的储运工作。如何能够比竞争对手更有效、更快速、更广泛地将产品递送到消费者手中，是考量企业竞争力的一个重要方面。如果物流配送没有形成规模化和现代化，且效率低下，会增加产品的运输、库存、保养等成本。对于生产企业而言，渠道成员在企业的经营中具有战略性地位，一个完善的、覆盖率高、效率高的分销渠道网络是生产企业非常宝贵的资源，且这种资源具有不可替代性，是其他竞争者难以短期内可以复制出的，具备一定专属性。

## （五）财务方面

渠道成员通过获得和分配资金以承担渠道各个层次存货所需要的费用，可以帮助生产企业进行企业融资、账款收付等财务功能。在分销网络中，渠道成员在分销产品的同时，还伴随着资金的收集和分散，例如渠道成员通过加盟、代理、产品所有权转移等形式向生产商输入资金，以减轻企业的流动资金压力。随着产品在分销网络中从生产商向消费者转移，资金也正从消费者沿着产品流的反方向向生产商转移，分销商在资金流动中分担着生产商的财务风险。

## （六）拆零销售

生产企业的规模化生产使得产品被大批量地生产出来，此时分销显得非常重要。由于消费者多属小型、重复购买，分销商根据消费者需求对产品拆零、组装和搭配，以消费者喜欢的组合模式销售。分销商既能够解决生产企业大规模销售的需求，又能解决终端消费者少量购买的需求，解决供求之间的矛盾，实现渠道起点和终点两端的共同满意。

## （七）谈判及订货方面

渠道成员会通过谈判尽力达成产品价格和其他条件的协议，以帮助产品所有权实现转移，并与生产商沟通，表达购买意图，进行订货。分销商能够促成最终协议，促成买方向卖方订购商品，为渠道成员搭建对话、交流平台，实现产品所有权或者帮助产品所有权转移。

## 三、分销渠道流程

分销渠道在运行时，涉及渠道成员的各种活动，这些活动构成分销渠道流程，主要包括实体流、所有权流、促销流、信息流、付款流、谈判流和风险流等流程，这里主要介绍前五个主要流程，即实体流、所有权流、促销流、信息流和付款流，见图9-1。

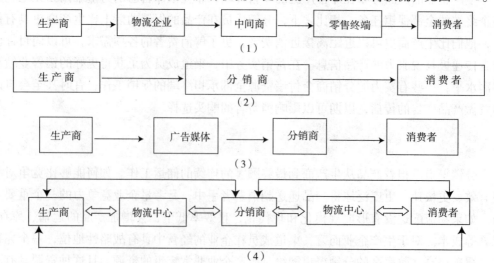

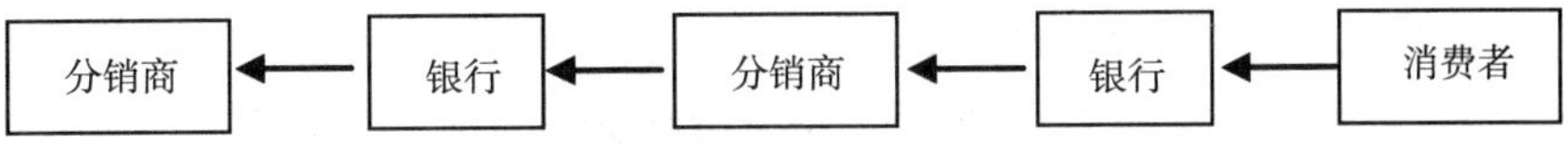

| 分销商 | ← | 银行 | ← | 分销商 | ← | 银行 | ← | 消费者 |

（5）

**图 9 - 1　分销渠道 5 个主要流程**
（1）产品实体流；（2）所有权流；（3）促销流；（4）信息流；（5）付款流

分销渠道的 5 个流程在所有渠道成员间进行，其中产品实体流、所有权流和促销流是正向的，付款流是反向的，信息流是双向的。每一个产品在企业的分销过程中，都会在渠道成员间表现出非常复杂的相互关系。

# 第二节　分销渠道设计

分销渠道设计是指企业要建立一套产品的流通路线或路径，形成一个网络，实现产品从生产企业到终端消费者的高效转移。

企业无论是设计分销渠道，还是制定任何营销策略，都需要首先确定目标，将这些目标明确地列出来，从而保证渠道设计方案不会偏离企业总体经营目标和总体营销目标，为后续的渠道策略选择打下基础。

分销渠道设计主要涉及三个方面：首先，确定分销渠道设计的目标与限制因素；其次，确定渠道长度和渠道宽度；最后，选择渠道成员。渠道设计的三个方面会受到不同因素的影响，企业必须考虑不同因素及因素之间的综合作用对渠道设计的影响。

## 一、确定分销渠道设计的目标与限制

### （一）确定分销渠道设计目标

渠道设计主要在两种情况下开展，企业建立全新的渠道系统，以及企业对渠道进行调整和改进。渠道设计目标的确定需要在分析上述两种情况的基础上展开，所以在选择渠道设计目标的类型之前，要对渠道设计的必要性进行分析。

**1. 全新分销渠道设计的必要性分析**　设计全新分销渠道系统。企业存在以下两种情形时需要从零开始设计全新分销渠道结构：①企业原先没有建立渠道，需要创建一套全新的分销渠道系统，主要包括以下情形：企业刚刚成立时，企业在兼并或并购后建立了一个新公司时，企业进入一个新的细分市场时，企业开发的新产品需要投放市场时。②企业有正在使用的渠道，但需要完全改变现有渠道，建立全新的分销渠道系统，主要包括以下情形：企业战略发生改变，企业扩大了产品组合项目，企业现有的分销渠道存在严重的问题，企业新产品的市场定位进行重新调整，企业的竞争者建立了一套极具竞争优势的分销渠道，企业现有的分销系统效率极其低下，渠道冲突问题严重，已经影响到企业的整体经营，企业的外部营销环境发生重大变化，消费者需求发生本质性改变，消费者购买习惯发生改变。

**2. 分销渠道设计目标的类型**　一般渠道目标主要通过目标市场的服务产出水平来

表述。服务产品水平是指企业为目标消费者群体提供产品（或服务）能够使其感到满意的能力。具体地说，分销渠道目标主要有目标消费者、渠道成员和企业本身三个方面。

（1）目标消费者　市场营销研究的中心是消费者需求，市场营销的本质是需求管理，市场营销的导向包括顾客导向，这些都表示目标消费者群体是企业进行分销渠道设计的首要考虑目标。企业无论做出怎样的市场营销决策，都一直在追寻最大程度的消费者满意。一般地，企业针对消费者满意的渠道设计目标通常可以有以下选择。

消费者购买产品的便利性，即企业是否可以用较低的分销成本将产品投放市场，以降低产品的零售价格；分销渠道可以保证消费者购买的商品质量；设计并建立组合性的渠道可以面向更广泛的顾客；企业是否较易进行渠道调整；企业产品的渠道铺货更适应目标消费者群体的购买特点；设计高效率的分销渠道。

（2）分销渠道成员　企业与渠道成员的渠道合作现状直接关系到产品的分销效果。当渠道成员非常配合企业产品分销时，企业的产品会比竞争者更快速地递交给消费者，渠道成员会投入企业产品中更多的资源，提升服务水平，提升消费者满意度。当渠道成员对企业不满意时，会出现企业产品暂停销售、宣传不到位、质量难以保障等问题，企业产品的终端推广进行得不会很顺利。渠道设计需要考虑保持并提高渠道成员的满意度，企业渠道设计目标可以有以下选择。提供渠道成员地区专营权，保证货物供应方面顺畅，提供渠道成员产品的售后服务支持，加强广告宣传以保证渠道成员顺利销售产品，设计全面的产品组合提供给渠道成员，帮助渠道成员进行终端铺货，采取更有效的渠道激励政策以提高渠道成员的分销积极性，帮助渠道成员促销以实现较佳的渠道表现力，企业投入更多资源帮助渠道成员快速分销。

（3）企业自身　每个企业在不同的发展阶段都有不同的总体发展战略和经营目标，渠道设计目标的确定要充分参考企业自身情况。企业的渠道建设目标，需要与企业战略规划、市场营销计划、企业任务等目标保持一致。企业在渠道建设中需要耗费资源，且应考虑长期的渠道管理成本，所以企业应在自身资源范围限度内满足消费者需求，企业可以有以下的目标选择。

企业需要授予某些渠道成员地区专营权以提高渠道管理效率，企业以实现提高利润率为主要分销目标，企业需要提高分销效率，企业需要降低分销成本，企业希望可以缩短产品的推广时间，企业需要实现终端的全面铺货，企业产品市场定位进行调整需要分销设计随之调整，渠道网络更适合企业的产品特点，企业需要降低产品价格以期望更便捷的分销渠道网络，渠道设计可以动态地适应企业市场定位的变化，渠道管理需要一套完善的系统。

### （二）确定分销渠道设计的限制

分销渠道设计的限制就是影响企业分销渠道目标实现的因素，这些因素能够影响企业服务于目标市场的产出水平。

**1. 渠道设计限制因素分析的必要性**　营销人员在设计渠道建设方案时，要充分了解渠道设计的限制因素，以及这些限制因素会影响渠道目标的哪些方面？并且，应思考在企业将来的渠道运行过程中，会有哪些限制因素影响渠道最优化的实现。相比之下，企业对渠道设计限制因素的分析，要比渠道设计目标的分析更有意义。

渠道设计者需要设计出不同的渠道建设方案，通过对比，找到一个可以解决这些限制因素的最优化的渠道方案。任何设计，包括渠道设计方案在内，都不可能是完美无缺的。同时，每一个设计方案要根据营销环境、企业自身情况等因素的变化而进行适度调整，所以渠道设计方面不是一成不变的。渠道设计者在提交渠道设计方案时不要回避这些限制因素，要将这些限制因素列出来，并将这些限制因素附加在渠道设计方案中加以分析、论述，供企业的决策者权衡利弊、进行取舍和整体把握。

**2. 渠道设计的限制因素** 企业分销渠道的限制因素主要有以下几个方面：

(1) 产品销售批量的大小 所谓批量，是指企业在产品分销过程中提供给目标消费群体的单位数量，即消费者的一次性购买量。批量越小，消费者的一次性购买量越少，消费者的购买频率随之越高，这就要求企业具有较高的渠道覆盖率和渠道效率，需要耗费企业较多的资源。这种情况的渠道，要求企业提供较高的服务产出水平，才会获得较高的消费者满意度。

(2) 分销渠道内的顾客等待时间 所谓顾客等待时间，是指渠道内顾客等待收到商品的平均时间。顾客等待时间越短，表示顾客喜欢快速的交货渠道类型，企业需要设计简捷、便利的渠道模式，而快速的渠道服务要求企业提供较高的服务产出水平，企业耗费资源较多，分销成本提高。

(3) 分销渠道所提供的方便程度 这一因素是指渠道的便利性，即指顾客能够在需要的时候，不用花费很大的精力、体力和时间，就能获得想要的产品（或服务）。如果顾客对某类产品要求较高的便利性，即希望可以较方便地购买，不需要耗费较多的精力和时间，这种情形下要求企业建立较广泛、较全面的渠道网络，以方便顾客随时、随地购买。但是较高的渠道便利性却加大了企业产品的商业流通成本。例如某家医药制造商生产的是普药，应将药品投放到多个地区、多种渠道类型、多个渠道成员（如药店或医院）进行销售，以方便居住在不同地方的当地消费者随时购买，实现空间上（甚至时间上）较高的便利性。

(4) 分销渠道提供的产品宽度特征 渠道设计中所谓的产品宽度，是指产品规格、颜色、品种等方面的类型。类型越多，说明产品宽度越宽。通常情况下，顾客喜欢较宽的产品宽度，这样可以在产品更多类型的花色品种中选择适合自己的，从而产生更高的消费满意度，但是这却需要生产企业提供较多的备选产品品种，企业生产成本会提高，耗费较多的企业资源。

(5) 售后服务水平 售后服务是指在产品分销过程中，为顾客提供的附加服务，包括咨询、消费信贷、延期的付款方式、付货、安装、修理等方面。售后服务水平越高，需要企业提供的服务产出水平就越高，而顾客一般都希望获取较多的售后服务。例如消费者希望可以获取更多的医疗咨询服务，无论这种服务是现场咨询、电话咨询或者网络咨询，都会加大企业的运营成本。

## 二、分销渠道长度设计

### （一）渠道长度类型

渠道长度是指产品分销过程中经过的中间环节类型的多少。渠道长度按照中间环节类型的数量进行划分，可分为长渠道和短渠道。中间环节类型是指不同层级的中间商，例如批发商和零售商属于不同的中间环节类型；而同一层级的中间商则属于同一个中间环节类型，例如零售商 A 和零售商 B 属于同一个中间环节类型。

中间环节类型的数量较多为长渠道，中间环节类型的数量较少为短渠道。通常情况下，长渠道是指生产商经过两个或两个以上类型的中间环节来分销其产品；短渠道是指生产商和终端消费者之间有少于两个类型的中间环节，即没有中间环节或只有一个中间环节。

长渠道与短渠道分别具有不同的市场特点。长渠道的中间环节较多，不同类型的中间环节之间存在流通时间长、分销费用高、信息反馈速度慢、信息反馈准确性低等弊端，但企业产品具有较高的市场覆盖率；而短渠道的中间环节较少，在上述方面与长渠道的特点相反，优势较多，缺点主要是要求企业具有更高的分销效率，且产品的市场覆盖率低。

### （二）渠道长度设计的不同选择

在渠道长度设计中，将中间环节类型的数目用渠道级数来表示，渠道级数的多少是渠道长度的量化表述。分销渠道在不同数量的渠道层级下有不同的渠道类型，主要分为零级渠道、一级渠道、二级渠道和三级渠道等（如下图9-2所示），渠道层级越多，渠道越长，渠道分销产品的效率表现会不同，企业的分销成本和渠道特点会不同。

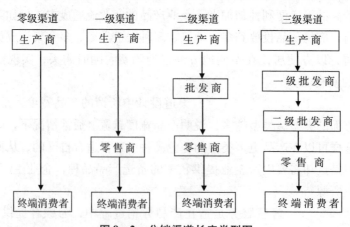

**图9-2 分销渠道长度类型图**

**1. 零级分销渠道** 生产商→消费者，此类型渠道也称为直接渠道，是指生产商直接将产品销售给消费者，生产商与消费者之间没有中间环节。医药行业中，生产商采取的零级分销渠道类型，主要以自建网上药店的渠道模式向终端消费者销售药品。有些网上药店不属于直接渠道，因为有些网上药店是医药批发商或医药零售商开设的，零级分销渠道的渠道两端是生产商和终端消费者。如果医药生产商与终端消费者之间有中间环节，生产商通过这些渠道中间商将医药产品分销给消费者，则称为间接渠道。

例如盛生网上药店，是由医药生产商——辽宁盛生医药集团，经国家相关部门批准设立的网上药房，网名为 youjk 盛生网，是将网上药房、健康资讯和寻医问药融为一体的医药类网站，提供全面的健康医疗服务，是东北三省第一家合法的通过网上药店销售药品的机构。而医药行业中更为典型的直接分销渠道案例是天士力集团的大健康网上商城。作为中国制造业 500 强企业之一，集团旗下的天士力大健康网上商城依托集团的大健康产业，以网络为平台，为全国及全球终端消费者提供领先的全面健康管理、资讯、商城为一体的医药健康电子商务服务。网上商城提供中西成药、保健食品、健康茶饮、健康护理、健康器械、健康家居等大健康管理产品，顾客在线采购满一定数额可以免快递费，并有长达 15 天的退货保障。

**2. 一级分销渠道**　生产商→零售商→消费者，此类型的分销渠道是指生产商将产品销售给零售商，零售商再分销给终端消费者。我国医药行业的分销状况特点鲜明，大型医院、连锁药房在药品销售中占有主导地位，大多数医药生产商把大型医院（第一终端）和连锁药房（第二终端）作为产品的主要分销渠道。

有数据表明，我国药品 80% 以上通过医院分销，药店在药品分销份额中仅占 20%，而以农村为代表的第三终端市场由于市场分散度较高，企业分销成本高，主要由大型的、有实力的医药生产商进行自建渠道网络来分销产品。

湖北九州通医药集团股份有限公司是一家以医药批发、医药物流、医药电子商务、医药零售连锁为核心业务的大型企业集团，连续三年入围中国企业 500 强，连续五年排名中国医药商业第三位，且位于中国民营医药商业企业第一位。医药分销是公司稳健发展中的核心业务，是集团业务发展的基石。九州通经营品种达 14000 多种，品规达 160000 多个，取得国内 240 多种药品的全国或区域总经销或总代理资格。九州通公司重视医药电子商务的发展，并将医药电商及互联网大健康服务作为公司未来重点发展的战略方向。公司旗下拥有"九州通医药电子商务交易平台""好药师网上药店"和"去买药网"三个电商平台。截至 2014 年 6 月 30 日，B2C 线上业务快速增长，实现销售 1.6 亿元，较上年同期增长 162.3%。

**3. 二级分销渠道**　生产商→批发商→零售商→消费者，此类型的分销渠道是指生产商将产品销售给商业中间机构（如批发商），再分销到零售商，最后销售给终端消费者，它的主要优点是提高企业的市场扩张能力。

湖北九州通医药集团不断扩大和完善的医药物流与分销网络。为提高企业的市场覆盖能力，将集团打造成现代医药分销企业，公司先后在湖北、北京、河南、新疆、上海、广东、山东、福建、江苏、重庆、四川、甘肃、江西、辽宁、内蒙古等地兴建了23 家省级子公司（大型医药物流中心），以及 32 家地市级分公司（地区配送中心），每个地级分公司下面设有若干个配送站。九州通的省级子公司、地市级分公司和县级办事处的营销网络已经覆盖了全国大部分县级区域，是全国一万多家医药商业企业中，覆盖范围最广的医药分销企业之一。九州通企业发展愿景的渠道设计就是自建终端渠道来完成产品的终端全覆盖，形成"多级批发→连锁配送→零售终端"的一条龙分销渠道模式，即九州通公司自身形成完善的多级批发传递站，通过公司自主研发的现代化物流配送体系，将药品分销到全国的医院和药店零售终端，以实现药品分销的高效率。

**4. 三级分销渠道** 生产商→一级批发商→二级批发商→零售商→终端消费者。此类型是生产企业选择分销能力较强的一级批发商作为总经销或者总代理，由一级批发商将产品分销给二级批发商，再分销给零售商，最后销售给终端消费者。这种类型的主要优点是一级批发商拥有较高的渠道权力，会将渠道资源较多地投入到生产商的产品品种上，终端铺货效果较好。但因为此模式的渠道较长，中间环节较多，产品出厂价与终端销售价之间差价较大，并且生产商对产品的渠道控制力较小，拥有较低的渠道权力，渠道管理难度加大。

有时生产企业为了提高产品流通速度，会将第四种类型进行修正，将物流配送企业纳入到渠道网络中，渠道模式调整为：生产商→物流配送企业→批发商→零售商→终端消费者。这种模式是生产商根据不同的销售区域选择若干具有较强分销能力的物流配送机构，再利用这些物流机构将企业产品送达到批发商。这种形式的主要优点是：能降低企业的中转成本，加速物流周转，提高企业的销售流通能力。

为了保证医药分销渠道的畅通无阻，生产商必须根据市场变化，适时调整、创新和整合，设计出最佳的、高效的分销网络。目前，随着我国医疗制度、医保制度的改革，国家对医药产品价格的严格限制和监管，医药市场竞争更为激烈，医药生产商的分销网络已向扁平化、一体化、立体化和网络化方向发展，短渠道是更多生产商所追求的渠道变革趋势。

## 三、分销渠道宽度设计

### （一）渠道宽度类型

渠道宽度是指生产商和终端消费者之间，同一层级分销商数量的多少来划分，分销商数量越多为宽渠道，分销商数量越少为短渠道。通常情况下，宽渠道是指生产商在同一层级上的分销商数量为三个或三个以上；窄渠道是指生产商在同一个层级上的分销商数量在三个以下，即两个分销商或者只有一个分销商。以图9-3中显示的渠道长度类型属于一级分销渠道，而同一层级的中间环节其选择的分销商数量不同，生产企业则具有不同类型的渠道宽度，宽渠道如图9-3所示，窄渠道如图9-4所示。

宽渠道和窄渠道使生产企业形成不同的分销渠道效果，两种渠道类型分别具有优点和缺点。宽渠道的分销特点是市场推广速度快、对中间商的依赖程度较小、渠道管理难度大、管理成本高、终端覆盖率高、同级中间商之间的竞争水平高、渠道分布不集中、渠道稳定性弱等特点；窄渠道的特点正好相反，具有市场推广速度慢、对中间商依赖程度较大、渠道管理难度小、中间商之间竞争水平低、生产商的渠道控制力强、渠道稳定

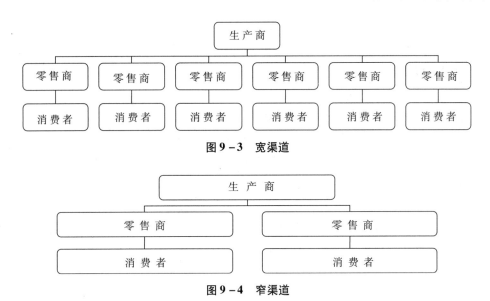

图 9 - 3　宽渠道

图 9 - 4　窄渠道

性强等特点。

## (二) 渠道宽度设计的不同选择

渠道设计中根据渠道宽度的不同，渠道类型可分为广泛性分销、选择性分销和独家分销，渠道设计者可以在下述三种策略中选择。

**1. 广泛性分销渠道（又称为密集分销）**　是指生产企业在同一层级渠道中选择较多数量的分销商销售产品。当医药产品销售数量大或者产品生命周期较短时，生产商需要较快的分销速度、较高的终端覆盖率，使产品终端铺货的范围较广，以保证广大消费者和用户能随时随地买到这些产品，实现销售量短期内快速增加，使企业迅速占领行业市场。医药行业中，医药企业将 OTC 产品推入第二终端市场和第三终端市场时，比较适合选择这种渠道宽度的设计思路。

**2. 选择性分销渠道**　是指生产企业在某一个区域市场选择少数几家分销商销售其产品，这种渠道类型适用于所有产品。渠道管理中，企业经常面临着两种矛盾，那就是渠道控制力和渠道灵活性两个问题。企业希望对渠道有一定的控制能力以把控整体的渠道网络；同时，也希望产品分销过程中分销渠道可以根据市场的变化情况具有一定的灵活性，以调整渠道网络。选择性分销可以帮助企业同时实现上述两种渠道目标，既可以实现快速地分销产品，达到有效占领目标市场的目的，并能够对渠道有较大的控制力，又可以在营销环境变化时适当地调整分销渠道。

**3. 独家分销渠道**　是指生产企业仅选择一家分销商来销售产品。这种渠道类型保证了企业对分销商的最有效控制和管理，使生产企业在买方市场的今天具有较高的话语权，使生产商具有较高的渠道权力，具有最高程度的渠道灵活性，降低了企业的渠道渠道管理成本。同时，独家分销制可以提高分销商的积极性，使其在销售过程中更加遵守双方的规定，规避或减少了渠道冲突，使分销商投入较多的渠道资源用在企业的产品分销中，并将双方利益进行捆绑，一荣俱荣、一损俱损。但是，只有当生产商找到一家渠道网络可以实现全覆盖的大型分销商，否则独家分销的推广速度相对较慢，市场覆盖率短时间内提升概率低，甚至会出现生产商花大价钱在媒体上做广告，消费者在终端市场中却买不到产品的尴尬境况。此类型渠道策略适合产品生命周期长或不容易被竞争者模仿的产品。

综上，生产企业在设计渠道宽度时，要根据企业自身特点、企业渠道要求、产品特点、需求特点、竞争者特点、行业发展特点等因素，采用适合的渠道宽度类型。但是因为市场份额在企业经营中具有战略性的地位，生产商总是希望企业产品在行业市场中拥有较高的市场占有率，所以分销商总是倾向于从独家分销或选择性分销转向更为密集的广泛性分销，而结果就有可能因为企业资源限度等原因导致这种转变是不被市场接受的，致使渠道设计（或渠道调整）存在错误。

## 四、分销渠道成员选择

### （一）分销渠道成员含义

分销渠道成员是指产品从生产商转移到终端消费者的流通过程中，参与到产品分销过程的所有组织和个人，主要是指渠道中间机构，也包括生产商和终端消费者。分销渠道成员具体包括生产商、渠道中间商、物流企业、零售商和终端消费者等。对于生产商而言，渠道下游企业和个人均构成渠道成员；对于中间商而言，渠道上游企业，即生产商也属于渠道成员。

一般而言，医药产品由于国家对药品流通有着严格的法律法规的限制，医药行业中的产品分销对中间商具有更高的依赖性。医药消费者购买医药产品的渠道方式比较有局限性，只能通过医药、药房、诊所或网上药店。并且，即使消费者可以选择网上购药，但我国目前的网上药店其分销网络没有形成规模和产业链，药品对物流企业的要求较高，成本也较高，所以消费者网上购药有时比在药房购药费用更高。并且，有些疾病的治疗有时间要求，使得消费者购买药品是不能等待的。网上药店因为物流原因会在几天后送达药品，大多数消费者不会采用网上购药的方式。目前大量的中小型医药生产企业无法做到直接将药品销售给终端消费者，需要医药中间商发挥出桥梁作用，方便消费者购药。

目前我国消费者购买医药产品主要通过医院和药房两种渠道。有数据表明，医院在我国药品分销比例中占有85%的份额，剩余的15%份额主要通过连锁药房和单体药房完成，诊所等单体社区医院的药品销售占有的比例非常少。但是资料显示，美国有60%以上的药品是通过连锁药房销售的。

### （二）渠道成员类型

渠道设计要考虑对渠道内的中间机构进行选择，要确定渠道成员的类型、数量、营销任务和相应责任，所以渠道设计者要首先了解渠道成员类型。

　　渠道成员的类型是指渠道中间机构的类型，渠道中间机构又称为渠道中间商。中间商是指生产企业与终端消费者之间进行交易过程中，促使交易行为发生和实现的所有组织和个人，包括渠道中间环节的所有组织或个人。中间商一头连接生产商，另一头连接终端消费者，完成产品从生产领域向消费领域的转移。

　　中间商按照是否拥有产品所有权，分为商人中间商和代理中间商。商人中间商又称为经销商，是指取得产品所有权的渠道中间机构；代理中间商又称为代理商，是指帮助转移产品所有权且没有取得产品所有权的渠道中间机构。商人中间商和代理中间商的主要区别是：商人中间商为取得产品所有权，在购进产品时必须付出资金，通过低进货价与高销售价之间的价格差取得收益；代理中间商不需要垫付资金，在交易中扮演商业中介的角色，为生产商和零售商（或终端消费者）搭建交易平台，促使产品销售顺利实现，其收益是按照买卖双方签订的订单数额和一定的佣金比例获得产品销售的佣金。

　　**1. 商人中间商可分为批发商和零售商**

　　（1）批发商　批发商是指从生产商处购买产品，转卖给零售商，再销售给终端消费者的商业企业。对于产业市场而言，批发商是以供应给其他生产企业或商业企业的生产资料为基本业务的商业企业。批发商可分为完全服务批发商和有限服务批发商两种，前者提供全套的服务，包括库存、物流、销售人员、提供信贷和协助渠道管理等服务；后者提供有限的服务，分为自运批发商、承销批发商（不储存货物）、卡车批发商、托售批发商、邮购批发商等类型。

　　（2）零售商　零售商是指把产品直接销售给终端消费者的渠道中间机构。零售商处在流通中离终端用户最近的商业企业，能够直接接触终端消费者，为消费者提供服务。零售商在分销渠道链中，是最了解消费者的商家，能够及时地收集企业产品的市场信息，为生产企业的经营献计献策。零售商分为有店铺的零售商和无店铺的零售商。

　　在医药行业，有店铺的零售商包括医院、连锁药房、单体药房、诊所、社区医院、超市、商场和宾馆等。在超市、商场和宾馆中的医药产品仅限于乙类 OTC 药品和保健品，不包括处方药和甲类 OTC 药品。我国执行药品分类管理以来，明确规定处方药可以在医院和药房销售，但药房必须有医生的处方才能销售；甲类 OTC 药品必须在专业的、获得国家相关部门审批的医药商业企业销售；乙类 OTC 药品可以在医院、药房等专业机构，以及超市、商场、宾馆等非医药专业销售机构出售。

　　在医药行业，无店铺的零售商是指医药产品的销售不在实体店进行，而是通过一些媒体实现，例如邮购、电话订购、电视营销、网上药店等模式。对于药品而言，只能以网上药店的形式销售产品，其他无店铺的零售形式适合保健品和保健医疗器械的销售。

　　橡果国际作为我国成功的无店铺分销模式，以电视、网络等多种媒体作为推广手段，创立起多媒体的商业推广平台，取得了令人瞩目的市场佳绩。公司旗下的好记星、背背佳、紫环、氧立得、安耐驰等成为我国著名品牌。其中，氧立得是中国医药氧行业的主流品牌，紫环是我国医疗保健行业的知名品牌，全名是"紫环颈椎治疗仪"。橡果国际通过创新优质的产品、专业的服务、高效的物流配送等营销优势为消费者提供产品和服务，旨在全面提升消费者生活品质，为消费者提供全新的消费体验，是中国最具规模的跨媒体销售商业平台。

**2. 代理中间商可分为企业代理商、销售代理商、经纪商、寄售商和采购代理商**

（1）企业代理商　又叫生产代理商，是指受生产企业的委托，双方签订销售协议，在一定区域内负责代理销售该企业的产品，收入以酬金的形式体现，是根据产品订单金额和双方协商的比例提取佣金的中间商。这种类型的代理商负责推销产品，不需要支付产品的采购费用，不需要垫付资金，不承担产品仓储任务，只办理产品销售的业务，由企业代理商的渠道下游商业企业直接向生产企业提货或由生产商直接发货，生产商按照销售额的一定比例支付给企业代理商酬金。

（2）医药销售代理商　是一种独立的代理商类型，受生产商的全权委托独家代理其全部产品，并与生产商签订长期合同，承担着生产企业产品的销售环节，替生产企业代理销售产品。这种类型的代理商拥有一定的售价决定权，享有较多的渠道权力，销售范围不受地域的限制。销售代理商与生产商签订的协议中，通常会规定一定时期内的销售数量，且负责产品的终端促销活动等，并为生产商收集市场信息。所以销售代理商提供售后服务、信息咨询、技术支持、仓储、物流配送、品牌宣传、产品促销、培训销售员等营销职能，扮演着生产商营销部门的角色。这种代理商要求生产商授予产品的独家全权代理权，销售权力具有排他性，即不允许生产商委托其他代理商销售产品，甚至生产商自己也不能销售协议中签订的产品，相当于生产商将销售业务外包给销售代理商。

在我国的 OTC 市场中，从获利角度看，代理商更喜欢做有品牌和知名度的非处方药。介于生产商自建团队和寻求代理商的矛盾，专业、实效的营销团队从中间寻求到了一种新型的 OTC 营销模式——OTC 营销托管，药企只负责研发和生产药品，其他的事都可以交给托管团队来解决，这种模式相当于将企业的销售环节外包给专业的营销公司，其本质是价值链理论中的业务外包。有数据表明，药企自己做营销和将营销外包的区别是，外包销售的利润率提高虽然不多，但企业的销售收入扩大了 1.5 倍，销售规模扩大，利润总额提高。

（3）寄售商　是指代理商以代销、寄售的方式销售生产商的产品。寄售商通过自建店铺陈列销售产品，并自己拥有储存功能的仓库，以便陈列、储存商品，具有一定的物流功能，使消费者可以及时购买到产品。双方通过签订协议约束双方的行为，生产商根据协议向寄售商交付产品，寄售商销售产品后的所得货款在扣除自己的佣金及有关销售费用后，支付给生产商。

（4）经纪商　是指在生产企业与顾客双方的买卖交易洽谈中，起到媒介中间作用的代理商，既不拥有产品的所有权，也不拥有产品的定价权，不控制产品的销售条件。这种类型的代理商只是受生产商之托拿着样品或产品说明书替生产企业寻找买家的代理中介。经纪商在买卖双方中均有良好的信誉，买卖双方基于对经纪商的信任，在其安排下与对方接触与谈判，经纪商待交易成功后向雇佣方收取佣金。经纪商不设有库存，不参与融资，也不承担风险，并且与买卖双方仅有业务上的往来，而没有固定的交易合作关系。

（5）采购代理商　是产品采购方的代理人，一般与买方有长期的友好关系，代替他们进行产品的采购，提供收货、验货、储存、送货、信息咨询、产品质量鉴别等服务的渠道中间机构。采购代理商消息灵通，知晓行业信息，十分了解市场行情，可以帮助采购方与供应方讨价还价，通常能够以最低的价格买到好产品。

### 五、分销渠道设计的影响因素

企业在设计渠道长度、渠道宽度及渠道成员的过程中，需要考虑各方面的影响因素，以及这些因素的影响程度和影响结果，才能做出适当的选择。渠道设计影响因素主要包括法律法规因素、企业因素、产品因素、市场因素、消费者因素、中间商因素、竞争者因素等。

#### (一) 法律法规因素

国家对商品流通有着相关严格的规定，例如《直销管理条例》于 2005 年 12 月 1 日起实施，对直销企业要求其必须具有政府颁发的直销牌照。国家工商行政管理总局于 2012 年 8 月 21 日发布了《流通领域商品质量监测办法》，共计 26 条对商品流通质量进行了严格规定。

医药行业经营的商品关系到人民的生命健康安全问题，我国对医药产品的规定有十分健全的法规政策。医药产品相关法规中影响渠道设计的主要法规有新版 GMP、新版 GSP、《医疗器械监督管理条例》《药品广告审查发布标准》《药品说明书和标签管理规定》等。例如国家规定不允许企业在大众媒体上发布处方药的广告而只能发布非处方药的广告，企业也不能选择电视直销的模式销售处方药药品；国家规定企业在对甲类非处方药销售方式上，若选择直销药品的模式，只有网上药店一种模式可以选择，其他邮寄、电视购物等直销模式都是非法的。而于 2013 年 6 月发布的《药品经营质量管理规范》（新版 GSP）对药品流通的质量和物流管控等提出了更高的要求。新版 GSP 希望借助计算机系统，实施药品经营的全过程管理，这提高了药品流通企业的管理难度和管理成本。而医药生产商针对药品流通全过程管理的规定，为保证渠道管理效果，在设计渠道时必然倾向于扁平化的渠道设计，以减少流通环节，保证药品流通中的质量符合国家要求。此外，有些医药产品的分销还受到地方法规条例的限制，具体需要参照当地的政府部门、食品药品监督管理局、卫生局、工商局等官方规定。国务院办公厅 2013 年 14 号文《关于巩固完善基本药物制度和基层运行新机制的意见》中，更加坚持了省级政府集中招标、统一配送、招采合一、量价挂钩、双信封制、集中支付和全程监控等原则。

#### (二) 企业因素

企业自身的因素包括企业资源、企业战略、企业目标、企业主营业务、企业渠道现状等，在设计渠道中需要综合考虑。长渠道的中间环节多，企业产品的分销成本加大，会削弱其竞争力；宽渠道的渠道成员较多，虽然可以实现产品的全面渠道覆盖，但渠道管理难度大。当企业希望利用现有渠道推广新产品，并且希望快速推广和广泛覆盖时，应将产品首先分销给全国各区域的经销商，再由分销给零售终端，即采取"生产商→各区域经销商（或批发商）→零售商"的渠道模式，这种模式主要依靠中间商分销产品，可以实现生产商较高的渠道效率和渠道控制力。

### （三）医药产品因素

产品的特征、剂型、功能、有效期等均可能不同，企业需要设计不同的渠道，即生产商需要根据医药产品的价值、重量、体积、技术特性、售后服务、数量、保存条件、有效期、创新程度和产品生命周期等设计渠道。

**1. 产品价值**  产品价值高时，例如大型医疗设备、进口药品、精细仪器、易碎药品、麻醉药品等，适合选择短的渠道模式，以减少渠道中间环节进而减少产品的附加价格；产品价值低时，例如普通药品，比较适合选择长而宽的渠道模式，实现产品终端覆盖，但这种渠道模式又需要较多的渠道资源，国家对基本药物有着价格的严格管制，企业仍然需要尽可能地采取短渠道分销产品。所以，许多医药生产商通常直接参与医院的招投标，或者自建销售团队直接与医药零售商接触，减少渠道中间层级以保证产品的利润水平。

**2. 产品体积和重量**  体积大和重量大的产品在运输中需要耗费较多的人力、物力，不宜采用长渠道，因为在产品分销中需要耗费更多的物流成本和人力成本，是不经济的；体积小和重量小的产品比较适合搬运，可以选择长渠道。

**3. 产品的技术特性和售后服务**  产品的技术含量高时，需要企业提供较高水平的售后服务，应该采用短而窄的渠道模式，因为广泛性渠道模式下，企业需要较多的中间商，渠道成员学习企业技术时，无法保证达到企业要求的技术服务水平，并且企业面临产品技术机密外泄的风险，产品使用质量也会因为长而宽的渠道模式受到影响。

**4. 产品数量**  产品数量大适合选用长渠道和宽渠道，使产品的分销效率较高，在终端市场的覆盖率较高；产品数量小适合选用短渠道和窄渠道，这样可以减少渠道分销费用，提高渠道管理水平和效率。

**5. 产品有效期**  产品有效期较短或季节性强，应采用短渠道和宽渠道，以快速地分销产品；产品有效期相对长时，应采用长渠道和窄渠道，这种模式虽然分销速度低，却可以提高渠道管理效率。但是，分销环节和分销企业越多，对产品质量产生影响的风险就会越大，企业应尽可能降低渠道复杂性以保证产品效期和质量。

**6. 产品的保存条件**  有些产品需要特殊的保存环境和条件，例如治疗糖尿病的胰岛素药品需要低温保存，产品分销、运输和使用时要在一定温度下进行，消费者在使用时也要放在冰箱里储存，以保证药品的质量和疗效。

**7. 产品创新程度**  产品的创新程度高、容易被竞争者模仿时，需要快速分销产品，加快产品流通速度，适合采用短渠道和宽渠道，以迅速占领目标市场。但是，新药通常都会申请专利，在专利期内，其他企业不可以生产同类药品，所以专利药可以采用长渠道和窄渠道模式。

**8. 产品生命周期阶段**  产品处于不同的产品生命周期阶段，渠道设计有所不同。

导入期时，企业在研发新产品方面耗费了较多资金，适合采取短渠道和窄渠道，以降低分销费用和渠道管理难度；成长期时，企业亟须提高销售量和迅速回收利润，产品需要全面分销，使更多消费者可以购买到产品，企业拥有更多的市场份额；成熟期时，市场竞争白热化，渠道设计要以竞争为主要影响因素，企业应拓展渠道网络，实行广泛性分销；衰退期时，销售量和利润下滑，企业应缩减渠道开支，收缩渠道网络，适合采用短而窄的渠道模式。

2012 年版国家基本药物目录于 2013 年 3 月 15 日公布，由 2009 版的 307 种提高到 520 种。在抢占基药市场的战斗中，一些药企（如天士力）通过组建基层医疗市场销售推广队伍来攻城略地。天士力的复方丹参滴丸与另一个主打产品养血清脑颗粒（丸）并肩作战。天士力复方丹参滴丸的销售一路高歌猛进，2009 年、2010 年、2011 年、2012 年其销售额分别实现 12 亿元、13 亿元、16 亿元、24 亿元。天士力养血清脑颗粒（丸）进入 2012 年版的国家基药目录，亦有望在 2013 年突破 10 亿元大关。相应地，公司营销团队人数，从 2009 年的 1200 人增加到 2012 年近 3000 人，企业净利润从 2009 年的 3.08 亿元增加到 2012 年的 7.69 亿元。自建终端渠道模式对于其他企业来讲，如果没有优质的产品群，或者仅仅依靠单个无品牌的独家产品，贸然组建基层市场销售队伍，恐怕会入不敷出。石药集团在 2009 版基药目录实施后，曾经组建过 360 人规模的基层销售团队，分别负责 70 个县（每个县派驻 1 人）、9 个城市的社区医院，而运行一年下来发现，虽然县级医院的销量有明显上升，但是销售成本较高，即入不敷出，这说明单一企业有限的产品资源不支撑自建基层销售团队的支出。

### （四）市场因素

市场是由消费者构成，消费者的消费特性体现了市场的特性。企业的渠道设计主要考虑消费者数量、消费者集中度和消费者购买频率等方面。

消费者数量多时，企业自身资源和能力，难以满足产品分销的高效率要求时，企业应借助渠道成员的力量分销产品，即适合采用长渠道和宽渠道；相反，消费者数量少时，企业可以考虑短渠道和窄渠道的分销模式。

消费者集中度高时，企业可以采用直销等短而窄的渠道模式，例如医药行业中的第一终端市场和第二终端市场，消费者从地理区域角度看分布密度较高；消费者集中度低时，适合采用长而宽的渠道模式，例如医药行业中的以农村市场为代表的第三终端市场。但是，在医药营销实务中，仍有很多营销创新取得成功的案例，如修正药业的第三终端营销，企业通过自己聘请销售员，将药品推广到第三终端医药市场的零售商，再由医药零售商销售给消费者的方式，产品第三终端市场的覆盖率较高，分销效果较好。

消费者购买频率高时，企业应具有较高的产品分销能力，适合采用短渠道和宽渠道，以提高分销覆盖率和分销效率，防止出现消费者到渠道终端购买产品但缺货的情况。

渠道不畅和流通成本过高是制约药企进入第三终端医药市场的两大重要因素。农村医疗机构往往以利润为导向，只选购价格便宜的药品，不具备鉴定药品真伪的能力，终端消费者对药品质量的识别能力也比较差。第三终端市场各异，每个企业应依托靠近终端的商业渠道力量，屏蔽渠道其他因素干扰，让诊所、卫生院、药房等不得不进货。根据目标终端市场的进货渠道，制定营销政策，挤压竞品市场份额，让第三终端市场的零售商更乐意、更勤快、更赢利地销售产品。

### （五）中间商因素

渠道设计应参考中间商特性，包括中间商与企业合作的可能性、中间商的分销成本和中间商能提供的渠道服务水平等方面。

**1. 中间商与企业合作的可能性**　企业在考虑渠道设计时，要对现有的中间商进行考察，思考现有中间商中有多少可以合作？这些中间商有多少同时经营竞争者产品？企业采取其他渠道合作方式是否会被中间商接受？可以合作的中间商是否能对企业的产品实施有效分销？中间商与企业合作是否有一定的积极性？中间商在企业产品分销过程中，如果不投入较多的资源在企业产品上，产品分销效果就不会好；反之，即使是小型中间商，如果将企业全力投入到生产商产品的分销中，可能会产生良好的分销效果。

**2. 中间商的分销成本**　不同的中间商在分销时会产生不同的分销成本，而同一个中间商分销不同产品时也会产品不同的分销成本。在选择中间商时，生产商要思考中间商是否需要调整分销渠道。如果需要修改渠道，中间商必然会增加分销成本，降低中间商积极性，产品分销的效果不理想。

当下述情况产生时生产商需要三思而行：中间商为了拓展业务范围，希望取得某种产品的经销权或代理权；或者因为竞争原因，不希望竞争对手抢占了优秀生产商的产品，中间商也会付出一定代价争取企业的产品分销权。这些因素会导致中间商的行为属于短期行为，中间商的渠道合作热情和渠道投入水平会在后续的合作中降低，不利于生产企业的渠道稳定性和良好终端市场业绩的实现。

**3. 中间商能提供的渠道服务水平**　在终端市场中，消费者主要通过渠道中间商接受产品和服务，中间商的服务能力决定了顾客的满意度水平和生产商产品的市场形象。在医药行业中，下述项目要求渠道成员提供较高的渠道服务水平：医药零售商对消费者关于药品用药知识等方面的告知；家庭用医疗器械的使用方法、安装、售后服务等；药品有效期的销售保证，即在离药品有效期还有 2 个月的时候就要对药品进行下架管理，以保证消费者使用药品时不会出现过期现象。这些渠道服务需要耗费中间商较多的企业资源和渠道管理成本。

### （六）竞争者因素

处于不同市场地位的市场领导者、市场挑战者、市场追随者和市场补缺者，由于采取的竞争方针因为渠道设计的不同而不同，其渠道设计也是不同的。例如，当企业属于市场挑战者角色时，为争夺市场领导地位，可采取正面对抗竞争的思路，设计与竞争企业相靠近的渠道模式；当企业属于市场追随者角色时，其竞争策略是以追随市场领导者为主，可采取非正面竞争的共生型竞争方式，设计与竞争企业完全不同的渠道模式；当企业属于市场补缺者角色时，其目标市场是行业中的空白市场，渠道设计可以与其他竞争者实现互补，采用不同于竞争企业的渠道模式。

# 第三节　分销渠道管理

渠道设计之后，企业产品在渠道网络中进行分销和流通。企业要在产品分销过程中，对其实行有效的渠道管理，以保证企业渠道更具有竞争力，即应比竞争企业的渠道更加高效、稳定。分销渠道管理分为两个程序：一是分销渠道运行中的管理，主要包括激励分销渠道成员、评估分销渠道成员、管理分销渠道冲突、实施分销渠道合作四个方面；二是分销渠道调整中的管理，主要包括分销渠道调整的条件和分销渠道调整的方法两个方面。

## 一、分销渠道运行中的管理

### （一）激励分销渠道成员

渠道成员不仅是生产企业的合作伙伴，更是生产企业的"客户"，更需要企业的激励政策。激励具有激发和推动作用，激励可以激发渠道成员的积极性和潜力，使渠道成员将资源更多地分配给生产商的产品。生产企业在营销中不仅要实现消费者满意，还要实现渠道成员的满意。渠道成员满意的实现是基于渠道成员需求的实现为基础，企业应像识别消费者需求一样努力去识别渠道成员的需求，根据不同的需求提供不同的渠道激励方案。

不同的消费者和不同的渠道成员对生产商的渠道激励政策会有不同的反应，企业不仅需要思考对渠道成员的激励政策，更需要思考哪种渠道激励方式会对渠道成员产生最佳的激励效果。并且，渠道激励政策具有实时性，即同样的激励政策作用于同一个渠道成员时，会因时因地不同而产生不同的渠道激励效果，所以，企业的渠道激励政策应具有动态性和可调整性。激励分销渠道成员包括识别渠道成员的需求和激励渠道成员的方式两部分。

**1. 识别渠道成员的需求**　渠道成员存在渠道需求，不同的渠道成员其需求是不同的，同一个渠道成员的需求在其不同的发展阶段也是不同的，即渠道成员需求是动态变化的。生产企业不仅要了解这些渠道成员的需求，还要构建动态机制以应对其变化。企业具有独立性和不同的特性，通常，渠道成员主要具有下列需求：

（1）追逐利润的需求　企业的本质是追逐利润，利润是企业一切经营活动的根本，长久的利润保持和利润增长更是企业的终极目标。生产商在考虑激励渠道成员政策安排时，在制度上、政策上和渠道管理中要保证渠道成员利润的获取，才能提高中间商产品分销的积极性和主动性。

（2）渠道成员的自我定位　每个渠道成员都认为自己并不从属于生产商，而是独立于生产商经营链条之外的。中间商通常认为它们是顾客的采购代理商，可以解决顾客的购买问题，其次才认为是生产商的销售代理商。实际上中间商实实在在扮演的是医药生产企业的销售环节，承担着产品的分销功能。当生产商识别了渠道成员的自我认知需求后，就会从渠道成员的角度考虑问题，更多地关注如何给中间商的顾客，也就是自己的顾客提供更优质、更便捷的产品和服务。渠道成员的顾客满意，渠道成员才会满意，生产商才会真正实现对渠道成员的激励。

（3）渠道成员的产品组合销售需求　渠道成员希望顾客对其销售的产品感兴趣，所以中间商总是希望将自己经销的产品进行打包、组合，以系统方式出售给顾客。而渠道成员销售单一品种时，消费者购买的产品数量和数额可能不会像商家预期的那样多，生产商则可以根据这种情况，设计一种产品销售组合方案，帮助渠道成员以系统的方式销售给顾客，既会解决消费者的需求，又会提高渠道成员的销售收入，增加渠道满意度。

（4）渠道成员提高总销售额的需求　中间商希望经营的所有产品都有个好的销售记录，而不是某一个产品。渠道成员只有整体销售额较高，才会实现较高的企业利润。渠道成员既希望每个产品的销售情况比较均衡，又希望拥有具有销售优势的产品，通过优势产品的销售带动其他产品的销售，具有较高的总体销售额。所以，生产企业在鼓励中间商更多地销售生产商产品的同时，也要考虑中间商的整体盈利水平。企业应激励渠道成员产品销售的均衡发展，而不要去计较渠道成员是否将分销力量集中在自己产品的终端推广上。

（5）渠道成员销售记录信息保密的需求　每一个中间商都不希望将所有的销售记录毫无保留地提供给生产企业，因为这涉及到中间商宝贵的客户信息、价格信息、促销策略信息等重要商业记录，除非生产企业提供使它满意的激励政策，否则中间商是不愿意提供给生产企业的。而即使是具有吸引力的激励政策，中间商也有可能刻意隐藏，故意不提供（或有所保留地）提供给企业部分的分销信息。原因是，渠道成员得以生存和发展的基础正是这些销售信息，渠道成员实力和优势的来源也是这些销售信息，信息一旦被外企业知晓就削弱了企业的优势，面临商业信息外漏的危险。

**2. 激励渠道成员的方式**　对渠道成员需求的识别有利于帮助生产商制定渠道激励方案，企业通过满足渠道成员的需求实现对渠道成员的激励，使其产生满意情绪和销售产品的动力。激励因素的存在，使得渠道成员加入到生产企业的渠道网络中；激励政策的补充和加强，使得生产商和渠道成员之间的合作关系得到维护和发展。渠道成员不同于普通消费者，他们更理性、更专业、更追求经济效益，对渠道成员的激励主要有以下几个方面：

（1）向渠道成员提供顾客感兴趣的产品　顾客感兴趣的产品必然会产生好的销售量，渠道成员与生产企业合作的主要动力正是来源于这一点。渠道成员对消费者需求信息的掌握有时会比生产商少，其信息会不完全、不准确、不及时，而生产企业可以指导渠道成员制定顾客喜欢的销售方案，保证中间商良好的销售效果和利润。渠道成员希望销售的是热销产品，引起顾客的购买兴趣，拥有较高利润。

（2）向渠道成员保证产品的供应问题　渠道成员不希望顾客购买时出现产品断货

的情况，产品供应的及时性是每个渠道成员都十分关心的问题。消费者到某家医院或药房购买某种药品时，如果断货，消费者会认为这家医院或药房的药品品种不齐全，在下次购买药品时就不会将这家医院或药房作为首选零售点了。所以，当生产商能保证产品的供应不会出现断货现象时，渠道成员会感到企业对他的重视，会更加热情地投入到生产商产品的销售中。企业可以通过对各层级渠道成员的巡视和拜访，与渠道成员面对面交流、沟通，提高中间商的信心和产品销售热情。

（3）提升渠道成员的整体销售能力　如果生产商可以在产品研发中思考渠道成员因素，通过创新产品销售模式来提高渠道成员的整体销售业绩，生产商和中间商都会因此受益。渠道成员在销售中倾向于将产品进行组合销售，而不仅仅是单个产品的销售，这样会使产品更快地流转，促进资金融通。而在产品组合方面，生产商比中间商更了解产品的性能、特点，知道如何组合产品才能使消费者更喜欢。

（4）对渠道成员进行系统培训　生产企业需要对渠道成员培训，使其熟悉企业产品，企业才能达到激励中间商的目的。渠道成员在销售过程中能够了解到较多的消费者需求信息。渠道合作双方在业务交流过程中，中间商可以向生产商传递需求信息，提供产品研发和生产建议，完善产品功能，帮助生产企业更好地改进产品生产工艺，提供销售支持，吸引顾客购买产品。所以，生产商需要对渠道成员培训，使其熟悉产品的功效和特点，渠道成员就可以在销售过程中很清楚地向顾客介绍，实现较好的销售业绩，渠道成员的销售热情得到激励。对渠道成员的培训，主要包括销售网络、渠道管理的培训、医药产品信息的培训、促销策略的培训等。

（5）向渠道成员提供渠道功能折扣　渠道成员承担着生产商的分销功能，其分销行为可以为企业提供更多的销售帮助，是生产商的战略性合作伙伴，生产企业应该鼓励渠道成员全力地、努力地销售产品。对渠道成员提供业务折扣成为必要，例如销售奖、信息回馈奖励、绩效杰出奖、渠道建设奖、合作奖等，功能折扣激励能够促进中间商的销售积极性，并获取渠道成员大量的、重要的商业信息。

（6）向渠道成员提供物流、促销等营销技术支持　生产商可以帮助中间商解决和完善存货问题，降低渠道成员的物流成本，提高物流效率。在 OTC 药品销售中，生产企业若在媒体投放广告，必然会提升品牌知名度，引起终端医药消费者的兴趣，渠道成员也会因此受益。通常情况下，中间商对宣传力度大的产品表现出较高的销售热情。生产商向渠道成员传递产品广告宣传的信息，会促进中间商的产品订货量。在处方药药品销售中，我国规定不允许在大众媒体中投放广告，只允许在规定的期刊杂志上宣传，但医药生产商可以通过"产品说明会""学术交流"的形式，向医生介绍药品功效，提供专业医学技术支持完成终端的产品推广，促进销售。

## （二）评估分销渠道成员

生产企业与渠道成员之间的合作不是永恒不变的，是根据情况适当调整的。企业需要对渠道成员的分销业绩进行考核，动态掌握渠道成员的营销能力、潜在营销能力、渠道参与程度和参与热情。

**1. 渠道成员的营销能力**　中间商的渠道营销能力是每一个生产商选择渠道成员时首先考虑的问题。一个中间商的营销能力包括销售量、销售额、售后服务水平、成长和盈利记录、区域市场占有率、回款情况、偿付能力、跨地区销售行为、信息收集能力、平均存货水平和交货时间等内容。

**2. 渠道成员的潜在营销能力**　中间商的潜在营销能力会影响到未来的产品分销能力，生产企业对中间商销售能力的评估不能仅通过现有销售能力的表现，还要对其销售潜能进行考核。中间商的潜在营销能力包括中间商的整体实力、企业经营方向、企业发展能力、市场占有率的增长水平、市场拓展能力、顾客的满意度水平等。例如中间商可能会将未来的业务发展注重在某类药品的经营上，那么中间商就会将匹配的企业资源投入到这项业务中。生产企业对渠道成员的业绩考核，更要注重渠道成员成长因素带来的渠道分销能力的提高。

**3. 渠道成员的渠道参与程度和参与热情**　渠道参与程度是对中间商现有渠道投入水平的考核，渠道参与热情是对中间商未来渠道投入水平的考核，即考核渠道成员进行渠道投入的积极性和主动性。

包括中间商在内，每一个企业都会将资源更多地投入到盈利水平高的产品品种上。如果一个实力强、有能力的中间商不将其资源投放在生产企业产品的渠道推广上，产品分销效果不会理想，这一部分考核的是渠道参与程度；如果中间商的分销热情不高，即使现今其渠道投入水平高，也会影响后续的渠道资源投入，这一部分考核的是渠道参与热情。相反，一个实力中等水平的渠道成员，如果渠道参与程度和参与热情较高，会积极配合生产企业的营销活动，甚至为实现高收益，超出生产企业的渠道投入要求，在渠道中表现出更多的主动性和热情，其分销效果会十分理想。总之，无论渠道成员是一个多么理想、优秀的渠道合作伙伴，如果它不能积极配合生产商的营销活动，可能会不利于生产商分销目标、营销目标的完成，影响到渠道建设和管理的整体发展进程。

对于中间商渠道参与程度和参与热情的考核，可以从以下方面进行：渠道成员对损坏和遗失商品的处理、与企业促销活动的合作情况、参与企业培训的行为表现、向消费者提供的服务水平和服务项目、针对生产企业产品向销售员工制定的专项销售激励政策、对终端市场的销售热情、渠道资源的投入水平等方面。而上述考评，都可以通过一个很直观的数据完成，即测量生产企业产品的销售量在中间商销售总量的比例来确定。

## （三）管理分销渠道冲突

渠道冲突是指某个渠道成员从事的分销活动对其他渠道成员企业造成阻碍或影响。分销渠道冲突的主要原因是企业利益上的冲突。每个企业都是独立的，它们的利益不可能总是一致的。渠道冲突分为垂直渠道冲突、水平渠道冲突和多渠道冲突。其中，垂直渠道冲突和水平渠道冲突属于同一渠道模式的渠道冲突，多渠道冲突属于不同渠道模式的渠道冲突。

**1. 垂直渠道冲突（也称为渠道上下游冲突）**　是指同一渠道模式中，发生在渠道纵向不同层级的渠道成员之间的利害冲突，也称为渠道上下游冲突，这种类型的冲突比较常见。垂直渠道冲突主要表现在回款时限冲突、销售权力冲突、销售范围冲突、折扣率冲突、激励政策冲突、进货渠道冲突和售后服务冲突等方面。

医药行业中，垂直渠道冲突发生在医药生产商与经销商（或代理商）之间、医药生产商与零售商之间、医药经销商（或代理商）与零售商之间。一般情况下，渠道长度越长，渠道层级越多，涉及的渠道成员越多，垂直渠道冲突就越容易发生。例如，有些医药经销商（如药品批发商）在将产品分销给零售商（如药店）的同时，自己也可能会建立终端（如药店）销售，这样会挤压医药零售商的销售空间，影响零售商销售量，产生渠道冲突，这是不同层级渠道成员间的冲突，称为垂直渠道冲突；而有些医药批发商，当一次购买量达到要求时，即使购买者是个人，批发商也会向其销售药品，且销售价格常常低于药店（或诊所），产生垂直渠道冲突。

**2. 水平渠道冲突**　是指发生在同一渠道层级的渠道成员间的冲突。当生产商采取独家分销时，水平渠道冲突通常是不存在的。但是，当生产企业采取选择性分销或广泛性分销时，即同一层级的渠道中存在两家或多家中间商时，渠道冲突往往难以避免。医药行业中，水平渠道冲突具体表现为以下两个方面：

（1）零售价格不同形成的水平渠道冲突　同一家制药厂的同一个药品品种在不同医药零售商的销售价格不一样时，渠道冲突发生的概率较高。有时，同款药品在终端的零售价格不同，这是因为有些经销商为了提高终端铺货率擅自压低价格供货，以低于其他经销商的供货价分销给终端零售商，供货价高的经销商就会产生不满情绪。不满的经销商常常通过提高促销力度、加强医药服务支持、赠送赠品、增加销售奖励、进行商业调拨等方式给予零售商一些渠道激励政策，或者也降低供货价格，以实现对其他经销商的报复和排挤，造成行业内的恶性竞争，消耗企业资源。

（2）跨区域销售行为形成的水平渠道冲突　我国医药行业的传统分销格局是以地理区域（如东北大区）为主要划分标准，医药经销商（或代理商）从生产商那里获得某个产品经销权，经营活动以区域为基础销售药品，渠道冲突现象严重。以地域为划分标准的分销渠道网络，人为限制了企业的经营活动区域。分销能力强的企业希望可以向更多零售商供应产品，而分销能力弱的企业则向终端提供的产品价格较高，那些采购了价格高的零售商也会不满，不利于医药生产商的产品销售。在医药营销实务中，医药经销商因为价格差或返利诱惑，进行跨区域的进货、冲货和窜货等现象十分严重，市场价格混乱，秩序被打乱，市场出现过度竞争，竞争形成恶性循环，经营环境混乱，更使终端消费者产生不满。

**3. 多渠道冲突**　是指生产企业建立了两种或更多种的渠道模式，并且向同一细分市场销售产品时产生的渠道冲突。这种冲突产生的原因，主要是不同的渠道由于同一类消费者群而产生的利益冲突，本质上是不同类型渠道之间的冲突。例如，医药生产商在同一药品品种的分销中，采取自建网上药店的直销模式（零级渠道）和连锁药房的渠道模式（一级渠道）时，消费者可以到生产商开设的网上药店购药，也可以到渠道成员连锁药房购药，这两种渠道之间会产生冲突，称为多渠道冲突。

渠道冲突一直是企业的顽疾，是渠道成员希望回避又必须面对和解决的问题。随着我国医疗体制改革的不断深入，药品价格不断降低，医药中间商的利润空间被逐渐压缩，原有的以地域为划分标准的医药分销模式出现很多弊端，不利于整个医药行业的发展。医药分销行业越来越向规模化转变，在竞争中不再依靠地域界线形成竞争优势，而是依靠降低分销成本、实施供应链管理、第三方物流、电子商务等高科技方向转型，那些规模小、效率低、分销模式传统的医药分销商在市场竞争中会被逐渐淘汰，直至退出市场。

在渠道冲突的治理中，仅依靠医药生产商或渠道成员的自律，显然是不行的。法规和体制等对医药分销商的渠道行为的监控，也不能完全做到渠道冲突的预防和治理，生产商无法对分销商的每一个渠道行为进行监控。只有建立一种利益驱动机制和渠道管理机制，对分销商进行有效引导，对渠道行为及时做出预警和预防，以才能保证分销商的渠道行为合理化。

### （四）实施分销渠道合作

渠道合作是以关系营销理论为基础，将渠道成员之间的合作关系发展成更紧密型的伙伴关系，以加强双方（或多方）渠道成员间的合作。

从关系紧密程度分，渠道合作分为交易型、伙伴型、关系型和联盟型渠道合作四种类型，渠道关系的紧密程度逐渐加强。交易型渠道合作是指渠道成员间的关系属于偶发性的交易关系，实现一次或几次交易的合作关系；伙伴型渠道合作是指渠道成员之间的关系属于经常性的交易关系，且每次交易均使双方满意，交易一方已经成为另一方的一个"伙伴"；关系型渠道合作是指渠道成员间的合作不仅在于交易层面，更是以关系营销的思维模式，关心对方、从对方利益出发的关系营销思想；联盟型渠道合作是指渠道成员间构建了具有共同愿景、相互信任、信息交流、行动配合的渠道联盟组织，是最紧密的渠道合作关系类型。渠道合作关系既可以在医药生产商与分销商之间产生，也可以在不同的医药分销商和零售商之间产生。

我国医药行业中，第一个全国性医药分销企业联盟在杭州成立。2011 年 12 月 23日，在浙江杭州，召开了第一个全国性医药分销企业联盟，该联盟组织是由浙江珍诚医药在线股份有限公司牵头，由来自全国 17 个省份接近 20 家医药商业企业共同组建成立，旨在将医药生产商的产品通过渠道联盟成员的巨大分销网络直接配送到医药零售终端，实现资源共享、缩短流通环节、节省成本、提高效率、资源有效配置等，努力实现全产业链"和合共赢"。

### 二、分销渠道调整中的管理

### （一）分销渠道调整的条件

**1. 国家的法律、法规等行业政策变化**　例如在相关法规方面，根据中国加入 WTO协议的承诺，从 2004 年 12 月 11 日起，我国医药流通领域全面对外开放，外资企业可以在华从事医药采购、仓储、运输、零售及售后服务等方面的所有经营活动。在国外分销商政策方面，我国医药流通"十二五"规划明确指出，力求推动药品流通变革，鼓励境外医药流通企业按照我国相关政策规定扩大在华的投资，鼓励外资参与到医药流通领域的重组和并购，拓展分销业务。在医疗保险方面，我国卫生部在"新农合工作2011 年进展和 2012 年重点"中提出，新农合参合率保持在 95% 以上，人均水平达到300 元左右，其中各级政府财政补助标准达到 240 元。在 2012 年 2 月 22 日召开的国务院常务会议提出，到 2015 年，新农合政府补助的标准将提高到每人每年 360 元以上。

**2. 医药行业分销技术发生变化**　随着互联网技术的发展，我国医药物流管理、医药供应链管理、第三方物流、电子商务等会大幅度提高，医药生产商的分销效率和流通效率会有所提高，从而生产商的分销渠道系统改变。

**3. 医药生产商的经营战略调整**　企业的总体经营战略调整时，营销战略和营销计划会随之调整，企业的分销渠道自然也会相应调整。

**4. 渠道成员的经营发生变化**　例如中间商的总体经营战略、企业资源、竞争优势、产品分销能力等变化时，会对医药生产商的产品分销产生影响，生产商需要调整渠道。

**5. 现有渠道系统运行效率低**　现有的渠道系统可能在设计上是不合理的，在运行过程中，存在渠道冲突多、渠道管理难度大、渠道成员不满意、渠道效率低等原因，使生产商需要调整现有分销渠道。

### （二）分销渠道调整的方法

**1. 增加或减少某些渠道成员**　这种渠道调整方法主要针对渠道成员和渠道宽度的调整。通过对渠道成员的评估来判断怎样调整渠道成员。是增加还是减少渠道成员？应该调整哪个或哪些渠道成员？怎样将调整后的渠道成员进行搭配组合？

**2. 增加或减少某个渠道层级**　这种渠道调整方法主要针对渠道层级的调整。当渠道层级过长影响了产品分销效率时，应减少渠道环节；当渠道层级过短影响了终端市场的服务效率时，应增加渠道层级，提高渠道的终端覆盖率，加强对渠道下游的管理，提高渠道分销效率。

**3. 改变整个渠道分销系统**　当对上述 1 和 2 调整后，即对渠道成员和渠道层级的调整仍不能产生良好的分销效果时，生产商要考虑是否应该对整个分销系统重新布局。医药生产企业可以考虑是通过自建渠道实行产品分销？还是通过渠道成员建设渠道？或者是否需要将旧的分销系统改变成全新的分销系统？

【案例分析】

**天猫医药馆的二次开张**

2011 年 6 月 20 日，淘宝商城推出了"医药馆"（现名为天猫医药馆），有上海复美大药房、北京金象大药房、杭州九洲大药房、江西开心人大药房、云南白药大药房等 5家医药公司进驻。在淘宝网之前，腾讯旗下的拍拍网引入 5 家药企，已经开始网上售药。

2011 年 7 月 8 日，淘宝商城的医药馆上线不足 1 个月，经过短暂 18 天试水，国家食品药品监督管理局表示淘宝不具有网上售药的资格。按照国家网上销售药品的政策规定，企业要想在网上售药，必须同时取得《互联网药品交易服务资格证》与《互联网药品信息服务资格证》两个资质，两证缺一不可，而淘宝网只具有"信息服务资格证"。浙江省食品药品监管部门对淘宝网进行查处，淘宝商城医药馆被叫停，随后进入了长达 8 个月的"整改期"。

在人们质疑淘宝网和拍拍网在网上售药资质的同时，九州通医药集团股份有限公司在 2001 年 7 月 6 日发布公告称，通过增资九州通全资子公司——北京好药师大药房连锁有限公司的方式，北京九州通医药有限公司与北京京东叁佰陆拾度电子商务有限公司合资开展医药 B2C 电子商务业务。合资后，九州通占股 51% 比例，京东占股 49% 比例，双方合作领域仅限于线上业务，合资公司将注册商标——"京东好药师"作为新公司的网站名称。

对于网上售药资质问题的"担忧"，九州通与京东要比淘宝和拍拍"轻松"一些，双方合作采取的是"1 + 1"的策略。九州通医药网在 2000 年就取得了"药品交易服务资格证"（B2B），并在 2009 年通过了电子商务 B2C 认证。在与京东合作后，根据约定，在 60 天内北京九州通与北京好药师公司会协助京东取得"药品信息服务资格证"。与此同时，当当网 CEO 李国庆表示，正在积极地从药监局申请相关许可证，并将要与具有互联网医药零售资格的企业签订平台合作协议，当当网也想在网上卖药了。而据传言，当当网正在接洽的有资质医药企业可能是国药控股。也许在将来，当当网首页上的商品分类列表上要添上一项"药品"。

2012 年 2 月 27 日，天猫商城医药馆在距离上次试水夭折 8 个月之后重新开张，入驻商家达到 10 余家，深圳海王星辰大药房、杭州九州医药公司等医药商业企业均入驻。重新上线的天猫医药馆此次仍没有取得《互联网药品交易服务资格证》。在欠缺资质、政策严管及利润低下等方面，使重开之路充满未知数。天猫医药馆的第二次开张，相比第一次开张要低调得多，淘宝方面强调天猫只是展示药品信息和提供相关技术支持，不涉及具体药品买卖，客户点击页面后会跳转到相应的具有互联网交易资质的医药合作商家，在医药商家的网站上进行交易，付款也不经过淘宝和支付宝，天猫不介入交易环节。同时，天猫公关部负责人对天猫医药馆的二次开张表示"不发表任何评论"。

对于网上售药的监管，国家药监局一直都是非常严苛，截至 2012 年 2 月 27 日，获得药品交易服务资格证的共有 101 家医药企业，但可以向终端消费者提供药品的只有 59 家。很显然，医药电子商务市场的巨大蛋糕是电商大佬们纷纷布局网上药店的最直接原因。据中国医药商业协会发布数据，2009 年中国药品零售市场规模约为 1500 亿元，而 2009 年，国内的网络药品销售仅为 7000 万元左右，占当年药品零售市场的 0.046%。虽然，2010 年网上药品零售额有所增长，但也只是刚刚过亿元。中国医药商业协会和连锁药店分会发布的数据显示，2011 年整个医药零售市场约为 1800 亿元，网上规模为 4 亿~5 亿元，占零售市场的 0.2%。相比之下，美国网上药店的销售规模占整个医药流通领域的比例非常高，2009 年约为 20%，2010 年更是接近 30%，其他欧美发达国家的这一比例通常在20%以上。比例相差如此悬殊，这说明国内网上药店有待挖掘的市场空间巨大。

【问题思考】

1. 分销渠道的类型？
2. 中间商的分类？
3. 渠道冲突的类型？
4. 渠道管理的步骤？
5. 网上药店可以如何改变医药企业的分销渠道设计和管理模式？

# 第十章　促销策略

【基本概念】

促销、促销组合、人员推销、广告、营业推广、公共关系。

【引导案例】

### 药店营销路上微信"武装"

我国网民规模已达 4.57 亿，手机网上用户约为 3 亿，智能终端和手机上网的数量已经超越了笔记本和 PC 机上网的数量。据最新数据显示，截止 2013 年 3 月，微信注册用户量已接近 4 亿，其中日均活跃度为 7600 万。微信的强大影响力让企业看到了商机，公众账号纷纷上线，各类药店纷纷涉足微信营销。目前我国微信公众账号已经达到 300 万个。

从中国药店市场营销大环境分析，药店目标消费者群已经出现泛年轻化趋势，药店微信的新营销模式有很大的市场可以开拓。老年顾客虽是药店的主要目标群之一，然而事实上，连锁药店顾客中青年人的数量占比已经超越了其他年龄阶段。

2013 年初，一项针对多家知名连锁药店会员销售占比的调研分析显示，1980 ~ 1990 年出生（20 ~ 30 岁）的会员销售占比排在第一位。以山东燕喜堂为例，会员中 43 岁以下的人数为 59.7%，43 岁以上为 40.3%，两个年龄段会员的销售占比则分别为 61.78% 和 38.22%。石家庄新兴大药房的会员中，上述四组数据分别为 57.08%、42.92% 和 50.07%、49.93%。所以目标消费群体年轻化是药店涉足微信营销的关键决策。

从微信公众平台搜索"药房""药店"或"医药连锁"等关键词，具体有以下几类药店：兼有电子商务的连锁药店，如开心人网上药店、金象网、药房网、华佗药房网等医药电商；大型连锁药店，如老百姓大药房、云南鸿翔一心堂药房、山东燕喜堂、石家庄新兴、张仲景大药房、漱玉平民大药等实体药店。

目前网上药店比传统药店更热衷于探索微信营销，形式上也相对丰富。开心人网上药店率先推出"微信多客服平台"，通过首创的"微信客服"和"在线药师"模式，引领手机服务平台的新模式。开心人网店一些主导的数据流量15%~20%来自于移动终端。开心人网上药店的微信服务包括两种模式：一是疾病自查，二是微信药师。疾病自查服务，是通过开心人网上药店提供的病症目录和方便快捷的检索功能，消费者可以直观地对症状和疾病进行自查自诊，了解疾病症状、诊断、治疗防护等方面信息。开心人网店的微信药师服务，可通过语音、文字、图片三种方式向专业药师咨询，并能购及时获得药师专业建议和健康指导方案。金象网微信公众账号于2014年6月14日推出"夏季常备防暑药"活动，盘点出金象网推荐的防暑降温药品，如清凉油、藿香正气、金银花等，并详细介绍各药品的特点及用法，在文末注有"点击右上角，分享到朋友圈"的字眼，以及有金象网上药店的链接，这些吸引了消费者的眼球。

随着对健康需求的提高，人们迫切希望能够了解相关的医药知识，特别是一些常见病的发病原因、预防措施和治疗方法、用药知识等。目前开通微信公众账号的药店，大多都在运作健康知识传播，定期向粉丝推送药学方面的相关资讯和知识来提高访问量，另外在微信里设定药师服务版块，通过在线药师及时回答粉丝提出的问题，进行药学服务，以形成访问者的依赖度。

开心人网上药店的微信公众平台主页底端，有更加个性化的页面设置。如商品分类、在线药师、聚划算等三个栏目，点击"商品分类"后有三个两性用品、男性专区、女性专区子专区，点击"在线药师"后弹出"咨询医师"，患者可以进行有关疾病方面的咨询。

加强互动性是微信的一大特性。因为它不像微博，可以吸引大量粉丝转发和评论，微信只有通过与顾客的沟通来取得顾客的信任。微信作为较为私密的沟通工具，实现了商家与消费者之间的双向交流。通过与消费者的互动，企业可以分析消费者的消费习惯、客单价、频率等，制定不同页面的个性化菜单，从而实现精准的营销推广。因此互动对于微信来说尤为重要。

分析北京朝阳大悦城的做法，它的互动模块中，首先基本以固定自动回复为主，不过自动回复内容的设定，需建立在对用户关注内容进行分类归纳的基础上。这其中类似"你好/早上好"等内容被列为一级搜索目录关键词，大悦城的自动回复则是引导用户进入二级搜索目录的关键词，并通过二级目录关键词的自动回复引导消费者转入三级目录。这样既加强了与消费者的互动，又可以向消费者全面推广微信服务平台。

虽然各类药店都在开始探索微信营销，但还在逐渐完善之中，要想实现成熟、完整的各类内容，还有很长的路要走。

未来的药店微信营销的趋势，笔者认为肯定离不开两个方面：一个就是微信技术的日臻完善，并就此技术应用于药店营销当中，比如你身边的药店（微信定位系统的利用)、微信的支付功能的实现等；第二，就是消费者对于药店服务的需求与微信营销的结合，集便捷性、及时性、互动性等于一体。还有实体药店与线上实现结合和统一（O2O），将是未来药店最理想的一种模式。并根据线上的服务有助于完善和优化线下工作，使之数字化，人性化，提供服务附加值。另外，因为微信使用人群普遍年轻化，枯燥、乏味、官方的服务内容已经不能锁定微信用户的注意力，所以微信的服务内容必须出奇出新，只有这样才能让微信用户主动点击。

【导语】

随着企业竞争的加剧和产品的增多，消费者收入的增加和生活水平的提高，在买方市场上的广大消费者对商品要求更高，挑选余地更大，因此企业与消费者之间的沟通更为重要。现代市场营销不仅要求企业发展适销对路的产品或服务，制定吸引人的价格，使目标消费者易于接受他们所提供的产品或服务，而且还要求企业建立其在市场上的形象，设计并传播有关产品的外观、特色、购买条件及产品利益等方面的信息。企业需利用各种促销方式使广大消费者和用户加深对其产品的认识，以使消费者愿多花钱来购买其产品，即进行促销活动。

# 第一节　促销与促销组合

## 一、促销定义

促销是指营销人员通过各种方式将有关企业及产品的信息传递给消费者或用户，影响并说服其购买某项产品或服务，或者促使潜在消费者对企业及产品产生信任和好感的活动。

促销具有以下几层内涵：

1. 促销的核心是沟通。
2. 促销的目的是激发消费者产生购买行为。
3. 促销的方式包括人员促销和非人员促销。

## 二、促销的作用

### （一）传递信息，疏通渠道

产品在进入市场前后，企业要通过有效的方式向消费者和中间商及时提供有关产品的信息，以引起他们的注意，激发他们的购买欲望，促进其购买。同时要及时了解消费者和中间商对产品的意见，迅速解决中间商销售中遇到的问题，从而加强生产者、中间商和消费者之间的关系，畅通分销渠道，加强终端销售。

### （二）引导消费，扩大销售

企业针对消费者和中间商的购买心理来从事促销活动，不但可以引导需求，使无需求变成有需求，而且可以创造新的欲望和需求，当某种产品销售量下降时，可以通过适当的促销活动，促使需求得到某种程度的恢复，延长产品生命周期。

### （三）突出特点，强化优势

随着市场经济的迅速发展，市场上同类产品之间的竞争日益激烈，消费者对于不同企业所提供的许多同类产品，在产品的实质和形式上难以觉察和区分，在这种情况下，要使消费者在众多的同类产品中将本企业的产品区别出来，就要通过促销活动，宣传和介绍本企业的产品特点，以及能给消费者带来的特殊利益，增强消费者对本企业产品的印象和好感，从而促进购买。

### （四）提高声誉，稳定市场

在激烈的市场竞争中，企业的形象和声誉是影响其产品销售稳定性的重要因素。通过促销活动，企业可以塑造自身的市场形象，提高在消费者中的声誉，使消费者对本企业产生好感，形成偏好，达到实现稳定销售的目的。

## 三、促销方式

促销的方式多种多样，但基本上可以分为人员促销和非人员促销两大类，人员促销即指人员推销，非人员促销又包括广告、营业推广及公共关系三种基本手段。

### （一）人员推销

企业派出推销人员直接与消费者接触，向目标消费者进行产品介绍、推广，促进销售的沟通活动。

### （二）广告

企业按照一定的预算方式，支付一定数额的费用，通过不同的媒体对产品进行广泛宣传，促进产品销售的传播活动。

### （三）营业推广

企业为刺激消费者购买，由一系列具有短期诱导性的营业方法组成的沟通活动。

### （四）公共关系

企业通过开展公共关系活动或通过第三方在各种传播媒体上宣传企业形象，促进与内部员工、外部公众良好关系的沟通活动。

由于各种促销方式都有其各自的优缺点（如表 10-1），所以在促销工作中，企业会将多种促销方式同时并用。

**表 10 – 1　各种促销方式的优缺点比较**

| 促销方式 | 优点 | 缺点 |
|---|---|---|
| 人员推销 | 直接沟通信息，反馈及时，可当面促成交易 | 招用人员较多，费用高，接触面窄，时效性差 |
| 广告 | 传播面宽，形象生动，节省人力，时效性强 | 只针对一般消费者，很难立即成交 |
| 营业推广 | 吸引力大，激发购买欲望，可促成消费者即时冲动购买行为 | 接触面窄，有局限性，有时会降低商品价格，时效性差 |
| 公共关系 | 影响面广，信任度高，可提高企业知名度和声誉，时效性强 | 花费力量较大，效果难以控制 |

## 四、促销组合

### (一) 促销组合的内容

所谓促销组合，是一种组织促销活动的策略思路，主张企业运用人员推销、广告、营业推广、公共关系四种基本促销方式组合成一个策略系统，使企业的全部促销活动互相配合、协调一致，最大限度地发挥整体效果，从而顺利实现企业目标。

促销组合体现了现代市场营销理论的核心思想——整合营销。促销组合是一种系统化的整体策略，四种基本促销方式则构成了这一整体策略的四个子系统。每个子系统都包括了一些可变因素，即具体的促销手段或工具，某一因素的改变意味着组合关系的变化，也就意味着一个新的促销策略。

### (二) 促销组合选择的影响因素

**1. 促销目标**　促销目标是影响促销方式选择的首要因素。对于不同的促销目标，促销组合及促销策略也就会有一个较大的区别。每种促销工具都有各自独有的特性和成本，营销人员必须根据具体的促销目标选择合适的促销方式形成不同的促销组合。

**2. 市场特点**　除了考虑促销目标外，市场特点也是影响促销方式选择的重要因素。市场特点受每一地区的文化、风俗习惯、经济政治环境等方面的影响，促销工具在不同类型的市场上所起作用是不同的，所以我们应该综合考虑市场和促销工具的特点，选择合适的促销工具，使他们相匹配，以达到最佳促销效果。

**3. 产品性质**　由于产品性质的不同，消费者及用户具有不同的购买行为和购买习惯，因而企业所采取的促销组合也会有所差异。如我国对处方药严禁通过大众媒体进行广告，只能在临床使用，所以对于处方药来讲，人员促销就是其选择的首要促销方式，也可以通过良好的公共关系做推广。

**4. 产品生命周期**　对于产品生命周期的不同阶段，企业营销目标不同、市场竞争状况不同及消费者需求变化也不同，所以采取适合不同的促销策略，才能保证促销活动的效果，使产品达到稳定的销售。

产品处于引入期，需要进行广泛的宣传，以提高知名度，此时广告和公共关系效果最佳，营业推广可作为辅助手段，鼓励消费者试用。

产品处于成长期，企业的促销目标是进一步引起消费者的购买兴趣，激发购买行为。因此应突出宣传商品特点，使消费者逐渐对产品产生偏好。促销手段上，广告和公共关系仍需加强，但重点在于宣传企业及产品品牌，树立产品特色，从而扩大产品的销售量。

产品处于成熟期，企业促销的主要目标是巩固老顾客，增加消费者对商品的信任感，保持市场占有率。此时应尽可能多运用营业推广，并辅之以少量的广告。广告的内容应偏重强调产品的特定价值和给消费者带来的差别利益，以保持并扩大企业产品的市场占有率。

产品处于衰退期，企业促销的目标只能是使一些老顾客继续相信本企业的商品、坚持购买。此时企业可使用营业推广与提示性公告相结合，维持尽可能多的销售量。

不同产品生命周期阶段的促销目标与促销策略如表10-2所示。

**表 10-2　产品生命周期不同阶段的促销目标与促销策略**

| 产品生命周期 | 促销目标 | 促销策略 |
| --- | --- | --- |
| 导入期 | 提高产品知名度 | 广告、公共关系及营业推广 |
| 成长期 | 提高销售量的增长 | 加强广告和公共关系 |
| 成熟期 | 增强竞争优势 | 加强营业推广、辅以提示性广告 |
| 衰退期 | 维持信任、偏爱 | 营业推广 |

**5. 促销费用**　企业开展促销活动，必然要支付一定的费用，费用也是企业关心的一个重要问题。在满足促销目标的前提下，要做到效果好而且费用少。

### 五、促销策略

促销策略可分为推式策略、拉式策略和推拉式策略三种。

### （一）推式策略

即以直接方式，运用企业人员推销手段，把产品推向分销渠道。其运用方式，企业推销人员把产品推荐给批发商，由批发商推荐给零售商，由零售商推荐给最终消费者，并形成消费（见图10-1）。

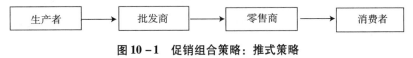

**图 10-1　促销组合策略：推式策略**

推式策略适用于下列情况：企业的经营规模小，或资金有限，难于执行完善的广告计划；分销渠道短，市场相对集中，销售人员具有较高素质；产品单位价格高，专用性较强；产品的专业性较强，需在专业人员指导下消费，如大型的通讯电子设备，需在专业销售人员指导下消费，依靠简单的交流、讲解和宣传，消费者无法对消费与否做出决定。

## （二）拉式策略

即采取间接方式，运用广告等手段，将产品信息通过广告媒介传播出去，吸引最终消费者，使消费者对医药企业的产品产生兴趣，并主动询问购买这类产品。其作用路线：企业运用信息传播技术将消费者引向零售商，将零售商引向批发商，将批发商引向生产企业（见图 10－2）。

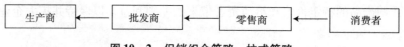

**图 10－2　促销组合策略：拉式策略**

拉式策略适用于产品市场容量较大、方便使用的产品，如日用品；产品信息能够快速告知广大消费者，产品已被广泛应用，并呈现出市场需求日渐上升趋势；产品本身的科技含量不高、价值较小、用途广泛；企业有足够的资金用于产品广告的推广。

## （三）推拉式结合策略

即推式策略和拉式策略相结合，综合运用的策略。例如在发布广告的同时派出推销人员上门推销，在举办产品展销会的同时寄出大量产品订单。推拉结合策略可以综合运用广告、人员推销和营业推广方式，以便更灵活更有效地吸引更多的消费者（见图10－3）。

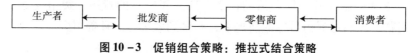

**图 10－3　促销组合策略：推拉式结合策略**

推拉式结合策略的实际运用：

1. 推进策略必须说服流通业者，调动流通业者的积极性，所以人员推销的沟通形式最受重视；其次是营业推广，这包括对流通业者的推销活动和销售店支援活动等。相反，拉引策略面对消费者，向消费者传递信息，唤起消费者的兴趣和欲望，为此需要订营销计划，搞公共关系，进行消费者教育，或者直接邮寄营销计划，等等。

2. 最现实且最有效的做法，并不是其中哪一个，而应该是前拉后推，推拉结合。这对消费者和中间商都非常重要。不过也有几个因素必须予以考虑。第一，根据产品特性，其侧重点要有所不同；第二，在顾客心理过程中的不同阶段，要区别运用推拉策略；第三，推拉必须有机配合，协调启动。一是要把握好时机，二是要使拉引可涉及的范围与流通业者的覆盖面基本吻合。

3. 在推进流程中，信息的传递和沟通不能是单纯的接力式，制造商应该在整个过程中发挥主导作用，首先向批发商，接着要配合和协助批发商向零售商，再配合零售商向消费者推进。例如向终端提供宣传手册、展示牌、招贴、灯箱、POP 等，进行硬包装，营造引导购买的氛围，同时进行软包装。搞好与店铺的关系，培训、激励营业员，甚至派推销员到终端直接向消费者推销产品。

## 第二节 人员推销

人员推销是一项专业性很强的工作，是一种互惠互利的推销活动，它必须同时满足买卖双方的不同需求，解决各自不同的问题，而不能只注意片面的产品推销。人员推销不仅是卖的过程，而且是买的过程，即帮助顾客购买的过程。推销员只有将推销工作理解为顾客的购买工作，才能使推销工作进行得卓有成效，达到双方满意的目的。换句话说，人员推销不是推销产品本身，而是推销产品的使用价值和实际利益。顾客不是购买产品实体本身，而是购买某种需要的满足。推销员不是推销单纯的产品，而是推销一种可以解决某些问题的答案。

### 一、人员推销的含义及特点

#### （一）人员推销的含义

人员推销是指企业派出销售人员直接与批发商、零售商和消费者进行面对面地沟通，通过双向的信息交流和沟通，使其了解产品信息，并且发现和满足顾客需求的促销活动。

一般而言，人员推销的基本要素为推销员、推销产品、推销对象。

#### （二）人员推销的特点

**1. 信息传递的双向性** 由于人员推销是一种面对面的促销活动，在信息沟通方面具有双向性。在人员推销的过程中，一方面，推销人员通过与推销对象之间交流所推销产品的相关信息，以此让推销对象了解产品，促进产品销售；另一方面，通过与推销对象的交流，能及时了解目标市场对企业产品等各方面的评价，为企业制定合理的营销策略提供依据，最大可能地满足消费者的需求。

**2. 推销目的的双重性** 人员推销的目的是激发目标消费者对产品的需求，促进产品的销售；同时，推销产品还要提供必要的相关性服务。推销人员采取多种销售技巧，目的是推销产品。在与客户的直接交流中，向顾客提供各种服务，是为了帮助顾客解决问题，满足顾客的需求，增强顾客对所推销产品的信心。双重目的相互联系、相辅相成，推销人员只有做好顾客的参谋，更好地实现满足顾客需求这一目的，才能有利于激发顾客的购买欲望，促其购买，使产品推销达到效果最大化。

**3. 推销过程的灵活性** 由于推销人员和推销对象是直接联系，可以通过交谈和观察了解顾客，根据不同顾客的特点和反应，有针对性地及时调整销售方式和技巧，更好地诱导顾客产生购买行为。同时，通过直接交流，还可以及时解决顾客所面临的各种困难和问题，消除顾客的疑惑，提高顾客对产品的满意度。

**4. 推销效果的长期性** 在人员推销过程中，推销人员和推销对象长期面对面直接交流，便于建立长期的友谊和感情，密切企业与顾客之间的关系，让顾客对本企业的产品产生一定的偏爱。在长期的稳定的友谊和感情基础上开展促销活动，有助于建立长期的买卖协作关系，同时还可以为未来其他产品或服务奠定良好的销售基础。

## 二、人员推销的基本形式及类型

### （一）人员推销的基本形式

1. 自己建立自己的销售队伍，使用本企业的推销人员来推销产品。在西方国家，企业自己推销队伍的成员叫推销员、销售代表、业务经理、销售工程师。

2. 企业可以使用专业合同推销员。例如制造商、销售代理商、经纪人等，按照期待销售额付给佣金。

3. 企业可以雇佣兼职的销售推销员，在各种零售营业场所，用各种方式促销，按销售额比例提取佣金，方式如产品操作演示、现场模特、咨询介绍等。

### （二）人员推销的类型

1. **生产厂家的人员推销** 即生产厂家雇佣推销员向中间商或其他厂家推销产品。日用消费品生产厂家的推销员往往将中间商作为他们的推销对象；而工业品生产厂家的推销员则把他们的产品作为生产资料的其他生产厂家作为推销对象。

2. **批发商** 他们往往也雇佣成百上千名推销员在指定区域向零售商推销产品。零售商也常常依靠这些推销员来对商店的货物需求、货源、进货量和库存量等进行评估。

3. **零售店人员推销** 这类推销往往是顾客上门，而不是推销员拜访顾客。

4. **直接针对消费者的人员推销** 这类推销在零售推销中所占比重不大，是推销力量中的一个重要部分，有其特殊优点和作用。

5. **对无形产品的推销** 主要指对保险、银行、旅游、服务业等的人员推销，还包括对不动产如工商企业的不动产、房地产等的人员推销。对这类推销员的要求很高，他们要通晓法律等各方面知识，甚至需要通过必要的考试。

## 三、推销人员基本要求

### （一）推销人员的任务

1. **顺利销售产品，扩大产品的市场占有率，提高产品知名度** 公司经营的中心任务就是占领和开拓市场，而推销人员正是围绕这一中心任务开展工作的。推销人员重要任务就是利用其"千里眼"和"顺风耳"在复杂的市场中寻找新的、尚未满足的消费需求。他们不仅要说服顾客购买产品，沟通与老顾客的关系，而且还要善于培养和挖掘新顾客，并根据顾客的不同需求，实施不同的推销策略，不断扩大市场领域，促进公司生产的发展。

2. **沟通信息** 顾客可通过推销人员了解公司的经营状况、经营目标、产品性能、用途、特点、使用、维修、价格等诸方面信息。刺激消费者从需求到购买行动的完成，同时，推销人员还肩负着搜集和反馈市场信息的任务，应及时了解顾客需求、需求特点和变化趋势，了解竞争对手的经营情况，了解顾客的购后感觉、意见和看法等，为公司制订有关政策、策略提供依据。

**3. 推销商品、满足顾客需要、实现商品价值转移** 推销人员在向顾客推销产品时，必须明确他推销的不是产品本身，而是隐藏在产品背后的对顾客的一种建议，即告诉顾客，通过购买产品，他能得到某些方面的满足。同时，要掌握顾客心理，善于应用推销技巧，对不同顾客使用不同的策略。

**4. 良好的服务是推销成功的保证** 推销人员在推销过程中，应积极向顾客提供多种服务，如业务咨询、技术咨询、信息咨询等。推销中的良好服务能够增强顾客对企业及其产品的好感和信赖。

## （二）推销人员的基本素质要求

**1. 职业素养**

（1）具有强烈的事业心和责任感 忠于企业、忠于顾客。本着对顾客利益负责的精神，帮助顾客解决实际困难和问题，满足顾客的需求。

（2）具有良好的职业道德 推销人员单独的业务活动比较多，在工作中，应有较强的自控力，正确处理好个人、集体和国家三者之间的利益关系。

（3）具有正确的推销思想 要求推销人员时刻考虑顾客的利益，全心全意地为顾客服务，把顾客需要的满足程度视为检验推销活动的标准。

（4）具有团队协作的精神 公司的命运和利益包含着每一个公司员工的命运和利益，没有哪个员工可以使自己的利益与公司相脱节。只有整个团队获利，个人才有可能获利。在团队成员的帮助下，你就能最大限度地发挥自己的才能。

**2. 业务素养**

（1）企业知识 推销人员必须对所代表的公司有一个全面了解。熟悉公司发展史，对公司历年财务、人员状况、领导状况及技术设备都了如指掌，因为这些知识都有助于增强顾客对推销员的信任感。推销员还必须掌握公司经营目标和营销策略，并能够灵活运用和解释它们。同时，还应该学会巧妙运用统计资料来说明公司的地位，力争在顾客心目中树立起良好的公司形象。

（2）产品知识 推销人员应该是产品专家，应全面了解从产品设计到生产的全过程，熟悉产品性能、特点、使用、维修，熟知产品成本、费用、出厂价格。还应全面掌握产品种类、设备状况、服务项目、定价原则、交货方式、付款方式、库存、运输条件等。另外，还必须了解竞争产品情况。

（3）顾客知识 推销人员一方面需要了解顾客购买的可能性及希望从中得到的利益，另一方面还需要了解顾客购买决策依据，顾客购买决策权在谁手中，谁是购买者，谁是使用者和消费者。了解顾客的购买条件、方式和时间，深入分析不同顾客的心理、习惯、爱好和要求。

（4）市场知识 推销人员还要掌握市场营销学的基本理论，掌握市场调查和预测的基本方法及市场供求情况、潜在顾客数量、分布、购买动机、购买能力、有关法规等。

（5）文化知识　对推销人员来说，同行竞争的焦点往往是文化素质的差异，所以优秀的推销人员还应具备良好的文化素质。在文化素质方面，要求推销人员具有一定的专业知识，如经济学、市场学、心理学、经济法、社会学等，除此之外，还应在文学、艺术、地理、历史、哲学、自然科学、国际时事、外语等方面充实自己。博学多才是推销人员成功的重要因素。

（6）法律知识　推销人员也应具备相应的法律素质，工作中要有强烈的法律意识和丰富的法律知识。推销工作是一种复杂的社会活动，受到一定的法律法规制约。推销过程中，推销人员应注意衡量自己的言行是否合法，以及会给社会带来什么后果。

（7）其他知识　人员推销实际上是一种交际活动，推销人员是公司的"外交官"，要求他们讲究必要的推销礼仪。

### （三）推销人员的能力要求

**1. 观察能力**　推销人员的观察能力是指通过消费者外部表现了解其购买心理的能力。一个人的任何一个行为表现都与内心活动有着紧密的关联，行为也就是反映内心活动的一个侧面。推销人员可以从消费者的行为当中，发现消费者购买内心活动的信息。

**2. 创造能力**　推销工作是一项体力与脑力相结合的工作，是一项综合性很强的工作。只有推销人员具备一定的创造能力，才能够发现并抓住市场竞争中的机会。

**3. 社交能力**　推销人员经常与消费者面对面地沟通，这就要求推销人员要具备与不同类型消费者交往的能力，解决及处理各种矛盾的能力，能充分平衡各种场合的气氛。

**4. 应变能力**　推销对象的心理是复杂多变的，这就要求推销人员应该具有灵活的应变能力，在不违背原则的前提下，采取一些行为，从而更好地实现自己的目的。

**5. 语言表达能力**　信息沟通是推销工作的核心和关键，而语言就是表达思想、交流信息的主要工具。推销的过程，也就是推销人员启发消费者、说服消费者的过程。良好的语言表达能力表现在语言要清晰、简洁、明了，说话要抓住消费者的心理，针对消费者的需要，促使消费者产生强烈的购买欲望。

### （四）推销人员的礼仪

**1. 仪表**　虽不能绝对反映一个人的内心世界，但作为一个推销员，则必须注意仪表，推销员留给顾客的第一印象往往取决于推销员的外表，顾客喜欢仪表优雅、风度翩翩的推销员，而不喜欢不修边幅、形象拖沓的推销员。推销员的衣着以稳重大方、整齐清爽、干净利落为基准。推销员的穿着要反映时代气息，朝气蓬勃，健康活泼，进取向上，庄重大方的衣着可增强推销员的自尊心和自信心，而只有这时，他才最勇气十足，信心百倍，推销效果最佳。

**2. 言谈**　推销员在言谈方面，应做到语言表达准确，避免措辞含糊不清；注意使用规范语言，除特殊场合外，一般应讲普通话和官方语言；使用礼貌语言，杜绝粗野语言；不要口头语；还应注意讲话的语音语调，发音清晰，速度适中，避免病句和错别字；讲话不应声嘶力竭或有气无力。总之，讲话要准确规范，富于表现力。

**3. 举止** 推销员在举止方面，应注意遵守一些基本的准则。如敲门要轻，并稍远离门；打招呼、问候应主动、热情、适当；登门拜访顾客时应后于顾客落座，切忌乱动顾客的东西；谈话时态度关切、温和，坐态端正并稍向前倾，倾听认真、用心，切忌东张西望、心不在焉，回答问题时不要直接顶撞，需要否定对方意见时可用委婉语气；谈话时应不慌不忙，动作适度，站立时切忌双手倒背，交换名片时应双手呈递和双手接受，以示对对方的尊重，切忌一边访谈一边摆弄顾客的名片；必须注意克服不停眨眼、挖鼻孔、皱眉、掰手、咬嘴唇、搔头、挖耳朵、吐舌头、耸肩膀、颤腿颤脚、踏地板、不停地看表、东张西望、慌慌张张、皮笑肉不笑等坏习惯。

**4. 其他相关礼节** 要注意顾客身份、年龄，选择适当的话题，不要千篇一律地用同一种形式打招呼。若除顾客外还有其他人如顾客的朋友在场，不能忽略他们，否则是不礼貌和不明智的。打电话时语气要温和、礼貌，接电话时最好先自报姓名和单位，若拨错号码，要向对方表示歉意。在通常情况下，推销员不要吸烟，因为吸烟本身是不文明的行为，它不仅对自己的健康有害，而且对他人危害更大，推销时吸烟，往往会分散顾客的注意力，甚至冒犯顾客，不利于推销工作。当然，在某些特殊地区和环境下，吸烟是不可回避，甚至是必不可少的。传统的推销与烟酒结下了不解之缘，因此若推销员在推销过程中发现吸烟不可回避或有助于推销，那么，他也可灵活掌握。但不要随意抖烟灰，开始面谈后，最好灭掉香烟，全神贯注地倾听顾客讲话。推销员在接受顾客的饮料时，要起身双手接过来并道谢，饮用时忌牛饮、出声。若要宴请顾客，在宴请地点和菜方面考虑顾客的心理和喜好，注意陪客人数不宜超过顾客人数，不能饮酒过量、醉酒，不能留下顾客，自己先离席，不要当着顾客的面付账，等等。

## 四、人员推销的方式与步骤

### （一）人员推销的方式

**1. 单对单推销** 一个推销人员给一个目标客户推介产品，即一对一推销活动。如医药销售人员与医院某科室主任或医师面对面交流来实现销售。

**2. 单对组推销** 指单个推销人员与目标客户群体接触。如医药代表与一个科室的三五个医生或护士交流。在此场合下一定要镇定，表现的越是大气、越是镇静，就越有意想不到的效果。

**3. 组对组推销** 销售小组通常由企业有关部门的主管人员、销售人员、学术推广人员等组成，他们将面对客户的一个规模较大的、专业性较强的订货小组进行产品销售。如医院由主管院长、科室主任、药剂科主任及采购人员组成的药品招标审核小组。

**4. 会议推销** 推销人员在各种会议（订货会、展销会、产品推荐会等）上，以业务洽谈会的形式向所有或部分客户推销产品。

**5. 产品研讨会**  销售人员与企业学术人员一起，以产品专业研讨的形式向买方专业人员讲解某项技术最新发展的情况，介绍相关产品的知识及其应用，其目的并不在于即刻达成交易，而是重在增进客户的技术知识，培养客户对本企业的认识和偏好。

## （二）人员推销的步骤

**1. 寻找预期客户**  预期客户指的是潜在的消费者，即可能成为新客户的任何组织或个人。根据企业产品的特点、卖点、竞争态势、所处价值链的位置、公司策略等因素来寻找预期客户。具体应从以下两点着手：

（1）寻找潜在客户的途径  常用的方法有购买电话黄页、名录，报纸、杂志、网络等媒体，在展览会上搜集、交流名片，老客户介绍，市场搜集，参加各种联谊会，服务终端客户，等等。

（2）提高寻找潜在客户成功率的方法  ①对每一个潜在客户，在联系之前要认真分析，寻找恰当的时机与客户联系，切不可贸然和客户联系；②若与客户话不投机，应留下愿意友好交流的意愿，为以后与客户沟通做好铺垫；③发挥团队精神，与同事合作开发新的客户；④不管客户最终是否购买，都要尊重他们，并且希望他们给你推荐新客户；⑤要坚持长期和客户联系，通常要多次沟通才可以完成推销活动。

**2. 准备接洽**  推销人员在确定了潜在客户后，应尽可能地了解潜在客户各方面的情况，分析他们的特定需求，如医疗机构对目前所使用药品的态度、谁是购买的决策者、决策者个人性格和购买习惯是什么。

**3. 接触客户**  接触客户是指销售人员正式与潜在客户进行接洽的活动。可以采取电话访问、上门拜访和电子访问等形式。在接触活动中要注意自身沟通的行为修养，明确的开场白可争取给潜在客户留下良好的形象。

**4. 讲解与展示**  推销人员在讲解过程中，应侧重于向客户阐述产品给客户带来的利益，其目的是吸引并抓住客户的注意力，提高他们的兴趣。同时要帮助潜在客户发现自己的需要，并提供相应的解决方案，让客户意识到需要购买。

**5. 异议处理**  面对客户提出的异议，推销人员应主动询问客户，找出异议的根源，并做出相应的答复和处理意见。

处理客户异议的基本原则，欢迎客户提出反对意见，且不以施加压力的方式让客户接受我们的观点。处理客户异议的基本策略：保持理性、中性的推销态度，用不带倾向性的非常具体的问题提问，不施加过大的影响与压力，抓大放小、以退为进，尊重客户的观点，随时准备妥协与修正自己的产品与服务。

**6. 达成交易**  推销人员通过观察客户的言语、举止和表情等交易信号判断达成交易的最佳时机是否到来，并抓住时机提出建设性的决策，促使立即成交，或通过价格优惠、免费额外赠送等推广手段，促使客户做出购买决策，从而达成交易。

客户表达出有意购买的信号时，常用的促成交易的方法有：假设成交法、次要成交法、二择一法、激将法、威胁法、利诱法、利益说明法、订单行动法、小狗成交法、水落石出法等。

**7. 跟进和维护**　如果销售人员想保证顾客感到满意并能继续订购，跟进和维护是必不可少的。交易达成后，销售人员就应着手完成各项具体工作：交货时间、购买条件及其他事项。销售人员接到第一张订单后，就应制定一个后续工作访问日程表，以保证顾客能适当地使用或安装好，并及时提供指导和服务。这种访问还可以发现可能存在的问题，使顾客相信销售人员的关心，并减少可能出现的任何认识上的不一致。销售人员还应该制定一个客户的维护和成长计划。

# 第三节　广告策略

现在的产品不断更新换代，你方唱罢我方又登场，同类产品的相似度很高。如何在种类繁多的产品里让人眼睛发亮，就要靠广告了。广告的表现力就是突出产品让人记住它。这个"差异化"可以是在表现产品特色上，也可以是在广告表现形式上。

广告是企业促销组合中十分重要的组成部分，是运用的最为广泛和最为有效的促销手段。

## 一、广告的概念与类型

在经济全球化的今天，广告作为一种促销手段，可谓无处不在。"广告"（Advertising）源于拉丁语，有"注意""诱导""大喊大叫""广而告之"之意。美国营销协会对其做出的定义为：广告是广告主为了介绍和推广其产品、劳务或观念，在付费的基础上，通过各种传播媒体，向特定的对象进行的信息传播活动。

根据不同的划分标准，广告有不同的类型。

### （一）根据广告的内容和目的划分

**1. 产品广告**　它是针对产品销售开展的大众传播活动。对企业来说，必须为自己的产品确立正确的目标，然后根据目标群体的需要，进行有针对性的广告宣传。

一般主要的广告目标可以分为三种：

（1）宣传广告　宣传广告的目标是要告诉顾客有关产品的信息。这是一种报道性广告，即通过向消费者介绍广告的性能、用途、价格等，以刺激消费者的初始需求。在推出新产品或新服务时，这是一种非常重要的广告目标。

（2）劝说广告　当目标顾客已经产生了购买某种产品的兴趣，但还没有形成对特定产品偏好时，劝说广告的目的是促其形成选择性需求，即购买本企业的产品。劝说广告突出介绍本企业产品的特色，或通过与其他品牌产品进行比较来建立一种品牌优势。

（3）提醒广告　有些产品在市场上销售多年，虽已有相当的知名度，但厂商仍需要推出提醒性广告来提醒购买者，不要忘了他们的产品。这是一种备忘性广告，这种广告有利于保持产品在顾客心目中的形象。

**2. 企业广告**　企业广告也是企业形象广告，着重宣传企业的品牌、商标、厂址、厂史、生产能力、服务项目等情况，扩大企业知名度及美誉度，提高企业在目标消费者心中的形象和地位，间接促进产品的销售。

## （二）根据广告传播的区域划分

**1. 全国性广告**　指的是采用全国性媒体播放广告，可以让全国各地的消费者了解企业传播的各类信息。适用于规模较大、服务范围较广的企业，且有能力通过全国性渠道销售产品的企业。

**2. 地区性广告**　指通过区域性媒体发布广告，借以刺激某些特定地区消费者对产品的需求。此类广告传播范围小，多适合于生产规模小、产品通用性差的企业，或者是大型企业在某地区的辅助性广告。

## 二、广告媒体

### （一）广告媒体的效果比较

广告媒体是广告信息的载体，是企业通过广告向公众传递信息的媒介。常见的广告媒体有报纸、电视、直邮、广播、杂志、户外广告、电话黄页、新闻信、广告册、电话、互联网等。广告媒体类型的不同，其传递信息的内容和效果也就不同，表10-3描述了主要广告媒体的大致情况。

表10-3　各类主要媒体间的对比

| 媒体 | 优点 | 缺点 |
| --- | --- | --- |
| 报纸 | 灵活、及时，本地市场覆盖面大，能广泛地被接受，可信性强 | 保存性差，复制质量低，相互传阅者少 |
| 电视 | 综合视觉、听觉和动作，富有感染力，能引起高度注意，触及面广 | 成本高，干扰多，瞬间即逝，观众选择性少 |
| 直邮 | 对接受者有选择性，灵活，在同一媒体内没有广告竞争，人情味较重 | 相对来说成本较高，可能造成滥寄"垃圾邮件"的印象 |
| 广播 | 大众化宣传，地理和人口方面的选择较强，成本低 | 只有声音，不如电视那样引人注意，非规范化收费结构，展露瞬息即逝 |
| 杂志 | 地理、人口可选性强，可信并有一定的权威性，复制率高，保存期长，传阅者多 | 广告购买前置时间长，有些发行量浪费了，版面无保证 |
| 户外广告 | 灵活，广告展露时间长，费用低，竞争少 | 对观众没有选择，缺乏创新 |
| 电话黄页 | 本地市场覆盖面大，可信性强，广泛的接触率，低成本 | 高竞争，广告购买前置时间长，创意有限 |
| 新闻信 | 非常高的选择性，能够全面控制，交互机会多，相对成本低 | 成本不易控制 |
| 广告册 | 灵活性强，能够全面控制，展示戏剧性信息 | 过量制作使成本不易控制 |
| 电话 | 使用人多，有接触每个人的机会 | 除非有数量限制，否则成本不易控制 |
| 互联网 | 非常高的选择性，交互机会多，相对成本低 | 在有些国家，作为新媒体，用户少 |

目前的新媒体主要有两种形式：①移动新媒体：以移动电视、车载电视、地铁电视、电梯电视等为主要表现形式，通过移动电视节目的包装设计，来增加受众黏性，便于广告投放。②手机新媒体：手机媒体是到目前为止所有媒体形式中最具普及性、最快捷、最为方便并具有一定强制性的平台，它的发展空间将逐步扩大。3G 和 4G 手机逐渐普及，手机媒体将成为普通人在日常生活中获得信息的重要手段。

媒体计划者在选择媒体时，要考虑下列媒体变量：

**1. 目标受众的媒体习惯** 例如对于青少年，广播和电视是最有效的广告媒体。

**2. 产品特点** 各类媒体的示范表演、形象化、解释、可信程度和色彩具有不同的潜力。妇女服装广告登在彩色印刷的杂志上最吸引人，而索尼照相机广告则最好通过电视做一些示范表演。

**3. 信息特点** 时段和信息将对媒体选择产生影响。一条宣布明天有重要出售的信息就要求用广播、电视或报纸作媒介。一条包含大量技术资料的广告信息，可能要求选用专业性杂志或者邮寄件作媒介。

**4. 成本** 电视广告费用非常昂贵，而报纸广告则较便宜。应该考虑的是千人平均成本。

## （二）广告媒体的选择

不同的广告媒体有不同的特性，这决定了企业从事广告活动必须正确地选择，否则将影响广告效果。正确地选择广告媒体，一般要考虑以下影响因素：

**1. 广告传播的对象**

（1）按产品的使用对象选择媒介 如时髦服装及化妆品，一般针对年轻人或女性消费群；儿童玩具一般针对年轻的父母。这类一般选用专业性杂志或电视广告效果较好。

（2）按消费者的专业特点选择媒介 有些企业的目标市场存在着职业和专业分布的集中性，可选择与受众专业特点相适合的专业性杂志做广告，就可将信息准确地送达目标市场。如选择医药报刊做药品和医疗设备的广告、选择冶金报刊做冶金机械设备的广告、选择化工类报刊做化工产品广告等。

（3）按消费者的生活习惯选择媒介 消费者总是较多地接触那些有兴趣的媒介，如果对某种媒介没有兴趣，即使这种媒介覆盖面很广，也不可能对消费者产生触动效果。如化妆品广告选择电影、电视、画报等杂志，旅游服务业选择电话簿等媒介，农业生产资料选用农民喜欢的广播等媒介。

**2. 广告媒介的量和质** 广告媒介的绝对量是其产生影响力的前提，各类媒介对量的衡量不同。如报纸、杂志以发行量计，广播、电视以收听视率计，路牌、交通、橱窗广告以人流量计。在这里还要注意媒介覆盖强度的区别，比如在绝对发行数量和覆盖域方面，地方性报刊都不如全国性报刊，但从某一局部地区来看，地方性报刊的覆盖强度却高于全国性报刊，对某些产品的广告效果会更好。

所谓广告媒介的质，是指某种媒介已经建立起来的社会威望和可信度，这些对广告信息的质量都会产生重要影响。

**3. 广告产品的特性**

（1）从产品用途看，可以分为生产资料和生活资料。一般来说，生产资料技术性强，结构用途复杂，需要向消费者做详细的文字说明，使其有深刻全面的理性认识，以选用报纸、杂志、产品说明书等作为广告媒介为上乘；日用消费品需要向消费者直接展示产品的性能、用途，并在时间上要求迅速，可选用电视、报纸为媒介，并配以广播广告。

（2）从产品类型看，凡鲜活易腐、容易变质的产品，必须选择快速发布的媒介。如果是耐用消费品，则要注意牌号、形象的宣传。

**4. 广告费用支出** 广告主应从自己的经营范围和竞争能力出发，考虑到自身的经济承受能力和广告费用的投入和产出之比，从比较中选择效益最好的媒介。如实力雄厚、竞争力强的企业，可利用覆盖面广、信誉度好的媒介；中小型企业可选择费用较低而有效的媒介；零售企业则应充分利用本身条件，如橱窗、店面、柜台展示等手段。如果某产品专业性强，销售对象集中且价格昂贵，则只需寄发邮寄广告或派人上门推销即可达到效果。

广告主在选择广告媒介时，要把广告费用的绝对价格与相对价格统一起来考虑，这样有利于评价广告活动的经济效果。绝对价格指的是做一次广告实际支付的费用，相对价格是指广告接触人数平均花费的金额。

## 三、广告的设计原则

要想让广告合情合理又有自己的特色，一般要遵循以下五个原则：

### （一）创造性

创造性是广告吸引消费者眼球的关键因素，广告的语言要生动、有趣，形式要多种多样，不断创新。

### （二）真实性

即指广告中宣传的必须与实际产品的本来面貌相一致，如果广告虚假，不仅会损害顾客的利益，也会同样损害企业的信誉和形象。

### （三）针对性

广告设计要针对不同的消费者心理，做出合理的有说服性的产品介绍。

### （四）思想性

广告强调经济效益的同时，更要注意精神文明，去除广告内容中不健康的因素。

### （五）效益性

任何广告的最终目的都是为了经济效益，广告应以尽可能少的费用支出取得最大的广告效果。

## 四、广告方案的提出和管理

在制定广告方案时，营销经理首先必须确定目标市场和购买者动机。然后他们才能接着做出制定广告方案所需的五项主要决策，也就是5M：任务（Mission）：广告的目标是什么？资金（Money）：要花多少钱？信息（Message）：要传送什么信息？媒体（Media）：使用什么媒体？衡量（Measurement）：如何评价结果？

### （一）确定广告目标

广告目标必须服从先前制定的有关目标市场、市场定位和营销组合的诸种决策。广告目标是指在一个特定时期内，对于某个特定的目标公众所要完成的特定传播任务和所要达到的沟通程度。例如：在服用感冒药的患者中，认识到新康泰克分为蓝色装和红色装，并相信这种感冒药有较强解决鼻部不适的作用，鼻塞、流鼻涕和打喷嚏问题的人数，在一年中从40%上升到60%。

广告的目标可根据通知、说服、提醒或强化的作用来分类。通知广告为新产品或现行产品的新特点创造品牌知名度和了解，说服广告创造对一种产品或服务的喜欢、偏好、信任和购买，提醒广告刺激顾客重复购买产品或服务，强化广告在于说服现有的购买者相信他们购买这种商品的决定是正确的。

广告目标的选择应当建立在对当前市场营销情况透彻分析的基础上。如果产品种类在成熟期，而公司又是市场的领导者，并且产品的使用率低，那么适当的广告目标就应该是刺激更高的使用率；如果产品种类是新推出的产品，且公司不是市场领导者，而其品牌又优越于领导者，那么适当的广告目标应该是向市场说明品牌优势。

### （二）确定广告资金预算

广告资金预算是指企业在一定时期内预期分配给广告活动的总费用。广告有维持一段时间的延期效应，虽然广告被当作当期开销来处理，但其中一部分实际上是对品牌资产的无形资产的投资。企业广告经费的投入并不是越多越好，也不是意味着越少越好，而是应当考虑影响广告效果的各种因素，采取科学的手段对成本效益比进行预算，以便用最低的成本获得最佳的效果。

在制定广告预算时要考虑的五个特定因素：

**1. 产品生命周期** 新产品（导入期和成长期）一般需花费大量广告预算以便建立知名度和取得消费者的试用，已建立的品牌（成熟期和衰退期）所需广告预算在销售额中所占的比例通常较低。

**2. 市场份额和消费者基础** 市场份额高的品牌，只求维持其市场份额，因此其广告预算在销售额中所占的百分比通常较低。而通过增加市场销售来提高市场份额，则需要大量的广告费用。

**3. 竞争与干扰** 在一个有很多竞争和广告开支很大的市场上，一种品牌必须加大宣传力度，以便高过市场的干扰声使人们听见。即使市场上一般的广告干扰声不是直接针对该品牌进行竞争，也有必要大做广告。

**4. 广告频率**　品牌信息传达到顾客所需的重复次数，广告投放频率越高，所需的预算也就越大。

**5. 产品替代性**　在同一商品种类中的各品牌需要做大量广告，以树立本品牌有差别性的形象。

## （三）设计广告信息

在设计和评估一次广告活动的过程中，区分信息战略（即广告定位，广告想要表达品牌的何种诉求）与创新战略（广告怎样表达品牌诉求）是非常重要的。因此设计有效的广告活动既是一门艺术，又是一门科学。

广告人需要通过三个步骤来设计发展信息战略：信息的产生和评价、信息的表达、信息的社会责任观。

**1. 信息的产生和评价**　广告的信息内容受到目标市场特征和产品特征的影响，而目标消费者是这个内容的最好来源。他们对于现有品牌的优势和不足的各种感觉为广告内容的创新性提供了重要的线索，我们就可以找到广告信息的诉求点。这种诉求点是有针对性和竞争力的，也代表着消费者对产品的需求。

通常一个好的广告只会强调一个主题，广告信息可根据愿望性、独占性和可信性来加以评价。

**2. 信息的表达**　广告信息的表达分为两种情况，一种是着重理智定位，另外一种是着重情感定位。不管是在广告促销活动中采用何种定位的表达方式，其关键是广告信息传递的信息能否和企业产品的特性充分地结合起来。

**3. 信息的社会责任观**　广告商和它们的代理商必须保证它们"创造"的广告不超越社会和法律准则。公共政策机构已制定了大量法律和规则以管理广告。

## （四）选择广告媒体

不同类型的广告媒体，承载的信息表现形式、信息传递的数量、信息传递的时间和空间都有所不同。为使本企业和产品的信息达到最优的传递效果，企业应该比较各个媒体之间的优缺点，结合企业发展战略和产品的特点，寻求一条成本效益比最佳的沟通路线。

## （五）衡量广告效果

良好的广告计划和控制在很大程度上取决于对广告效果的衡量。大多数广告商都想衡量一个广告的传播效果，即广告对于消费者知晓、认识和偏好的影响，他们也想了解广告对销售的效果。

**1. 传播效果研究**　传播效果研究乃是寻求对一个广告是否在有效地传播进行判断，广告预试有三种主要的方法。

（1）消费者反馈法　用来调查消费者对于某个筹划中广告的反应。他们需要回答以下问题：

你从广告中得到了什么主要信息？

你认为广告人需要你了解、相信或做些什么？

这个广告有多大的可能性会促使你购买其推销的产品？

这个广告有哪些优点和缺点？

你对这个广告感觉如何？

最适于在什么地方向你传达这则信息？你最可能在什么地方留意它？你会在什么地方做出购买决策？

（2）组合测试　是请消费者观看一组广告，而且他们愿看多久就看多久。然后，请他们回忆所看过的广告，能记住多少内容就回顾多少内容，问者可以提示，也可以不提示。其结果就表明一个广告是否有突出的地方及其信息是否易懂易记。

（3）实验室测试　是有些研究人员利用仪器来测量消费者对于广告的心理反应的情况，如心跳、血压、瞳孔放大及毛孔收缩等情况。这类试验只能测量广告的吸引力，而无法测量消费者的信任、态度或者意图。

2. 销售效果研究　如果某个广告使品牌知名度提高 20%，使品牌偏好增加 10%，那么将增加多少销售量呢？一般来说，广告的销售效果较之其传播效果更难以测量。销售受到许多因素的影响，如产品特色、价格、可获得性和竞争者行为等。这些因素越少，或者越能控制，广告对于销售的影响也就越容易测量。在直接营销的情况下，销售效果最易测量，而在运用品牌广告或建立公司形象的广告时，销售效果最难测量。

研究人员常常试图通过历史分析法或者实验分析法来衡量销售效果。历史方法是指运用先进的统计技术将过去的销售和过去的广告支出联系起来。

## 第四节　营业推广策略

### 一、概述

#### （一）营业推广的概念

营业推广（又称为销售促进），它是指企业运用各种短期诱因鼓励消费者和中间商购买、经销或代理企业产品或服务的促销活动。

广告能为产品提供购买的理由，但当消费者走入商场，他还需要购买的刺激。因此几乎所有的营销都需要通过一定的营业推广，来促进消费者的购买。营业推广很少单独使用，一般是作为广告或人员推销的辅助手段，是构成促销组合的一个重要方面。

#### （二）营业推广的特点

##### 1. 营业推广的优点

（1）可以吸引消费者购买　由于营业推广的刺激比较强，较易吸引顾客的注意力，使顾客在了解产品的基础上采取购买行为，也可能使顾客追求某些方面的优惠而使用产品。

（2）可以奖励品牌忠实者　譬如销售奖励、赠券等通常都附带价格上的让步，其直接受惠者大多是经常使用本品牌产品的顾客，从而使他们更乐于购买和使用本企业产品，以巩固企业的市场占有率。

（3）可以实现企业营销目标　营业推广通过让利于购买者，使广告宣传的效果得到有力的增强，破坏消费者对其他企业产品的品牌忠实度，从而达到本企业产品销售的目的。

**2. 营业推广的缺点**

（1）影响面较小　它只是广告和人员销售的一种辅助的促销方式。

（2）刺激强烈，但时效较短　它是企业为创造声势获取快速反应的一种短暂促销方式。

（3）顾客容易产生疑虑　过分渲染或长期频繁使用，容易使顾客对卖者产生疑虑，反而对产品或价格的真实性产生怀疑。

## 二、营业推广的方式

### （一）面向消费者的营业推广

**1. 赠送促销**　向消费者赠送样品或试用品，赠送样品是介绍新产品最有效的方法，缺点是费用高。样品可以选择在商店或闹市区散发，或在其他产品中附送，也可以公开广告赠送，或入户派送。

**2. 折价券**　在购买某种商品时，持券可以免付一定金额的钱。折价券可以通过广告或直邮的方式发送。

**3. 包装促销**　以较优惠的价格提供组合包装和搭配包装的产品。

**4. 抽奖促销**　顾客购买一定的产品之后可获得抽奖券，凭券进行抽奖获得奖品或奖金，抽奖可以有各种形式。

**5. 现场演示**　企业派促销员在销售现场演示本企业的产品，向消费者介绍产品的特点、用途和使用方法等。

**6. 联合推广**　企业与零售商联合促销，将一些能显示企业优势和特征的产品在商场集中陈列，边展销边销售。

**7. 参与促销**　通过消费者参与各种促销活动，如技能竞赛、知识比赛等活动，能获取企业的奖励。

**8. 会议促销**　各类展销会、博览会、业务洽谈会期间的各种现场产品介绍、推广和销售活动。

### （二）面向中间商的营业推广

**1. 批发回扣**　企业为争取批发商或零售商多购进自己的产品，在某一时期内给经销本企业产品的批发商或零售商加大回扣比例。

**2. 推广津贴** 企业为促使中间商购进企业产品并帮助企业推销产品，可以支付给中间商一定的推广津贴。

**3. 销售竞赛** 根据各个中间商销售本企业产品的实绩，分别给优胜者以不同的奖励，如现金奖、实物奖、免费旅游、度假奖等，以起到激励的作用。

**4. 扶持零售商** 生产商对零售商专柜的装潢予以资助，提供 POP 广告，以强化零售网络，促使销售额增加，可派遣厂方信息员或代培销售人员。生产商这样做目的是提高中间商推销本企业产品的积极性和能力。

### （三）面对内部员工的营业推广

主要是针对企业内部的销售人员，鼓励他们热情推销产品或处理某些老产品，或促使他们积极开拓新市场。可采用方法有：销售竞赛、免费提供人员培训、技术指导等形式。

**1. 销售竞赛** 一般利用奖金或其他报酬来激励销售人员完成管理层所确定的目标的一种激励方法。如有奖销售，比例分成。

**2. 免费提供人员培训、技术指导** 企业根据产品推广需要，在零售店不定期举行产品知识培训会，培训期间可以通过有奖互动环节，促进店铺营业员积极推荐推广产品。

## 三、营业推广的步骤

### （一）确定推广目标

营业推广目标的确定，就是要明确推广的对象是谁，要达到的目的是什么。只有知道推广的对象是谁，才能有针对性地制定具体的推广方案，例如是为达到培育忠诚度的目的，还是鼓励大批量购买为目的。

### （二）选择推广工具

营业推广的方式方法很多，但如果使用不当，则适得其反。因此，选择合适的推广工具是取得营业推广效果的关键因素。企业一般要根据目标对象的接受习惯和产品特点、目标市场状况等来综合分析选择推广工具。

### （三）推广的配合安排

营业推广要与营销沟通其他方式如广告、人员销售等整合起来，相互配合，共同使用，从而形成营销推广期间的更大声势，取得单项推广活动达不到的效果。

### （四）确定推广时机

营业推广的市场时机选择很重要，如季节性产品、节日、礼仪产品，必须在季前节前做营业推广，否则就会错过了时机。

## （五）确定推广期限

即营业推广活动持续时间的长短。推广期限要恰当。期限过长，消费者新鲜感丧失，产生不信任感；期限过短，一些消费者还来不及接受营业推广的实惠。

# 第五节 公共关系策略

公共关系无论对新产品还是原有产品在建立其知晓度和品牌知识方面都有着特殊的效果。有些情况已证明，营销公关的成本效益高于广告。

公共关系在促销组合中虽然属于一种次要的因素，但一个聪明的公司会采用具体的步骤来管理与它有关的关键公众的关系。大多数公司有一个公共关系部，用于监视公众的态度，发布和传播信息，以建立良好信誉。

## 一、公共关系的概念

公共关系是指某一组织为改善与社会公众的关系，促进公众对组织的认识，理解及支持，达到树立良好组织形象、促进商品销售的目的的一系列促销活动。

## 二、公共关系的优势

### （一）传递信息的全面性

企业开展公共关系活动，通过一定媒体把有关企业的信息有计划地传递给公众，以塑造良好的企业形象，取得公众的信赖与支持。因此，它所传递的信息是大量而全面的：既传递企业技术、设备、财务等方面的信息，又传递企业员工福利、企业前途及社会责任等方面的信息，甚至还传递企业素质、人才培养、股票价值等方面的信息。

### （二）对公众影响的多元性

公用关系所面对的不仅仅是目标客户群体，还包括供应厂商、社区成员、媒介、政府和企业内部员工等。媒体中的报纸或广播，对企业的一篇针砭的报道，即可使企业多年苦心经营的市场毁于一旦；政府的一纸决定，就能使企业的商品在一夜之间由畅销变为滞销；等等。

### （三）成效的多面性

从心理学的角度看，人们的感情普遍存在一种由此及彼的扩展和迁移特性，也就是移情。公共关系正是恰到好处地把握人们的这种移情心理，通过集中力量塑造企业形象，使公众热爱企业，最终不仅能促进产品销售，而且还有鼓励和吸引投资、吸引优秀人才等效果。

## （四）成本低

与购买媒体的广告版面或时间相比，制作供刊播的新闻及说服媒体予以采用的花费要小得多。而公共关系促销所产生的价值，可能花几千万的广告费用才能体现出来。公共关系可以以远远低于广告的代价对公众心理产生较强的影响。

### 三、公共关系的类型与作用

#### （一）公共关系的类型

**1. 宣传型公关** 是指利用广告或新闻媒体的形式，以宣传企业新形象或新产品的特性。除了广告宣传和新闻报道外，还可以通过名人效应进行有效传播。宣传型公关时效性较强，影响面广，有利于企业形象的提升。

**2. 社会型公关** 是指通过举办社会活动，与公共建立一种特殊联系，使公众产生特殊兴趣。此类活动，必须及时保持与新闻媒体的合作与联系，通过新闻媒体和自身广告两方面的共同宣传，才能达到较为理想的效果。

**3. 交际型公关** 此类公关方式一般不用媒体形式，而直接采用人际交往的形式进行联络感情、广结善缘，创造一种良好的氛围。其特点是直接、灵活、亲密、富有人情味，便于加深双方之间的感情，公关效果好。

**4. 征询型公关** 此类公关方式是指企业通过开展各种征询业务，协调与社会公众之间的关系。通过对社会公众对企业态度等情况的征询，形成良好的信息沟通渠道，及时改善、调整企业与社会公众之间的关系。

**5. 服务型公关** 此类公关方式是指企业通过开展各种附加服务为主要公关手段，增进与社会形象所进行的公关活动，要有一定的见报率、长期播放公益广告，以及长期支持某项公益事业或活动，以期达到潜移默化的效果。

**6. 进攻型公关** 当企业处在不利的环境中时，如发生危机事件，企业必须主动通过调整与社会公众关系来消除危机带来的不利影响。企业建立危机处理组织，统一对外宣传声音，提高对危机事件处理效率，及时向外界公布处理结果，并给予相关受害者一定补偿或相关责任人一定惩罚，都有助于平息社会公众的质疑与抱怨。

**7. 改进型公关** 此种公关形式是指当企业定位发生改变时，要及时通过攻关宣传活动，向社会公众准确传达企业新的定位，以利于社会公众了解、支持企业的新的定位和新形象。

#### （二）公共关系的作用

**1. 迅速提高企业知名度和美誉度** 公共关系是提升企业知名度和美誉度的最有效的促销工具。目前企业的营销目标，已经由追求自身利益最大化，转变成追求顾客利益、社会利益最大化。公共关系有利于增进社会公众对企业的信任、好感。

**2. 迅速提高企业品牌影响力** 由于个别企业在广告的内容上过度地宣传产品，导致很多社会公众难以相信广告，这就促成了公共关系成为企业提高品牌影响力的主要工具和手段。

**3.** 有利于提高目标消费者的忠诚度　消费者选择产品一个最根本的依据就是对企业产生好感和信任，而企业通过与社会公众沟通与交流，可以有效地增强目标消费者的好感和信任，维护他们的忠诚度。

## 四、公共关系活动的工作程序

### （一）开展公众调查

公关之前，首先需要搜集、了解目标市场公众对本企业的意见和态度，分析企业及其产品在公众中的形象和知名度，发现问题。目前，市场上有不少专门的公共关系咨询公司和市场调研机构，帮助企业调查了解有关方面的问题，企业可以先与这些机构取得联系。

### （二）确定公关目标，制订公关计划

企业首先应根据自己产品的特点确定公共关系的具体目标。如美国加州葡萄酒制造商曾委托一家公共关系公司为其进行公关宣传，以使美国人确信喝葡萄酒是快乐生活的一部分，以提高加州葡萄酒的形象和增加其市场份额。为此公关公司确定了以下目标：撰写有关葡萄酒的文稿，并设法刊登在最著名的杂志和报纸上；从医学观点出发，指出葡萄酒对身体健康的益处，并请医疗单位予以宣传；分别针对年轻人市场、大专院校市场、政府市场及各种团体拟出特定的公共宣传方案。

### （三）信息沟通与计划实施

按公共关系计划，企业通过多种形式、途径和渠道实施，并把企业的所作所为告诉给社会公众，沟通企业与社会公众之间的关系。这样既可以扩大企业的国际影响和社会声誉，又便于听取社会公众的意见，接受社会公众对企业的监督。

【案例分析】

**案例 1：**某企业从国外进口一治疗放射性皮炎药物进行销售。所谓放射性皮炎，是指各种类型的电离辐射（包括微粒子波和电磁波）引起的皮肤及其附件的任何肉眼可见的早期及晚期病变。这种病比较少见，该企业推广一段时间后发现，请医药代表向皮肤科医生进行学术推广，对销售的促进作用不明显，销售收入还不够覆盖维持医药代表队伍的费用。

在一家营销策划公司的帮助下，该企业决心改变推广策略。他们首先找到一家专门销售放疗设备的公司（该公司拥有非常完整的放疗科医生名单及联系方式等数据库）。企业在购买了数据库后，直接采用发放邮件或邮寄产品资料的方式，将产品信息及价格告知放疗科医生。很多放疗科的医生正需要这样一个产品作为对患者进行放疗后的常规

用药，用以预防放射性皮炎的发生。这样一来，产品的销售业绩大幅提升。

案例2：翻越6座海拔3000m以上的大山，渡过1条湍急的河流，经过5天的长途跋涉，9月14日，九州通医药企业将价值4987元的3箱药品终于送到了目的地——四川省凉山州木里藏族自治县三桷垭乡卫生院。药品配送代表，湖北九州通医药集团四川分公司销售经理张坤算了一笔账，3箱药仅支付渡船费、马帮费就花了700元，加上租车费，总共亏损不下1000元。这桩亏本买卖，九州通已做了3年，累计亏损超过52万元。

2011年6月，四川省全面实行国家基本药物制度，全省乡镇卫生院只能使用基本药物。由于基本药物价格低，利润薄，一些品种中标价甚至低于采购价，很多医药公司因无利可图而不愿配送。乔瓦镇中心卫生院负责药品采购的藏族副院长达珍献珠清楚地记得，当年招标结束后，他在网上点击了100多家医药公司，只有九州通一家做出回应。

乔瓦镇中心卫生院负责包括三桷垭乡在内的13个乡镇卫生院的药品采购。这些卫生院地处大山深处，承担着汉、藏、彝、苗、白、布依、蒙古7个民族6.5万人的医疗服务工作，其中三桷垭乡、李子坪乡不通公路，送药需要雇请马帮。董事长刘宝林这样说："基本药物全省一个价，在没有通车的山里，靠马帮送货肯定亏损，但是6万多人无药可用是大事，亏损也要送，这是我们应尽的职责。"

3年来，对木里的药品配送没有出现一起药品质量问题。总公司还为木里配送开通了一条"绿色通道"：即使公司的药品库存降到警戒线以下，木里也能随时开票提货。

【问题思考】

1. 什么是促销及促销组合？
2. 人员推销有哪些优点？
3. 如何选择广告媒体？
4. 营业推广的最大优势是什么？
5. 公共关系的活动方式有几种？

# 第十一章 市场营销计划、组织与控制

1. 市场营销计划构成内容。
2. 市场部的职能及与销售部的主要区别。
3. 市场营销控制的内容。

【基本概念】

市场营销计划、市场营销组织、市场营销控制。

【引导案例】

1998 年双鹤药业以 VEC 产品向非处方药进军，由匹夫策划公司做产品北京市场的营销策划。

## 市场调查与目标市场定位

在当时的维生素市场上，已有不少竞争产品，比如中美合资上海施贵宝生产的金施尔康、小施尔康，苏州立达生产的善存片、小儿善存，它们打的是全面补充维生素的概念。另外市场上还有不少 VE 胶丸，它们在价格上很有竞争力。当时双鹤 VEC 是这样介绍的：“用于动脉硬化、脑血管硬化、冠心病、胃肠溃疡、冻疮、坏血症、手足皲裂、手足麻木、皮肤色素沉着等症的预防和治疗，治疗牙龈出血、微血管出血等症。”从此可以看出，VEC 能预防和治疗不少病症，可攻打市场时不能“眉毛胡子一把抓”。双鹤药业自身倾向于主打预防和治疗动脉硬化、脑血管硬化、冠心病等心脑血管疾病。而实际上，预防和治疗心脑血管疾病已经有不少特效药，并且主要是处方药。

市场上有许多化妆品都以祛除色斑为主，如颜妆、敬陇等，这些产品就是根据女性消费者的心理需求（祛斑）进行定位，从而获得成功。在很多保健品当中，也有此功能，但不是主要功能，效果也不是十分明显。双鹤 VEC 的祛斑效果到底如何？经过调查，VEC 确实具有祛斑的功能，且功效不凡，由此双鹤 VEC 的功能定位确定在祛斑美容上。

## 市场战略

北京市场上祛斑养颜的化妆品、保健品较多，要将双鹤 VEC 凸显出来，公司制定了对消费者"半学半教"的整合营销战略。所谓"学"是学习消费者心理变化的规律，所谓"教"是教给消费者学习这些规律进行调整并阐发自己的品牌观点。针对于女性消费者急于祛斑又对各种祛斑化妆品、保健品持半信半疑态度，据此打出"科学祛斑"的抽象概念，增加可信性；又继此外延解释"科学祛斑"是由"净化血液开始"的，完成了由抽象概念向具象事实的过渡，使这一品牌观点变得科学、具象、可信。由于这一品牌观点的确定，立即使双鹤 VEC 从众多的保健品、养颜护肤品中脱颖而出，使过去模糊不清的产品功能变得清晰直观，直达消费者心灵。

由此一系列战略规划便确立出来。

1. 产品功能定位：防治色素沉着，祛除色斑。
2. 目标消费群定位：女性，25～60 岁，北京城区固定居住者，以职业女性为主，月收入 800～2000 元。
3. 宣传策略：表层强调 VEC 祛斑功效，深层还给女性自信心，以"科学祛斑从净化血液开始"为诉求点。
4. 渠道规划：主打药店，后攻商场超市；以直销为主，同时拓展批发商。
5. 营销指导思想：追求经济效益为第一目标，兼顾树立品牌形象。
6. 战略部署：VEC 以北京地区维生素养颜保健市场为中心。

## 市场策略

一般人也许会认为，自己到药店里买 VE 和 VC，然后合在一起服用也能起到祛斑和防治心血管疾病的功效。实际上，并不是这么简单。双鹤 VEC 把 VE 和 VC 按 1∶2 的比例科学配伍，从而最大限度地发挥 VEC 的功效。VEC 的服用量也是有科学规定的，服用过多既浪费又有副作用，过少则达不到预期效果，双鹤 VEC 每袋有 100g VE 和 200g VC，这是最科学的配剂量。所以双鹤 VEC 在宣传时，一方面要突出祛斑的功效，另一方面也要让消费者知道双鹤 VEC 的 VE 与 VC 的精确的 1∶2 的配伍是最科学的，这正是双鹤 VEC 高于其他产品的优势。

双鹤 VEC 的质量与包装都很上乘，但为了吸引更多的工薪阶层购买，在价格上采取中档为宜。因此双鹤 VEC 的价格定为 19.60 元。

在销售渠道的建设上，主渠道是药店，再辅以医院和商场。

在宣传上，媒介选择很重要。由于市场投入有限，不能做太多电视硬广告，首选主要是北京的几大报纸。

促销活动、硬广告、软广告，要按营销进度有所侧重，各种广告方式搭配合理，要与消费者产生良好的沟通，最终达到销售的目的。

促销活动也是非常重要的，不仅常规的东西要做，还得要有出奇制胜的法宝，才能够引起消费者的注意，产生购买欲望。这就要求一方面要把产品销出去，另一方面扩大产品的知名度、美誉度，产生口碑效应，引起更多的人购买。

## 计划实施

1998 年 1 月 21 日双鹤 VEC 上市，正赶上临近春节，双鹤 VEC 促销活动却让人们排起了长队，在西单药店一大早就已经有上千人的长队了。这次促销活动的主题是"1元起价，5 天到位"，具体就是市价 19.60 元/盒的双鹤 VEC，1 月 21 日即促销的第 1 天卖 1 元/盒，第 2 天涨到 5 元/盒，第 3 天 10 元/盒，第 4 天 15 元/盒，第 5 天恢复到原价 19.60 元/盒。表面上看，好像与打折没什么区别，可实际上却与一般的打折有本质的不同。这次促销活动的关键就是抓住了消费者的心理，因为第 1 天买不到产品的人，第 2 天肯定会再来买，否则第 3 天价格还会涨，所以在促销期内产生了极大的轰动效应。第 1 天各药店在 1 小时内双鹤 VEC 全都被抢购一空，使许多排了很长时间队的人都空手而归；第 2 天人们更早地赶来排队，这里面有不少第 1 天没买着的，有刚听到消息赶来的，还有连续购买的，全部商品不到 2 个小时又被卖光；第 3 天，《北京青年报》发了"双鹤一元，抢购一空"的新闻照片，充分表现了这次促销活动产生的巨大影响。接着《中国经营报》、北京电视台的点点工作室也纷纷报道了此次活动的盛况。5 天促销期下来，全市至少有 15% 的人知道这次促销活动，知道了双鹤 VEC。

双鹤内部有人担心价格回位以后，还会有人购买吗？实际情况是，促销活动过后，不出 5 天，市场上双鹤 VEC 全面脱销。

这次活动的成功之处在于：第一，进行了详尽的市场调查、周密的市场分析、系统的方案策划、严谨的操作实施；第二，在于准确把握了消费者的心理，出奇出新，让消费者产生了强烈的购买欲望。虽然是以低价位吸引消费者，但却做得与众不同，令人拍手叫绝，最终造成巨大影响，引导消费者竞相购买双鹤 VEC，成为市场上一道壮观的风景。

买商品赠礼品是很常见的促销手段，但一般的赠送礼品等又太常见了，引不起消费者多大的兴趣。那么这次"三八节"促销活动还用不用这个手段呢？匹夫策划公司多年的经验表明，常规的东西只要有新意，照样能吸引人。在如今的市场上，商家与消费者之间的双向沟通是十分重要的，能不能在这方面动动脑筋呢？匹夫策划公司决定在报纸上做民意调查，征求女同胞们的意见，给她们一个选择的机会，她们喜欢什么我们就送什么。如果她们能积极参与，既会使这次促销获得成功，又为以后的销售做铺垫，还能使消费者对企业产生亲切感，提高企业的美誉度，这简直是一举多得。

2 月 17 日，《精品购物指南》《北京晚报》《北京广播电视报》三家北京较有影响的报纸都刊登了"三八送真情，礼品您来定"的广告，列出了"双鹤果味 VC、乐凯彩卷、手电钥匙扣、巧克力、鲜花、10 元以内您最喜欢的产品"共 6 项选择，让女同胞们自己做决定。这次活动又引起了社会上的广泛欢迎，许多人都打电话或写信告诉双鹤 OTC 部自己的选择，人们都被企业尊重消费者的举动所打动。最后的结果，选择果味 VC 的占 50% 以上。3 月 6 日~3 月 8 日，买两盒双鹤 VEC 赠送一盒果味 VC 的促销在全市 25 家商场、药店同时进行，大家不光购买双鹤 VEC，获得了赠送的果味 VC，促销活动又获得很大的成功。事实证明，你尊重消费者，消费者也会选择你。

【导语】

由上述介绍可见，市场营销的计划、组织和实施在整个公司的地位是非常重要的，关系到公司的兴衰。计划制定、实施控制就需要一个专门的组织结构来管理，这就是市场部。如何搞好市场部的建设就成为所有企业共同面临的一个重要问题。下面我们共同就围绕市场部建设有关的市场营销计划、组织和实施进行探讨。

# 第一节　市场营销计划

## 一、市场营销计划的作用

市场营销计划是企业营销活动方案的具体描述，它规定了企业各种经营活动的任务、策略、具体指标、实施措施及实施营销计划所需的资源，各职能部门和有关人员的职责，指明了企业经营活动预期的经济效果。

市场营销计划的目的是使企业的营销活动按既定计划顺利进行，从而避免营销活动的盲目和混乱。

市场营销计划的作用主要表现在以下几方面：一是使企业营销人员树立以未来为导向的经营观，二是帮助企业营销管理人员适时评价营销目标的实施情况，三是便于管理人员确定每个人员的职责，四是便于使管理人员事先测定计划所需的资源。

## 二、市场营销计划的内容

一份完整较的营销策划书的构造分为三大部分：一是产品的市场状况分析，二是策划书正文内容，三是效果预测即方案的可行性与操作性。

### （一）计划概要

对整个计划或主要内容的摘要或综述。营销计划的开始应对计划的主要内容和关键点进行一个简明扼要的概括，以便企业的决策者能迅速了解计划的主要内容。

策划者在拟定策划案之前，必须与公司的最高领导层就公司未来的经营方针与策略，做深入细致的沟通，以确定公司的主要方针政策。双方要研讨下面的细节：

1. 确定目标市场与产品定位。
2. 销售目标是扩大市场占有率还是追求利润。
3. 制定价格政策。
4. 确定销售方式。
5. 广告表现与广告预算。
6. 促销活动的重点与原则。
7. 公关活动的重点与原则。

## （二）市场状况分析

是编制市场营销计划的基础，是能否通过的先决条件，也关系到此次营销活动是否成功的关键。分析必须包含下列 13 项内容：

1. 整个产品在当前市场的规模。
2. 竞争品牌的销售量与销售额的比较分析。
3. 竞争品牌市场占有率的比较分析。
4. 消费者群体的年龄、性别、职业、学历、收入、家庭结构的市场目标分析。
5. 各竞争品牌产品优缺点的比较分析。
6. 各竞争品牌市场区域与产品定位的比较分析。
7. 各竞争品牌广告费用与广告表现的比较分析。
8. 各竞争品牌促销活动的比较分析。
9. 各竞争品牌公关活动的比较分析。
10. 竞争品牌定价策略的比较分析。
11. 竞争品牌销售渠道的比较分析。
12. 公司近年产品的财务损益分析。
13. 公司产品的优劣与竞争品牌之间的优劣对比分析。

## （三）SWOT 分析

通过评价企业的优势、劣势、竞争市场上的机会和威胁，用以在制定企业的发展战略前对企业进行深入全面的分析及竞争优势的定位。

## （四）销售目标

所谓销售目标，就是指公司的各种产品在一定期间内（通常为一年）必须实现的营业目标。

销售目标量化有下列优点：为检验整个营销策划案的成败提供依据，为评估工作绩效目标提供依据，为拟定下一次销售目标提供基础。

企业必须对计划的目标做出决策，包括财务目标和营销目标。

1. 财务目标　如确定投资收益率、利润和现金流量等。

2. 营销目标　财务目标必需转化为营销目标，才具有可操作性。如销售收入目标、产品价格、产品销量目标、市场份额目标、产品知名度、分销范围等，目标尽量具体化和数字化。

策划书必须明确地表示，为了实现整个营销策划案的销售目标，所希望达到的推广活动的目标。一般可分为长期、中期与短期计划。

## （五）营销战略

决定推广计划的目标之后，接下来要拟定实现该目标的策略。推广计划的策略包括广告宣传策略、分销渠道运用策略、促销价格活动策略、公关活动策略等四大项。

企业或产品经理要制定所涉及产品的营销战略，战略可以用下述结构表现。

目标市场：例如中等收入的家庭。

定位策略：例如最好的质量，最可靠的性能。

产品策略：撤销和增加产品线或某条产品线中的产品项目。

价格策略：例如高于或低于竞争品牌。

分销渠道策略：当前的分销渠道的种类很多，企业要根据需要和可能选择适合自己的渠道进行，一般可分为经销商和终端两大块，另有中间代理商等形式。在选择中我们遵循的主要原则是"有的放矢"，充分利用公司的有限的资源和力量。

广告宣传策略：针对产品定位与目标消费群，决定表现的主题，利用报纸、杂志、电视、广播、传单、户外广告等。要选择何种媒体？各占多少比率？广告的视听率与接触率有多少？使产品的特色与卖点深入人心。

促销价格策略：促销的对象，促销活动的种种方式，以及采取各种促销活动所希望达成的效果是什么。

公关活动策略：公关的对象，公关活动的种种方式，以及举办各种公关活动所希望达到目的是什么。

在制定战略时，产品经理要与企业其他部门进行协商，以保证计划的可行性。

## （六）细部计划

为了实现业务目标所采取的主要营销行动，如将要做什么？什么时候做？谁来做？成本是多少？详细说明实施每一种策略所进行的细节。

广告表现计划：报纸与杂志广告稿的设计（标题、文字、图案）、电视广告的创意脚本、广播稿等。

媒体运用计划：选择大众化还是专业化的报纸与杂志，还有刊登日期与版面大小等，电视与广播广告选择的节目时段与次数。另外，也要考虑 CRP（总视听率）与 CPM（广告信息传达到每千人平均之成本）。

促销活动计划：包括商品购买陈列、展览、示范、抽奖、赠送样品、品尝会、折扣等。

公关活动计划：包括股东会、发布公司消息稿、公司内部刊物、员工联谊会、爱心活动、同传播媒体的联系等。

## （七）损益预测

营销策划案所希望实现的销售目标，实际上就是要实现利润，而损益预测就是要在事前预测该产品的税前利润。只要把该产品的预期销售总额减去销售成本、营销费用（经销费用加管理费用）、推广费用后，即可获得该产品的税前利润。

在行动计划中，要表明计划的预算。例如收入要反映预计的销售量和价格，费用要反映成本的构成和成本的细目。企业要对计划的预算进行核查，预算如果太高，就要适当削减。

### （八）控制和实施

主要用来监测计划的进度。计算盈亏平衡点，画出盈亏平衡图。预测 3 年之内的每月销售量，预测 3 年之内的每月现金流量，表明开始时的固定成本和 3 年之内的预算。通常目标和预算是按月或季度来制定的，企业要对计划的执行结果进行排查，出现问题要及时弥补和改进。对预先难以做出预测的因素，要制订应急计划。

### （九）总结

简要叙述所消耗的成本，所得利润计划的特点，并且详细地阐明在竞争方面，本产品有哪些明显的优点，以及为什么能成功。这是对该方案的落实政策的进一步过程，从某种意义上来说，他是计划执行的"前哨站"。一方面，对整个方案的可行性与操作性进行必要的事前分析，另一方面，对事后的执行进行监督工作的铺垫。这也是决定方案最后是否通过的重要的衡量标准之一。

## 三、市场营销计划类型

市场营销计划有很多种，主要包括以下几种：

### （一）综合营销计划

综合营销计划基本上包含了营销计划的各个组成部分，还包含营销观念、营销战略、营销方针、营销目标、营销决策等有关决策性部分，以及提高企业竞争能力、市场开拓能力、环境适应能力、盈利能力等方面的内容。

### （二）产品营销计划

产品营销计划既是传统的计划，又是新型市场营销计划的有机组成部分及核心计划。它包含了以下几方面：

1. 产品销售计划。是以产品为主要对象，包括主产品、副产品、多种经营产品、劳务或工修作业收入、可重复使用包装物等以数量、金额分别表示的计划。

2. 新产品上市计划。新产品试制成功投入市场试销或上市，应编制上市计划。上市计划要以市场战略的产品定时计划为基础，保证新产品按时上市，以实现新老产品的更替。

3. 老产品的更新换代与淘汰计划。

4. 产品结构调整及产品最佳组合计划。

5. 产品市场寿命周期分析及其不同阶段的策略计划。

6. 产品管理及重点产品管理计划。

产品销售计划的内容，一般要对期初、期末库存量和计划期生产、销售量进行计划。有关指标一般包括产品市场销售增长率、产品销售利税率、产品销售或成本利润率、产品适销率、产品知名度和产品销售合同完成率。

### （三）市场信息、调查和预测计划

**1. 有关市场信息方面的计划**　包括市场信息收集、处理、存储、传输计划，市场营销信息系统建立规划，市场信息网络与外部信息联网计划，等等。

**2. 有关市场调研方面的计划**　包括用户调研、产品调研、竞争对手调研、消费对象的消费心理调研、流通渠道调研、技术服务调研及未来市场分析等。

### （四）市场开拓计划

制定市场开拓计划主要是为领导者决策参考。包括对所提供产品或服务项目的具体描述、优缺点、需要的投资及对未来的销售量和盈利的预测。

### （五）促销计划

促销计划是涉及为促进销售活动方面而建立的计划。包括以下几方面：

**1. 人员推销计划**　含有推销人员选拔、培训计划，推销人员分派计划，推销人员考核、奖惩计划，等等。

**2. 宣传广告计划**　含有宣传计划、广告计划及广告预算，产品样本、宣传页的设计、制作、分发、反馈计划，广告媒体的选择及建立，等等。

**3. 销售促进计划**　含有销售促进总体设计及其单项计划及鼓励、配合推销员的销售促进计划等。

**4. 公共关系计划**　含有公共关系目标、对象、活动方式及发展方面的计划等。

**5. 促销策略组合计划**　即对上述四种促销方式如何综合使用，以发挥其最大效用的计划。

以上计划的目标是发展新用户，巩固老用户；提高广告收益率，控制广告费；提高产品知名度、产品形象及企业声誉；等等。

### （六）分销渠道计划

分销渠道计划是指建立以前从未存在过的分销渠道或对已经存在的渠道进行变更的营销活动。设计渠道一般包括分析服务产出水平、确定渠道目标、确定渠道结构方案和评估主要渠道方案四个方面。

应先设计渠道目标，表述为目标服务产出水平。无论是创建渠道，还是对原有渠道进行变更，设计者都必须将企业的渠道设计目标明确地列示出来。

## 四、市场营销计划编制的程序

### （一）市场调查

市场调查在营销策划案中是非常重要的内容。因为从市场调查所获得的市场资料与情报，是拟定营销策划案的重要依据。此外，前述第一部分市场状况分析中的 13 项资料，大都可通过市场调查获得，由此也显示出市场调查的重要。

市场调查与推广计划一样，也包含了目标、策略及细部计划三大项。

### （二）识别市场机会

就是通过对营销环境分析，抓住市场环境变化的有利因素，识别市场机会。

### （三）选择目标市场

在充分了解市场环境、把握住市场机会的前提下，结合企业自身的条件及竞争实力，选择目标市场。

### （四）拟定营销策略

一般情况下，要拟定几个可以供选择的市场营销策略的组合，并加以评价，以供决策参考。

### （五）编制市场营销计划

通过对上述各项工作的分析、汇总，编制出正式的市场营销计划。

## 第二节　市场营销组织

市场营销组织、执行与控制是市场营销管理过程的一个重要步骤。市场营销计划需要借助一定的组织系统来实施，需要执行部门将企业资源投入到市场营销活动中去，需要控制系统考察计划执行情况，诊断产生问题的原因，进而采取改正措施，或改善执行过程，或调整计划本身使之更切合实际。因此，在现代市场经济条件下，企业必须高度重视市场营销的组织、执行与控制。

市场营销组织是企业为了实现经营目标、发挥市场营销职能，由有关人员协作配合的有机的协调的科学系统。

### 一、市场营销组织的演变

市场营销组织机构的演进过程大体上经历五个阶段，各阶段的职能地位在每一个阶段中都不一样。

### （一）简单的销售部门

销售部门推销产品，其负责人主管销售业务、管理推销员并亲自从事推销工作，以便更多地把产品销售出去。

### （二）兼有附属职能的销售部门

企业不仅是单纯的推销产品，还要展开营销研究、广告宣传活动及为顾客提供服务、开展促进销售活动等。

## （三）独立的市场营销部门

随着竞争加剧及营销业务的拓展，营销研究、新产品开发、广告与营业推广、销售服务等工作范围扩大、内容经常更新，需要有专业高级管理人员负责。而推销经理一般把精力集中于推销而无暇顾及其他，另设一个营销副总经理负责，并成立独立的营销部门，与原推销部门独立并存。

## （四）现代化市场营销部门

推销经理注重短期利益，用短期的行为完成销售额，还利用与顾客接近的机会扩大自己的权利。营销经理注重长期的利益，以长期导向采取营销策略、发展新产品等满足顾客长期利益，以及考虑企业的长期利益。出路在于加强营销部门，扩大其业务范围，总揽原属于推销经理负责的推销业务，有的公司还把存货控制、仓储运输，甚至产品计划等也划归销售部门集中管理，形成现代市场营销部门。

## （五）现代市场营销公司

现代市场营销部门的建立，使营销活动形成统一的整体，有利于系统功能的发挥和市场营销观念的观测。但是企业内销售与工程、采购与生产、财会等部门之间矛盾经常发生，各自的重点不同，往往难以协调。一些有条件的企业，为了克服困难、适应市场开拓及满足客户需要，应建立独立的销售公司。

## 二、市场营销组织的特点与形式

任何组织都不会是一成不变的，也不会是完美无缺的，随着企业营销战略外部环境和内部条件的变化，就必须进行组织的变革，以达到组织的自我发展和自我完善。公司的营销组织结构，就是要在统一领导下设立营销，实行"六统一"即网点统一设置、产品统一调度、价格统一制定、包装统一设计、广告统一宣传、货款统一结算。

## （一）传统的市场营销组织形式

**1. 直线制**  是最简单的集权式组织结构形式，其领导关系按垂直系统建立，不设专门的职能机构，自上而下形同直线。直线制是一种最早也是最简单的组织形式。它的特点是企业各级行政单位从上到下实行垂直领导，下属部门只接受一个上级的指令，各级主管负责人对所属单位的一切问题负责。不另设职能机构（可设职能人员协助主管人工作），一切管理职能基本上都由行政主管自己执行，下级只能接受某一个上级负责人的命令。直线制组织结构的优点是结构比较简单，责任分明，命令统一。缺点是它要求行政负责人通晓多种知识和技能，亲自处理各种业务。这在业务比较复杂、企业规模比较大的情况下，把所有管理职能都集中到最高主管一人身上，显然是难以胜任的。因此直线制只适用于规模较小，生产技术比较简单的企业，对生产技术和经营管理比较复杂的企业并不适宜。

2. **职能制**　又称分职制或分部制，指行政组织同一层级横向划分为若干个部门，每个部门业务性质和基本职能相同，但互不统属、相互分工合作的组织体制。职能制的优点是行政组织按职能或业务性质分工管理，选聘专业人才，发挥专业特长的作用；利于业务专精，思考周密，提高管理水平；同类业务划归同一部门，职有专司，责任确定，利于建立有效的工作秩序，防止顾此失彼和互相推诿，能适应现代化工业企业生产技术比较复杂，管理工作比较精细的特点；能充分发挥职能机构的专业管理作用，减轻直线领导人员的工作负担。但缺点也很明显：它妨碍了必要的集中领导和统一指挥，形成了多头领导；不利于建立和健全各级行政负责人和职能科室的责任制，在中间管理层往往会出现有功大家抢，有过大家推的现象；另外，在上级行政领导和职能机构的指导和命令发生矛盾时，下级就无所适从，影响工作的正常进行，容易造成纪律松弛，生产管理秩序混乱。不便于行政组织间各部门的整体协作，容易形成部门间各自为政的现象，使行政领导难于协调。通常职能制要与层级制相结合。职能制组织结构，是各级行政单位除主管负责人外，还相应地设立一些职能机构。如在厂长下面设立职能机构和人员，协助厂长从事职能管理工作。这种结构要求行政主管把相应的管理职责和权力交给相关的职能机构，各职能机构就有权在自己业务范围内向下级行政单位发号施令。因此下级行政负责人除了接受上级行政主管人指挥外，还必须接受上级各职能机构的领导。由于这种组织结构形式的明显的缺陷，现代企业一般都不采用职能制。

3. **直线参谋制**　它是在直线组织中吸收不同职能的专家作为参谋，充当领导助手的企业经营组织形式，它既保持了直线制的集中指挥，又有利于发挥专家作用。

4. **直线职能参谋制**　这是由直线参谋制发展起来以适应规模较大、生产技术较复杂、市场营销业务繁多的一种组织形式。直线职能制组织结构是现实中运用得最为广泛的一个组织形态，它把直线制结构与职能制结构结合起来，以直线为基础，在各级行政负责人之下设置相应的职能部门，分别从事专业管理，作为该领导的参谋，实行主管统一指挥与职能部门参谋、指导相结合的组织结构形式。职能参谋部门拟订的计划、方案及有关指令，由直线主管批准下达。职能部门参谋只起业务指导作用，无权直接下达命令，各级行政领导人实行逐级负责，实行高度集权。优点是把直线制组织结构和职能制组织结构的优点结合起来，既能保持统一指挥，又能发挥参谋人员的作用；分工精细，责任清楚，各部门仅对自己应做的工作负责，效率较高；组织稳定性较高，在外部环境变化不大的情况下，易于发挥组织的集团效率。缺点是部门间缺乏信息交流，不利于集思广益地做出决策；直线部门与职能部门（参谋部门）之间目标不易统一，职能部门之间横向联系较差，信息传递路线较长，矛盾较多，上层主管的协调工作量大；难以从组织内部培养熟悉全面情况的管理人才；系统刚性大，适应性差，容易因循守旧，对新情况不易及时做出反应。

## （二）现代市场营销组织结构形式

为了实现企业目标，市场营销经理必须选择合适的市场营销组织。大体上，市场营销组织的类型以下五种类型：

**1. 职能管理式的组织结构**　这是最古老也最常见的市场营销组织形式。它强调市场营销各种职能如销售、广告和研究等的重要性。从图 11 - 1 可以看出，该组织把销售职能当成市场营销的重点，而广告、产品管理和研究职能则处于次要地位。当企业只有一种或很少几种产品，或者企业产品的市场营销方式大体相同时，按照市场营销职能设置组织结构比较有效。但是，随着产品品种的增多和市场的扩大，这种组织形式就暴露出发展不平衡和难以协调的问题。既然没有一个部门能对某产品的整个市场营销活动负全部责任，那么，各部门就强调各自的重要性，以便争取到更多的预算和决策权力，致使市场营销总经理无法进行协调。

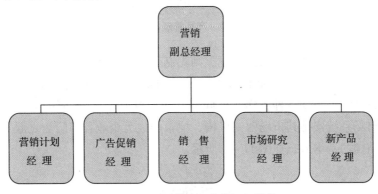

**图 11 - 1　职能管理式的组织结构**

**2. 产品管理组织结构**　产品管理组织结构是指在企业内部按产品或产品系列划分的营销组织结构，以协调职能型组织中的部门冲突。在企业所生产的各产品差异很大，产品品种太多，以致按职能设置的市场营销组织无法处理的情况下，建立产品经理组织制度是适宜的。其基本做法是，由一名产品市场营销经理负责，下设几个产品线经理，产品线经理之下再设几个具体产品经理去负责各具体产品（图 11 - 2 所示）。产品市场营销经理的职责是制定产品开发计划，并付诸执行，监测其结果和采取改进措施。具体可分为六个方面：发展产品的长期经营和竞争战略；编制年度市场营销计划和进行销售预测；与广告代理商和经销代理商一起研究广告的文稿设计、节目方案和宣传活动；激励推销人员和经销商经营该产品的兴趣；搜集产品、市场情报，进行统计分析；倡导新产品开发。

产品管理组织结构的优点在于产品市场营销经理能够有效地协调各种市场营销职能，并对市场变化做出积极反应。同时由于有专门的产品经理，那些较小品牌产品可能不会受到忽视。不过该组织结构也存在不少缺陷，表现在以下几个方面：①缺乏整体观念。在产品型组织中，各个产品经理相互独立，他们会为保持各自产品的利益而发生摩擦，事实上有些产品可能面临着被收缩和淘汰的境地。②部门冲突。产品经理们未必能获得足够的权威，以保证他们有效地履行职责。这就要求他们得靠劝说的方法取得广告部门、销售部门、生产部门和其他部门的配合与支持。③多头领导。由于权责划分不清楚，下级可能会得到多方面的指令。例如产品广告经理在制定广告战略时需要接受产品

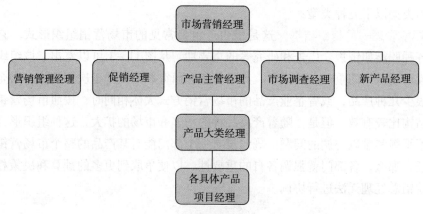

**图 11 - 2　产品管理组织结构**

营销经理的指导，而在预算和媒体选择上则受制于广告协调者。

**3. 市场管理组织结构**　当企业面临如下情况时，建立市场管理组织结构是可行的：拥有单一的产品线，市场各种各样（不同偏好和消费群体），不同的分销渠道。许多企业都在按照市场系统安排其市场营销机构，使市场成为企业各部门为之服务的中心。市场管理组织结构的基本形态如图 11 - 3 所示。

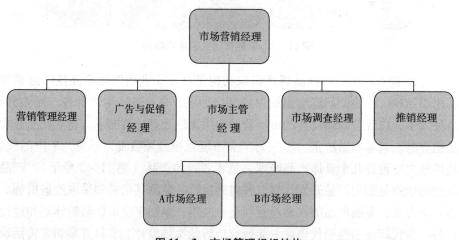

**图 11 - 3　市场管理组织结构**

一名市场主管经理管理几名市场经理（市场经理又称为市场开发经理、市场专家和行业专家）。市场经理开展工作所需要的职能性服务，由其他职能性组织提供并保证。其职责是负责制定所辖市场的长期计划和年度计划、分析市场动向及企业应该为市场提供什么新产品等。他们的工作成绩常用市场占有率的增加情况来判断，而不是看其市场现有盈利情况。市场管理组织结构的优点在于，企业的市场营销活动是按照满足各类不同顾客的需求来组织和安排的，这有利于企业加强销售和市场开拓。其缺点是存在权责不清和多头领导的矛盾，这和产品型组织类似。

**4. 地区性组织结构**　如果一个企业的市场营销活动面向全国，那么它会按照地理区域设置其市场营销机构，如图 11 - 4 所示。该机构设置包括：1 名负责全国销售业务的销售经理，若干名区域销售经理、地区销售经理和地方销售经理。为了使整个市场营销活动更为有效，地区性组织通常都是与其他类型的组织结合起来使用。

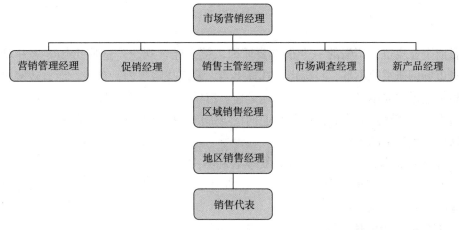

图 11-4  地区性组织结构

5. 矩阵型组织结构　矩阵型组织是职能型组织与产品型组织相结合的产物，它是在原有的按直线指挥系统为职能部门组成的垂直领导系统的基础上，又建立一种横向的领导系统，两者结合起来就组成一个矩阵。在市场营销管理实践中，矩阵型组织结构的产生大体分两种情形：一是企业为完成某个跨部门的一次性任务（如产品开发），就从各部门抽调人员组成由经理领导的工作组来执行该项任务，参加小组的有关人员一般受本部门和小组负责人的共同领导。任务完成后，小组撤销，其成员回到各自的岗位。这种临时性的矩阵型组织又叫小组制；二是企业要求个人对于维持某个产品或商标的利润负责，把产品经理的位置从职能部门中分离出来并固定化，同时由于经济和技术因素的影响，产品经理还要借助于各职能部门执行管理，这就构成了矩阵。矩阵型组织结构能加强企业内部门间的协作，能集中各种专业人员的知识技能又不增加编制，组建方便，适应性强，有利于提高工作效率。缺点是项目负责人的责任大于权力，因为参加项目的人员都来自不同部门，隶属关系仍在原单位，只是为"会战"而来，所以项目负责人对他们管理困难，没有足够的激励手段与惩治手段，这种人员上的双重管理是矩阵结构的先天缺陷。由于项目组成人员来自各个职能部门，当任务完成以后，仍要回原单位，因而容易产生临时观念，影响工作责任心，对工作有一定影响。

一个企业仅仅有了上述现代市场营销部门，还不等于是现代市场营销企业。现代市场营销企业取决于企业内部各种管理人员对待市场营销职能的态度，只有当所有的管理人员都认识到企业一切部门的工作都是"为顾客服务"，"市场营销"不仅是一个部门的名称而且是一个企业的经营哲学时，这个企业才能算是一个"以顾客为中心"的现代市场营销企业。

### 三、市场部的建设

市场部是一个企业中营销组织架构的重要组成部分。通常企业的营销组织由市场部和销售部组成。按职能划分，市场部负责拉近产品与消费者的心理距离，销售部负责拉近产品与消费者的物理距离。

## （一）市场部的作用

目前企业竞争力不强的一个很重要原因，就是经营观念不适应市场竞争环境的变化，对市场调研重视不够，目标市场选择不当，缺乏战略规划，等等。而有效解决的办法，就是通过建立市场部并使之有效地运作。市场部是以市场为导向，先建市场后建以市场需求和顾客满意为中心的现代企业的市场部门，担负着将企业各种机能、各项资源有机联系产生效果的重任。

1. 市场部是营销决策部门信息的提供者和参谋。

2. 市场部是确保消费者始终作为企业的中心环节，是把产品、服务信息传达给目标顾客的企划者和执行者。

3. 制定并实施整体市场计划用于达到公司的整体战略目标。

4. 为企业在激烈竞争的环境中生存和发展担当着识别、指引的重任，为本公司的产品和服务确立不同于竞争者的、独特的市场定位，以确保公司的市场竞争优势。

5. 坚持不懈地推广本公司产品，使广大客户和消费者不但知道本公司产品和服务的存在，还知道其特点所在。

6. 确保公司产品的销售渠道畅通。

## （二）市场部的职责

市场部的主要职责有 15 大方面。

1. 制定年度营销目标计划。

2. 建立和完善营销信息收集、处理、交流及保密系统。

3. 对消费者购买心理和行为的调查。

4. 对竞争品牌产品的性能、价格、促销手段等的收集、整理和分析。

5. 对竞争品牌广告策略、竞争手段的分析。

6. 做出销售预测，提出未来市场的分析、发展方向和规划。

7. 制定产品企划策略。

8. 制定产品价格。

9. 新产品上市规划。

10. 制定通路计划及各阶段实施目标。

11. 促销活动的策划及组织。

12. 合理进行广告媒体和广告代理商的挑选及管理。

13. 制定及实施市场广告推广活动和公关活动。

14. 实施品牌规划和品牌的形象建设。

15. 负责产销的协调工作。

另外市场部在产品不同阶段有不同的工作重点。在产品导入期，市场部的职责重点是对消费者购买心理行为的调查，制定产品上市规划及各阶段实施目标，制定产品价格，制定产品企划策略，等等；在产品成长期，市场部的职责重点是建立和完善营销信息收集、处理、交流及保密系统，制定年度营销目标计划，负责产销的协调工作；在产品成熟期，市场部的职责重点是对竞争品牌广告策略、竞争手段分析，对销售预测提出未来市场的分析、发展方向和规划，制定产品企划策略，制定广告策略，实施品牌规划，等等。

### （三）市场部与销售部的区别与关系

市场部关注的是整体市场的均衡，可持续发展。具体的工作包括市场研究、品牌宣传、销售促进活动的策划和实施及销售员培训等；销售部关注的是每期的销售业绩和利润，具体工作就是拜访客户、推荐产品等。

从工作目标来说，市场部的目标是树立品牌、扩大品牌知名度、提升赞誉度，给消费者提供产品购买的理由和刺激；而销售部的工作目标就是如何把产品送到消费者的面前，并成功的收回资金，实现商品的价值。

从层次来说，市场与销售就是"战略"和"战术"的关系，市场部涉及销售的方方面面，包括销售前、中、后的市场调查，营销方案的制订，产品定位和品牌推广方案，价格制定，渠道开发和促销的政策制定，售后服务政策，等等，是统管战略层面的工作；销售部工作主要是将市场部研究规划出的产品，按设计好的渠道和价格，以及促销宣传方式具体实施，管好渠道畅通，保证物流、资金流安全畅通，是战术实施方面的工作。

从全局和局部的角度来说，市场部考虑的是全局性的，所代表的就是整体利益。因此除了销量外，还有品牌知名度、品牌赞誉度等。考核标准也是难以确定和具体量化的；而销售部的工作就是体现在货物的销售和回款的数量。

从企业的长期利益和短期利益来说，市场部的市场策略研究、品牌规划建设一般都是以年度、5年度甚至10年度为1个检验周期。所以关系的是企业长远的利益；而销售部的销售往往是以月、季度、最多是年度为单位的，所以关系到的是企业的短期利益。

企业的销售部门与市场部门是企业营销的两大基本职能部门。市场部门的任务是解决市场对企业产品的需求问题，销售部门的任务是解决市场能不能买到产品的问题，这两个问题同时作用于市场，就是我们今天所做的市场营销工作。

### （四）市场部工作核心业务流程

市场部工作核心业务流程如图11-5所示。

### （五）医药企业市场部工作流程

**1. 经销商培训流程**　经销商培训流程（见图11-6）说明，经销商培训中，被培训者必须包含全体的临床医药代表。在培训期间，市场部必须与每个临床医药代表详细了解医院专家的资料，包括基本资料及最新动态等。了解产品的销售情况，包括产品销售

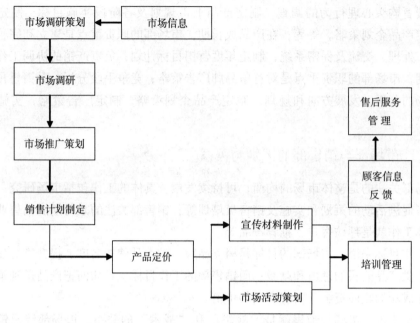

**图 11 - 5  市场部工作核心业务流程图**

中的问题、产品的销量、流向、处方医生等。

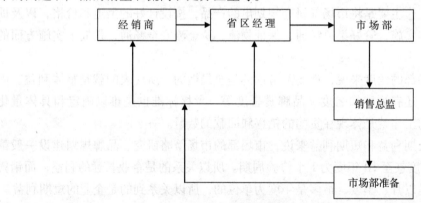

**图 11 - 6  经销商培训流程**

**2. 科室会申请流程**  流程见（图 11 - 7）说明，市场部在接到科室会准备工作时，首先要了解医院、科室、主任、各医生的资料，重点了解主任的各方面情况，包括基本资料、性格、发表的文章、学术研究动向等。

在科室会召开前，带上产品宣传资料及相关文献（产品的文献和主任发表过的文献）与临床代表一起拜访主任，了解主任对产品的看法，并认真记录。如果对主任发表过的文章有什么不理解的地方，趁机请教。最后如果环境气氛允许，请专家完善其基本资料，以方便我们的专家资料库收集归档。

在科室会开始前，向每个医生发放资料手提袋，里面有产品资料、在该科室应用的产品文献等。

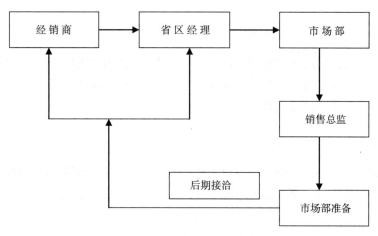

**图 11-7　科室会申请流程**

# 第三节　市场营销控制

市场环境和企业内部环境都处于不断变化的过程中，任何完备的计划都可能因环境变化，导致实施结果偏离预期甚至完全失败。同时由于执行人员对计划的理解不同，或者执行力度不均也将使策划的营销目标不能很好地实现，因而营销管理者对营销活动的监督和控制十分必要。

市场营销控制就是企业营销管理部门，在市场营销计划实施过程中，为了实现营销目标，保证营销计划的执行取得最佳效果而对实施过程中各营销要素进行监督、考察、评价和修正。

## 一、营销控制的方式

对市场营销过程进行控制通常采用以下几种方式：

### （一）跟踪型控制

即对系统运行全过程实施不间断的跟踪控制。如新产品开发等控制。

### （二）开关型控制

即确定某一标准作为控制的基准点，然后决定该项目是否可行。如确定投资回报率后，以此来评价市场机会或产品项目，若达到目标则列入考虑范畴。

### （三）事后控制

即将结果与期望标准进行比较，检查其是否符合预期目标，比较偏差大小，找出产生偏差的原因，总结经验，以利于下一步行动。如市场占有率控制、销货控制等。

## （四）集中控制和分散控制

集中控制是指最后决策的制定和调整，由最高一级系统决定。分散控制则是把控制权限分别由各子系统（各级主管部门和职能部门）分担，这些子系统有一定独立行使控制权的自由，最高系统往往只起协调平衡作用。

## （五）全面控制和分类控制

全面控制是对某一活动的各个方面实施控制，而分类控制则是将活动按其类别不同分别控制。例如按市场类型、销售地区等进行区分控制，就是分类控制。

## 二、营销控制步骤

## （一）确定控制对象

控制的内容多、范围广，可获得的信息也就越全面。但是任何控制活动都会产生费用。因此要确定对某一活动采取控制时，就要在合理支出的前提下，优先确定控制对象。

最常见的控制对象是销售收入、销售成本和销售利润。

## （二）设置控制目标

设置控制目标即确定要达到的目标，这是将计划与控制联系起来的主要环节。

## （三）建立能测量营销结果的控制标准

即对控制目标量化，使控制目标的活动达到确定预期的范围或可以接受的范围。如规定营销人员全年应增加 50 个客户、某新产品第二年利润增加 5% 等。

## （四）比较实绩与标准

在将控制标准与实际结果比较时，就需要确定比较的时间频率及机会，主要取决于控制对象的变动情况。

## （五）分析产生偏差原因

产生偏差可能有两种情况：一是实施过程中产生的问题；二是计划本身的问题。而这两种情况常常混合在一起，产生互相推诿的局面。

## （六）采取改正措施

在制订计划时如果制订了各种预案和应急计划，改正的就迅速。在没有这些方案时，就必须迅速制订补救措施或适当调整某些目标。

## 三、市场营销控制内容

市场营销控制按其内容的不同主要有四种类型，即年度计划控制、赢利能力控制、效率控制和战略控制。

### （一）年度计划控制

任何企业都要制定年度市场营销计划，计划的执行能否取得成效，还需要看控制工作进行得如何。

所谓年度计划控制是指企业在本年度内采取控制步骤，检查实际绩效与计划之间是否有偏差，并采取改进措施，以确保市场营销计划的实现与完成。

许多企业每年都制定有相当周密的计划，但执行的结果却往往与之有一定的差距。实际上计划的结果不仅取决于计划制定得是否正确，还有赖于计划执行与控制的效率如何。可见年度计划制定并付诸执行之后，搞好控制工作也是一项极其重要的任务。年度计划控制的主要目的是促使年度计划产生连续不断的推动力，控制的结果可以作为年终绩效评估的依据。发现企业潜在问题并及时予以妥善解决。高层管理人员可借此有效地监督各部门的工作。

年度计划控制系统包括四个主要步骤：制定标准。即确定本年度各个季度（或月）的目标，如销售目标、利润目标等；绩效测量。即将实际成果与预期成果相比较；因果分析。即研究发生偏差的原因；改正行动。即采取最佳的改正措施，努力使成果与计划相一致。

企业经理人员可运用五种绩效工具以核对年度计划目标的实现程度，即销售分析、市场占有率分析、市场营销费用与销售额比率分析、财务分析、顾客态度追踪。

**1. 销售分析** 销售分析主要用于衡量和评估经理人员所制定的计划销售目标与实际销售额之间的关系。这种关系的衡量和评估有两种主要方法。

（1）销售差异分析 销售差异分析用于决定各个不同的因素对销售绩效的不同作用。例如，假设年度计划要求第一季度销售 4000 件产品，每件 1 元，即销售额 4000 元。在该季结束时，只销售了 3000 件，每件 0.80 元，即实际销售额 2400 元。那么这个销售绩效差异为 –1600 元，或预期销售额的 –40%。问题的关键是绩效的降低有多少归因于价格下降？有多少归因于销售数量的下降？我们可用如下计算来回答：

因价格下降的差异 =（1 – 0.80）×3000 = 600 占比 37.5%
因数量下降的差异 = 1×（4000 – 3000）= 1000 占比 62.5%

由此可见约有 2/3 的销售差异归因于未能实现预期的销售数量。由于销售数量通常较价格容易控制，企业应该仔细检查为什么不能达到预期的销售量。

（2）微观销售分析 微观销售分析可以决定未能达到预期销售额的特定产品、地区等。假设产品在 3 个地区销售，其预期销售额分别为 1500、500 和 2000 元，总额 4000 元。实际销售额分别是 1400、525、1075 元。就预期销售额而言，第一个地区有 7% 的未完成额；第二个地区有 5% 的超出额；第三个地区有 46% 的未完成额。主要问题显然在第三个地区。造成第三个地区不良绩效的原因有如下可能：一是该地区的销售代表工作不努力或有个人问题；二是有主要竞争者进入该地区；三是该地区居民收入下降。

**2. 市场占有率分析** 企业的销售绩效并不能反映出其他竞争者企业的经营状况如何，如果企业销售额增加了，可能是由于企业所处的整个经济环境的发展，或可能是因为其市场营销工作较之其竞争者有相对改善。市场占有率正是剔除了一般的环境影响来考察企业本身的经营工作状况，如果企业的市场占有率升高，表明它较其竞争者的情况更好；如果下降，则说明相对于竞争者其绩效较差。衡量市场占有率的第一个步骤是清楚地定义使用何种度量方法。一般说，有四种不同的度量方法。

（1）**全部市场占有率** 以企业的销售额占全行业销售额的百分比来表示。使用这种测量方法必须做两项决策，第一是要以单位销售量或以销售额来表示市场占主率；第二是正确认定行业范围，即明确本行业所应包括的产品、市场等。

（2）**可达市场占有率** 以其销售额占企业所服务市场的百分比来表示。所谓可达市场，一是企业产品最适合的市场；二是企业市场营销努力所及的市场。企业可能有近100%的可达市场占有率，却只有相对较小百分比的全部市场占有率。

（3）**相对市场占有率** 常用两个指标来计算相对市场占有率，一是以企业销售额对最大的3个竞争者的销售额总和的百分比来表示。如某企业有30%的市场占有率，其最大的3个竞争者的市场占有率分别为20%、10%、10%，则该企业的相对市场占有率是30/40 = 75%。一般情况下，相对市场占有率高于33%即被认为是强势的。另一个相对市场占有率即相对于市场领导竞争者，以企业销售额相对市场领先竞争者的销售额的百分比来表示。相对市场占有率超过100%，表明该企业是市场领先者；相对市场占有率等于100%，表明企业与市场领先竞争者同为市场领导者；相对市场占有率的增加表明企业正接近市场领先竞争者。

了解企业市场占有率之后，还需正确解释市场占有率变动的原因。企业可从产品大类、顾客类型、地区及其他方面来考察市场占有率的变动情况。一种有效的分析方法，是从顾客渗透率 CP、顾客忠诚度 CL、顾客选择性 Cs 及价格选择性 Ps 四因素分析。所谓顾客渗透率，是指从本企业购买某产品的顾客占该产品所有顾客的百分比；所谓顾客忠诚度，是指顾客从本企业所购产品与其所购同种产品总量的百分比；所谓顾客选择性，是指本企业一般顾客的购买量相对于其他企业一般顾客的购买量的百分比；所谓价格选择性，是指本企业平均价格同所有其他企业平均价格的百分比。这样，全部市场占有率 Tms 就可表述为：

相对市场占有率 = 本企业某种产品销售量（额）/该产品同行业在市场上部领先地位的前3名竞争对手销售量（额）×100%

当缺乏总的市场规模的统计资料时，可采用相对市场占有率来分析企业的营销业绩和竞争能力。它是一个横向比较指标，同样具有较大的参考价值。相对市场占有率越高，说明企业越接近竞争领导者地位，在竞争中越具有相对优势，企业宜采用稳定发展战略，巩固现有市场占有率；相对市场占有率越低，说明企业在市场上越接近被领导者地位，在竞争中就处于相对弱势，企业必须采取新的战略，或进一步扩大生产规模，加强营销工作，提高相对市场占有率，进而提高竞争地位，或实施多元化经营战略，分散风险，减少潜在竞争威胁。

**3. 市场营销费用与销售额比率分析**　年度计划控制需要检查与销售有关的市场营销费用，以确定企业在达到销售目标时的费用支出。市场营销费用对销售额比率是一种主要的检查方法。市场营销管理人员的工作，就是密切注意这些比率，以发现是否有任何比例失去控制。当一项费用对销售额比率失去控制时，必须认真查找问题的原因。

**4. 财务分析**　市场营销管理人员应就不同的费用，对销售额的比率和其他的比率进行全面的财务分析，以决定企业如何及在何处展开活动，获得赢利。尤其是利用财务分析来判断影响企业资本净值收益率的各种因素。

**5. 顾客态度追踪**　年度计划控制所采用的衡量标准，大多是以财务分析和数量分析为特征的，即它们基本上是定量分析。定量分析虽然重要但并不充分，因为它们没有对市场营销的发展变化进行定性分析和描述。企业需要建立一套系统来追踪其顾客、经销商及其他市场营销系统参与者的态度。如果发现顾客对本企业和产品的态度发生了变化，企业管理者就能较早地采取行动，争取主动。企业一般主要利用以下系统来追踪顾客的态度。

（1）抱怨和建议系统　企业对顾客的书面的或口头抱怨应该进行记录、分析，并做出适当的反应。对不同的抱怨应该分析归类做成卡片，较严重的和经常发生的抱怨应及早予以注意。企业应该鼓励顾客提出批评和建议，使顾客有经常的机会发表意见，才有可能收集到顾客对其产品和服务反映的完整资料。

（2）固定顾客样本　有些企业建立由一定代表性的顾客组成的固定顾客样本，定期地由企业通过电话访问或邮寄问卷了解其态度。这种做法有时比抱怨和建议系统更能代表顾客态度的变化及其分布范围。

（3）顾客调查　企业定期让一组随机顾客回答一组标准化的调查问卷，其中问题包括职员态度、服务质量等。通过对这些问卷的分析，企业可及时发现问题，并及时予以纠正。

通过上述分析，企业在发现实际绩效与年度计划发生较大偏差时，可考虑采取如下措施如削减产量、降低价格、对销售队伍施加更大的压力、削减杂项支出、裁减员工、削减投资、出售企业财产及出售整个企业等。

## （二）赢利能力控制

除了年度计划控制之外，企业还需要运用赢利能力控制来测定不同产品、不同销售区域、不同顾客群体、不同渠道及不同订货规模的赢利能力。由赢利能力控制所获取的信息，有助于管理人员决定各种产品或市场营销活动是扩展、减少还是取消。下面就市场营销成本及赢利能力的考察指标等做一阐述。

**1. 市场营销成本**　市场营销成本直接影响企业利润，它由如下项目构成：

（1）直接推销费用　包括直销人员的工资、奖金、差旅费、培训费、交际费等。

（2）**促销费用** 包括广告媒体成本、产品说明书印刷费用、赠奖费用、展览会费用、促销人员工资等。

（3）**仓储费用** 包括租金、维护费、折旧、保险、包装费、存货成本等。

（4）**运输费用** 包括托运费用等。如果是自有运输工具，则要计算折旧、维护费、燃料费、牌照税、保险费、司机工资等。

（5）**其他市场营销费用** 包括市场营销管理人员工资、办公费用等。

上述成本连同企业的生产成本构成了企业总成本，直接影响到企业经济效益。其中有些与销售额直接相关的称为直接费用，有些与销售额并无直接关系的称为间接费用。有时二者也很难划分。

**2. 赢利能力的考察指标** 取得利润是任何企业经营的最重要的目标，企业赢利能力历来为市场营销管理人员所高度重视，因而赢利能力控制在市场营销管理中占有十分重要的地位。在对市场营销成本进行分析之后，我们特提出如下赢利能力考察指标。

（1）**销售利润率** 一般来说，企业将销售利润率作为评估企业获利能力的主要指标之一。销售利润率是指利润与销售额之间的比率，表示每销售 100 元使企业获得的利润，其公式是：

销售利润率 = 本期利润/销售额 ×100%

但是在同一行业内各个企业间的负债比率往往大不相同，而对销售利润率的评价又常需通过与同行业平均水平来进行对比。所以在评估企业获利能力时最好能将利息支出加上税后利润，这样将能大体消除由于举债经营而支付的利息对利润水平产生的不同影响。因此销售利润率的计算公式应该是：

销售利润率 = 税后息前利润/产品销售收入净额 ×100%

这样的计算方法，在同行业间衡量经营水平时才有可比性，才能比较正确地评价市场营销效率。

（2）**资产收益率** 指企业所创造的总利润与企业全部资产的比率。其公式是：

资产收益率 = 税后息前利润/资产平均总额 ×100%

与销售利润率的理由一样，为了在同行业间有可比性，资产收益率可以用如下公式计算：

资产收益率 = 税后息前利润/资产平均总额 ×100%

其分母之所以用资产平均总额，是因为年初和年末余额相差很大，如果仅用年末余额作为总额显然不合理。

（3）**净资产收益率** 指税后利润与净资产所得的比率。净资产是指总资产减去负债总额后的净值，这是衡量企业偿债后的剩余资产的收益率。其计算公式是：

净资产收益率 = 税后利润/净资产平均余额 ×100%

其分子所以不包含利息支出，是因为净资产已不包括负债在内。

（4）**资产管理效率** 可通过以下比率来分析：

资产周转率。该指标是指一个企业以资产平均总额去除产品销售收入净额而得出的全部资产周转率。其计算公式如下：

资产周转率＝产品销售收入净额/资产平均占用额

该指标可以衡量企业全部投资的利用效率，资产周转率高说明投资的利用效率高。

存货周转率。该指标是指产品销售成本与存货（指产品）平均余额之比。其计算公式如下：

存货周转率＝产品销售成本/存货平均余额

这项指标说明某一时期内存货周转的次数，从而考核存货的流动性。存货平均余额一般取年初和年末余额的平均数。一般说来，存货周转率次数越高越好，说明存货水准较低，周转快，资金使用效率较高。

资产管理效率与获利能力密切相关，资产管理效率高，获利能力相应也较高。这可以从资产收益率与资产周转率及销售利润率的关系表现出来。资产收益率实际上是资产周转率和销售利润率的乘积：

资产收益率＝产品销售收入净额/资产平均占用额×税后息前利润/产品销售收入净额＝资产周转率×销售利润率

## （三）效率控制

假如赢利能力分析显示出企业关于某一产品、地区或市场所得的利润状况，那么紧接着的问题便是有没有高效率的方式来管理销售人员、广告、销售促进及分销。

**1. 销售人员效率**　企业分布在各地区的销售经理要记录本地区内销售人员效率的几项主要指标，这些指标包括：

（1）每个销售人员每天平均的销售访问次数。

（2）每次会晤的平均访问时间。

（3）每次销售访问的平均收益。

（4）每次销售访问的平均成本。

（5）每次访问的招待成本。

（6）每百次销售访问而订购的百分比。

（7）每期间的新顾客数。

（8）每期间丧失的顾客数。

（9）销售成本对总销售额的百分比。

**2. 广告效率**　企业应该至少做好如下统计：

（1）每一媒体类型、每一媒体工具接触每千名购买者所花费的广告成本。

（2）顾客对每一媒体工具注意、联想和阅读的百分比。

（3）顾客对广告内容和效果的意见。

（4）广告前后对产品态度的衡量。

（5）受广告刺激而引起的询问次数。

企业高层管理可以采取若干步骤来改进广告效率，包括进行更加有效的产品定位、确定广告目标、寻找较佳的媒体及进行广告后效果测定等。

**3. 促销效率**　为了改善销售促进的效率，企业管理阶层应该对每一销售促进的成本和对销售影响做记录。注意做好如下统计：由于优惠而销售的百分比、每一销售额的陈列成本、赠券收回的百分比、因示范而引起询问的次数。

企业还应观察不同销售促进手段的效果，并使用最有效果的促销手段。

**4. 分销效率**　分销效率主要是对企业存货水准、仓库位置及运输方式进行分析和改进，以达到最佳配置并寻找最佳运输方式和途径。

效率控制的目的在于提高人员推销、广告、销售促进和分销等市场营销活动的效率，市场营销经理必须注视若干关键比率，这些比率表明上述市场营销组合因素的有效性及应该如何引进某些资料以改进执行情况。

## （四）战略控制

企业的市场营销战略，是指企业根据自己的市场营销目标，在特定的环境中，按照总体的策划过程所拟定的可能采用的一连串行动方案。但是市场营销环境变化很快，往往会使企业制定的目标、策略、方案失去作用。因此在企业市场营销战略实施过程中必然会出现战略控制问题。

战略控制是指市场营销管理层采取一系列行动，使实际市场营销工作与原规划尽可能一致，在控制中通过不断评审和信息反馈，对战略不断修正。

市场营销战略的控制既重要又难以准确，因为企业战略的成功是总体的和全局性的，战略控制注意的是控制未来，是还没有发生的事件。战略控制必须根据最新的情况重新估价计划和进展，因而难度也就比较大。

企业在进行战略控制时，可以运用市场营销审计这一重要工具。各个企业都有财务会计审核，在一定期间客观地对审核的财务资料或事项进行考察、询问、检查、分析，最后根据所获得的数据按照专业标准进行判断，做出结论，并提出报告，这种财务会计的控制制度有一套标准的理论、做法。

所谓市场营销审计，是对一个企业市场营销环境、目标、战略、组织、方法、程序和业务等做综合的、系统的、独立的和定期性的核查，以便确定困难和各项机会，并提出行动计划的建议，改进市场营销管理效果。市场营销审计实际上是在一定时期对企业全部市场营销业务进行总的效果评价，其主要特点是不限于评价某一些问题，而是对全部活动进行评价。

市场营销审计的基本内容主要包括以下六个方面：市场营销环境审计、市场营销战略审计、市场营销组织审计、市场营销系统审计、市场营销赢利能力审计和市场营销职能审计。

**1. 市场营销环境审计**　市场营销必须审时度势，必须对市场营销环境进行分析，并在分析人口、经济、生态、技术、政治、文化等环境因素的基础上，制定企业的市场营销战略。这种分析是否正确，需要经过市场营销审计的检验。由于市场营销环境的不断变化，原来制定的市场营销战略也必须相应地改变，也需要经过市场营销环境审计来进行修订。

审计内容包括市场规模，市场增长率，顾客与潜在顾客对企业的评价，竞争者的目标、战略、优势、劣势、规模、市场占有率，供应商的推销方式，经销商的贸易渠道，等等。

**2. 市场营销战略审计** 主要是评价企业是否能按照市场导向确定自己的任务、目标并设计企业形象，是否能选择与企业任务、目标相一致的竞争地位，是否能制定与产品生命周期、竞争者战略相适应的市场营销战略，是否能进行科学的市场细分并选择最佳的目标市场，是否能合理地配置市场营销资源并确定合适的市场营销组合，企业在市场定位、企业形象、公共关系等方面的战略是否卓有成效，所有这些都需要经过市场营销战略审计的检验。

**3. 市场营销组织审计** 主要是评价市场营销组织在执行市场营销战略方面的组织保证程度和对市场营销环境的应变能力，包括企业是否有坚强有力的市场营销主管人员及其明确的职责与权利，是否能按产品、用户、地区等有效地组织各项市场营销活动，是否有一支训练有素的销售队伍、对销售人员是否有健全的激励、监督机制和评价体系，市场营销部门与采购部门、生产部门、研究开发部门、财务部门及其他部门的沟通情况及是否有密切的合作关系，等等。

**4. 市场营销系统审计** 企业市场营销系统包括市场营销信息系统、市场营销计划系统、市场营销控制系统和新产品开发系统。

对市场营销信息系统的审计主要是审计企业是否有足够的有关市场发展变化的信息来源、是否有畅通的信息渠道、是否进行了充分的市场营销研究、是否恰当地运用市场营销信息进行科学的市场预测等。

对市场营销计划系统审计主要是审计企业是否有周密的市场营销计划，计划的可行性、有效性及执行情况如何、是否进行了销售潜量和市场潜量的科学预测、是否有长期的市场占有率增长计划、是否有适当的销售定额及其完成情况如何等。

对市场营销控制系统的审计主要是审计企业对年度计划目标、赢利能力、市场营销成本等是否有准确的考核和有效的控制。

对新产品开发系统的审计主要是审计企业开发新产品的系统是否健全；是否组织了新产品创意的收集与筛选；新产品开发的成功率如何；新产品开发的程序是否健全，包括开发前的充分的调查研究、开发过程中的测试及投放市场的准备及效果等。

**5. 市场营销赢利能力审计** 是在企业赢利能力分析和成本效益分析的基础上，审核企业的不同产品、不同市场、不同地区及不同分销渠道的赢利能力；审核进入或退出、扩大或缩小某一具体业务对赢利能力的影响；审核市场营销费用支出情况及其效益，进行市场营销费用销售分析，包括销售队伍与销售额之比、广告费用与销售额之比、促销费用与销售额之比、市场营销研究费用额之比、销售管理费用与销售额之比，以及进行资本净值报酬率分析和资产报酬率分析等。

**6. 市场营销职能审计** 是对企业的市场营销组合因素（即产品、价格、地点、促销）效率的审计。主要是审计企业的产品质量、特色、式样、品牌及顾客欢迎程度，企业定价目标和战略的有效性，市场覆盖率，分销商、经销商、代理商、供应商等渠道成员的效率，广告预算、媒体选择及广告效果，销售队伍的规模、素质及能动性，等等。

【讨论案例】

## 宝洁公司市场部的职能

宝洁公司最大的特点就是实行品牌管理，公司分护发、洗发品类，护肤、个人清洁类，妇女卫生用品类及口腔保健品类。市场部需要协调下属 7 个系统的总经理。如护发、洗发品类用品一年的销售收入达 30 亿元，提多大比例支持市场，每个品牌占多少都要由市场部调查研究决定。市场部扶持某个品牌，可对生产、营销和财务整个过程进行管理，但变更计划要经品牌总经理同意。

市场部不断提供市场信息，调查社会和消费者需求变化。通过调查公司，定期开展市场分析。为了掌握宝洁产品商业动态，花巨资建立了控制中心，全覆盖进行生产、销售、供应和财务管理。在分销商一体化系统中，可反映出某地、某一大型超市的供需情况，预测系统对市场的供需 1 周进行 1 次预测。

市场部定期跟踪调查分析。如发现洗发用品销售额萎缩 18%，为什么萎缩？采取什么措施解决？通过调查发现每人、每周洗发平均次数，中国香港是 7 次、日本是 5 次、中国大陆是 2.7 次。如果中国大陆人每周增加 1 次，市场规模就会增加 30%。作为市场领先者的宝洁公司就会增加 19%。于是宝洁公司率先在中国开展了引导消费者注重社交形象、勤洗头的宣传活动，于是就有了那一句著名的广告语"今天你洗头了吗"？

【问题思考】

1. 市场营销计划体系的构成有哪些？
2. 市场营销计划的编制程序有哪些？
3. 现代市场营销组织机构的形式有哪些？
4. 市场部的主要职能有哪些？
5. 市场部与销售部有何区别？
6. 营销控制内容有哪些？

# 第十二章　几种新的营销方式

本章重点

1. 电子商务的模式和网络营销的三个重要环节。
2. 关系营销的基本模式和关系营销的原则。
3. 直复营销的特点。

【基本概念】

电子商务、网络营销、关系营销和直复营销。

【引导案例】

## 民生医药电子商务案例分析

民生独特的在于商业模式——即公用型的医药流通商业服务平台，用 IT 行业的概念来讲就是 BSP 服务商（商业解决方案供应商）。

电子商务的核心应该是电子为商务服务。民生医药网不光是孤立的电子信息平台，还力求实现供应链信息全程管理，并为药品监督管理部门提供信息对接及实时监管。通过网站，能够为药品流通企业、药店、医院和医药生产企业提供专业化、网络化的物流配送、电子商务、咨询等增值服务。使用户通过网站的数据库服务，可以做到以销定产。

民生医药电子商务发展目标为第三方的公用型服务平台。原因在于，我国的医药流通成本居高不下，我国医药物流发展方向是独立的第三方专业物流。因为企业单一的物流在成本上无法与大型的第三方专业物流相比，且投资较大。其他企业不一定愿意把货存储在别的医药企业中，上下游可能存在竞争关系。作为第三方的民生，前提是既不造药也不卖药，所以一开始就能够保证清白之身，有了公信度，才能发挥公用性。

中国民生医药配送中心在武汉建设的 400 亩物流中心将为中国医药电子商务创建一种全新的模式。400 亩的物流中心不仅仅是武汉雄踞中原，可以辐射华东、华南等地区，更关键的是这个新建的物流中心提供的是一种新型的供应链管理模式。国外医药电子商务成功的关键在于物流环节中的供应链管理，这是中国医药电子商务与美国医药电子商务的差距。医药电子商务离不开物流，民生医药在未来的物流过程中采用 GPS 系统和 RFID（无线射频辨识系统）技术，全程监控医药产品流通的全过程。参照沃尔玛和家乐福流通过程的民生医药对自己的方向有着清晰地规划。

民生作为第三方服务平台，将信息服务提供与医药电子商务、物流等环节融合在一起，从而搭建一个全行业交互平台，客户可以完成所有的交易环节。如果实施到位，这将构建一种新型的战略合作关系，使得上下游企业实现了"协同作战"，通过提高各自的效率来达到共赢的目的。又称为"扩展企业"，意为民生医药与上下游企业融为一体，协同的形成，使制造商不再应对大幅度波动的需求频繁调整生产线，庞大的库存大幅度下降，长期生产能力更易进行规划，下游流通环节分享民生医药的信息资源，获得了更稳定的货源保障，更低价格的货品供应，更快捷的服务。

民生不经营药品买卖，而是由企业租用库位，民生向他们提供有关服务，收取一定服务费，其他收入是一部分广告费、会员费。

此类赢利模式最重要的原因是诚信问题。因观念、习惯、社会信任度等，中国的企业对网络并不是非常认可。还有的网站遇到这样棘手的问题：上游企业第一次通过网站找到下游企业，那么在第二次可能不通过网站而直接找到该企业，从而免交服务费。对此，民生实行会员制，会员需交纳保证金来保证是诚信产品，这类似于阿里巴巴的"诚信通"，旨在创造一个诚信机制。同时，网站中设有"监管直通车"栏目，药监部门可以从中查阅。随着《电子签名法》的出台，全国的诚信环境都在改善。

民生纯粹第三方物流的模式也有着巨大的风险。对于习惯了传统医药物流的供应商，能否接受这种商业模式是最大的困难，用户对网络的使用习惯，能否从只会开关机转变为愿意到网上做生意，还需要一个过程。另外，就是怎么保证诚信问题还有待进一步完善。

民生体现了一个方向，但还只是停留在理念上。做医药电子商务需要具备一定的条件：一个是要充分依靠过硬的 IT 技术，另一个是要建立物流中心和高效的配送队伍，才能真正把握终端。而中国医药市场很特殊，大部分药品都在医院销售。搭建一个全行业交互平台，客户完成所有的交易环节在短时间内还不可能实现。要整合上下游核心企业，打造供应链，就需要企业认同民生的理念，同时民生也能提供物流的解决方案，其前提是要占有很大份额的市场，才有实力去整合。对于仅在武汉建立了一个配送中心的民生，要想辐射全国恐怕并不容易。介入这块还要一个过程，现在民生网站还只是低层次的运作。

【导语】

由上述介绍可见，时代总是新旧不断更替的。在市场经济下，一个新的营销模式的诞生，给企业一个造富的机会，希望我们的企业在不断变革的时代能够把握住每一次机会！下面我们共同就几种常见的新的营销模式：电子商务与网络营销、关系营销和直复营销进行探讨。

# 第一节 电子商务与网络营销

## 一、电子商务的概念

电子商务是指利用简单、快捷、低成本的电子通信方式，买卖双方不见面而进行各种商贸活动。电子商务可通过多种电子通信方式完成，但在探讨电子商务的时候一般特指通过互联网来完成的。

因此电子商务就是通过电子计算机在互联网上进行的商业贸易流动。它的一个重要技术特征是利用 Web 技术来传输和处理商业信息。

相对传统商业模式，电子商务是真正"穿着睡衣办公，坐在家里创业"的事业，你不用出门，只需要点点鼠标、敲敲键盘就可以完成一切经营活动。让我们一起来了解从传统的量贩式经营模式、连锁经营模式及人际网络直接模式到电子商务模式的蜕变。

### （一）量贩式经营（大型超市）模式

大型超市或称综合超市是指采取自选销售方式，以销售大众化实用品为主，并将超市和折扣店的经营模式结合为一体、满足顾客一次性购买需求的零售业态，如沃尔玛、家乐福、人人乐、华润等大型超市，均是以量定价，以产品种类齐全和价格低廉吸引顾客。

### （二）连锁经营模式

连锁经营是一种商业组织形式和经营制度，是指经营同类商品或服务的若干个企业，以一定形式组合成一个联合体，在整体规划下进行专业化分工，并在这个分工的基础上实施集中化管理，把独立的经营活动组合成整体的规模经营，从而实现规模效益。

### （三）人际网络直销模式

人际网络直销是指利用人际关系，包括朋友、亲戚、同学、同事等进行产品销售的一种营销方法，其特点是成交率高、营销面广、忠诚度高，如房地产、银行贷款、保险等。

### （四）电子商务营销模式

电子商务营销是一种新型的商业营销模式，它是组织或个人给予开放便捷的互联网络，对产品、服务所进行的一系列经营活动，从而达到满足组织或个人需求的全过程。如：阿里巴巴，慧聪网，淘宝网。

电子商务是企业的好帮手。

具体来说，首先，电子商务可以帮企业减少大量的交易成本，增加贸易机会。从采购商的角度看，采购企业借助互联网在全球市场寻求最优惠价格的供应商，而且通过与供应商信息共享，减少中间环节由于信息不准确带来的损失；从供应商的角度来看，有统计显示，在互联网上投放广告可以在很大程度上提高销售数量，而投入的成本仅仅是投放传统广告的1/10。

其次，电子商务可以帮企业节约大量经营成本。一方面，电子商务可以直接在网上进行交易，减少很多中间环节，从而降低了传统贸易过程中的各类流通费用，大大提高了效率；另一方面，企业通过电子商务随时了解到第一手的市场信息，可以有效地解决信息不畅造成的库存问题，帮助企业缩短产品的生产周期；第三，电子商务可以提高工作效率和促使企业取得竞争优势。企业通过电子商务，可以用最快的速度获得更多的信息资料。

## 二、网络营销的概念

网络营销就是通过网络做生意，与许多新型学科一样，由于研究人员对网络营销的研究角度不同，对网络营销的理解认识也有较大差异，不同书籍对网络营销的概念描述也有所出入。因此，网络营销目前并没有统一的定义。凡是以互联网为主要手段开展的营销活动，我们都可称这为网络营销。

作为网络经济时代的主体，广大中小企业进行网络营销的目的非常明确，就是想通过网络给企业带来直接或间接的经济效益。也就是说，一是通过网络与更多潜在客户建立业务关系，获得更多的商业机会；二是通过网络平台宣传推广企业的品牌，间接地促进企业的销售。

广州"哎呀呀"饰品有限公司在2004年的时候，计划通过招商加盟的方式迅速扩张，但是他们不知道招商对象在哪里，也不知道把这些信息准确传达出去。在传统媒体上直接投放广告，参加各类招商会。"哎呀呀"公司也考虑过，这些方式投放所需资金量非常大，而且效果也难保住，何况公司资金有限。然后想到了借助网络营销可以用很少的投入把公司做大。刚开始，"哎呀呀"公司投入了几千元做尝试，没想到公司每天都能接到不少来自全国各地电话询问加盟的事情，而且都是意向非常明确的客户，尝到甜头后，将有限的资金投入到网络营销之中。到2009年加盟店总数增加到了3000多家。

事实上，在传统市场营销领域，招商普遍存在着费用高、招商难的情况，全国每年有数百亿的招商费用打了水漂。招商模式单一、传媒费用居高不下等都是造成这种局面的主要原因。而另一方面，有闲散资金、持币观望想做项目的人是个非常大的群体，但由于信息不对称，企业花了巨大的代价也无法顺利找到这些目标客户。

怎么解决这个难题呢？通过互联网开展网络营销让一切变得容易了。企业通过互联网技术实现精准营销，准确地找到自己的目标客户，极大地提高了合作成功的效率。最为关键的是，企业在互联网上所投入的成本要远远低于传统营销方式，但效果却好得多。

传统营销和网络营销的主要传播手段：传统的主要传播手段有电话营销、人员推销、报纸电视广播、各类促销活动。而网络营销的主要手段有搜索引擎、网站广告、电子邮件、产品黄页分类信息。

## （一）网络营销的三个重要环节

**1. 网站建设**　建设企业网站是开始网络销售的第一步。企业要根据行业性质、公司规模、产品特点、服务类型、企业文化等各方面的因素，构建符合企业需求的网站平台。网站建设的内容包括网站策划、网站设计、网站开发、网站域名申请、服务器空间租用或购买等。

**2. 网站推广**　网站推广是网络营销最关键的环节。只有推广工作做到位了，才能让更多的潜在客户了解并关注你的企业网站。

**3. 网络销售**　通过网络营销实现产品的销售，大致有两个途径：一是潜在客户通过网络了解企业产品信息后，企业与客户之间通过传统方式建立联系，并在网络以外达成交易；二是通过网络直接进行交易。

## （二）网络营销的特点和优势

**1. 传播的超时空性**　互联网可以超越时间和空间的限制进行信息交换，在网络上，一条信息几秒钟便可传遍全世界，这使得公司与顾客之间可以脱离时空的限制，并拥有了更多的时间和更大的空间进行交易。

**2. 交互的便捷性**　互联网不仅可以展示商品信息，更重要的是，它可以实现企业和客户之间的双向沟通。企业可以从网络中收集顾客反馈的意见和建议，从而切实地、有针对性地改进自己的产品和服务。

**3. 动作的低成本性**　网络广告制作周期短，可以根据客户的需求快速投放；而传统广告制作成本高，投放周期固定。

**4. 媒介的多维性**　互联网络上的信息，不仅仅停留于文字上，声音、图像、流媒体等都可在互联网上进行传播，因此营销人员可以充分发挥其自身的创造性和主观能动性，以多种信息形式展示商品信息，打动消费者。

**5. 效果的可监测性**　利用传统媒体做营销，很难准确地知道有多少人接收到了该营销信息，而在互联网上则可以通过流量统计系统精确地统计出每个广告有多少个用户浏览过，以及这些用户查阅的时间分布和地域分布，从而帮助客商正确评估营销效果，审订营销投放策略。

**6. 投放的针对性**　通过提供众多的免费服务，网站一般都能建立起用户数据库，包括用户的地域分布、年龄、性别、收入、职业、婚姻状况、爱好等。这些资料可以帮助广告主分析市场与受众，根据广告目标受众的特点，有针对性的投放广告，并根据用户特点进行定点投放和跟踪分析，对广告效果做出客观准确地评价。

**7. 可重复性和可检索性**　网络营销可以将文字、声音、画面完美地结合之后供用户主动检索，重复观看。而与之相比电视广告却是让广告受众被动地接受广告内容。并且，如果用户错过了广告时间就再也得不到广告信息了。显而易见，网络营销的检索要容易得多。

### 三、电子商务和网络营销的异同

电子商务和网络营销是一对紧密相关又具有明显区别的概念，电子商务不等于网络营销，企业开展网络营销也不等同于实现了电子商务。

1. 它们的服务范围不同。电子商务研究的内涵非常广阔，它强调的是交易方式和交易过程的各个环节。而网络营销注重的是以互联网为主要手段的营销活动，是一种促进商业交易的手段。

2. 它们关注的重点不同。电子商务的重点是实现电子化交易，而网络营销的重点是在交易前的宣传和推广。

## 第二节 关系营销

### 一、关系营销的概念

关系营销是指把营销活动看成是一个企业与消费者、供应商、分销商、竞争者、政府机构及其他公众发生互动作用的过程，其核心是建立和发展与这些公众的良好关系。

1985 年，巴巴拉·本德·杰克逊提出了关系营销的概念，使人们对市场营销理论的研究，又迈上了一个新的台阶。关系营销理论一经提出，迅速风靡全球，杰克逊也因此成了美国营销界备受瞩目的人物。巴巴拉·本德·杰克逊为美国著名学者，营销学专家。他对经济和文化都有很深入的研究。科特勒评价说："杰克逊的贡献在于，他使我们了解到关系营销将使公司获得较之其在交易营销中所得到的更多。"

### 二、关系营销的本质特征

关系营销的本质特征可以概括为以下几个方面：

#### （一）双向沟通

在关系营销中，沟通应该是双向而非单向的。只有广泛的信息交流和信息共享，才可能使企业赢得各个利益相关者的支持与合作。

#### （二）合作

一般而言，关系有两种基本状态，即对立和合作。只有通过合作才能实现协同，因此合作是"双赢"的基础。

#### （三）双赢

即关系营销旨在通过合作增加关系各方的利益，而不是通过损害其中一方或多方的利益来增加其他各方的利益。

## （四）亲密

关系能否得到稳定和发展，情感因素也起着重要作用。因此关系营销不只是要实现物质利益的互惠，还必须让参与各方都能从关系中获得情感的需求和满足。

## （五）控制

关系营销要求建立专门的部门，用以跟踪顾客、分销商、供应商及营销系统中其他参与者的态度，由此了解关系的动态变化，及时采取措施消除关系中的不稳定因素和不利于关系各方利益共同增长的因素。

此外，通过有效的信息反馈，也有利于企业及时改进产品和服务，更好地满足市场的需求。

### 三、关系营销的基本模式

#### （一）关系营销的中心是顾客忠诚

在关系营销中，怎样才能获得顾客忠诚呢？发现正当需求，满足需求并保证顾客满意，营造顾客忠诚，构成了关系营销中的三部曲：

1. 企业要分析顾客需求，顾客需求满足与否的衡量标准是顾客的满意程度。满意的顾客会对企业带来有形的好处（如重复购买该企业产品）和无形产品（如宣传企业形象）。有营销学者提出了导致顾客全面满意的七个因素及其相互间的关系：欲望、感知绩效、期望、欲望一致、期望一致、属性满意、信息满意。欲望和感知绩效生成欲望一致，期望和感知绩效生成期望一致，然后生成属性满意和信息满意，最后导致全面满意。

2. 从模式中可以看出，期望和欲望与感知绩效的差异程度是产生满意感的来源，所以，企业可采取下面的方法来取得顾客满意：提供满意的产品和服务、提供附加利益、提供信息通道。

3. 顾客维系。市场竞争的实质是争夺顾客资源，维系原有顾客，减少顾客的叛离，要比争取新顾客更为有效。维系顾客不仅仅需要维持顾客的满意程度，还必须分析顾客产生满意的最终原因，从而有针对性地采取措施来维系顾客。

#### （二）关系营销的构成（梯度推进）

贝瑞和帕拉苏拉曼归纳了三种建立顾客价值的方法：一级关系营销（频繁市场营销或频率营销）：维持关系的重要手段是利用价格刺激对目标公众增加财务利益；二级关系营销：在建立关系方面优于价格刺激，增加社会利益，同时也附加财务利益，主要形式是建立顾客组织，包括顾客档案和正式的、非正式的俱乐部及顾客协会等；三级关系营销：增加结构纽带，同时附加财务利益和社会利益。与客户建立结构性关系，它对关系客户有价值，但不能通过其他来源得到，可以提高客户转向竞争者的机会成本，同时也将增加客户脱离竞争者而转向本企业的收益。

### （三）关系营销的模式（作用方程）

企业不仅面临着同行业竞争对手的威胁，而且在外部环境中还有潜在进入者和替代品的威胁，以及供应商和顾客的讨价还价的较量。企业营销的最终目标是使本企业在产业内部处于最佳状态，能够抗击或改变这五种作用力。作用力是指决策的权利和行为的力量。双方的影响能力可用下列三个作用方程表示："营销方的作用力"小于"被营销方的作用力""营销方的作用力"等于"被营销方的作用力""营销方的作用力"大于"被营销方的作用力"。引起作用力不等的原因是市场结构状态的不同和占有信息量的不对称。在竞争中，营销作用力强的一方起着主导作用，当双方力量势均力敌时，往往采取谈判方式来影响、改变关系双方作用力的大小，从而使交易得以顺利进行。

## 四、关系营销的价值测定

### （一）附加利益（让渡价值）

关系营销可增加顾客让渡价值，改善对价值的感知。大多数企业在一定程度上受到互补产品的影响，所谓互补产品是指顾客配合企业产品一起使用的产品。这使得企业应该考虑控制互补产品是否获利。

### （二）成本测定（顾客分析）

**1. 顾客盈利能力**  关系营销涉及吸引、发展并保持同顾客的关系，其中心原则是创造"真正的顾客"。这些顾客不但自己愿意与企业建立持续、长期的关系，而且对企业进行义务宣传。企业的顾客群体可能在产品的使用方式、购买数量、作用重要性等方面有很大不同，所以我们需要对以下几个方面的顾客素质进行分析：相对于公司能力的购买需求、顾客的增长潜力、顾客固有砍价实力、顾客的价格敏感性等。只要有可能挑选，公司就应向最可能盈利的顾客推销产品。

**2. 顾客维系成本**  科特勒对维系顾客成本进行研究，提出下面四个步骤来测定：测定顾客的维系率即发生重复购买的顾客比率；识别各种造成顾客损失的原因，计算流失顾客的比率；估算由于不必要的顾客流失，企业将损失的利润；企业维系顾客的成本只要小于损失的利润，企业就应当支付降低顾客损失率的费用。

**3. "漏桶"原理**  丹尼尔·查密考尔这样分析"漏桶"原理，在环境宽松时，企业不注意维系顾客，使得顾客就像漏桶里的水一样流走，这样当买方市场形成时，企业就会受到惩罚。进攻性营销的成本大于防守营销成本，因此最成功的公司应修补桶上的洞，以减少顾客流失。

### （三）评价标准（顾客份额）

**1. 关系营销水平**  科特勒区分与顾客之间的五种不同程度的关系水平：

（1）基本型　销售人员把产品销售出去就不再与顾客接触。

（2）被动型　销售人员鼓动顾客在遇到问题或有意见时与公司联系。

（3）负责型　销售人员在产品售出后，主动征求顾客意见。

（4）能动型　销售人员不断向顾客询问改进产品用途的建议或者关于有用新产品的信息。

（5）伙伴型　公司与顾客共同努力，寻求顾客合理开支方法，或者帮助顾客更好地进行购买。

**2. 市场份额与顾客份额**　唐·佩珀和玛沙·罗杰斯针对市场份额提出了顾客份额的概念，认为顾客作为企业营销活动的中心，是关系营销或"一对一"营销这一新营销范式的本质。市场份额与顾客份额的比较：

（1）时点与事段　以往对销售效果的测量，是"以特定时期内某一选定市场上发生交易的多少"作为标准；而今天则以"在一定时期内和一定区域内所获得的顾客份额的多少"来衡量。

（2）静态与动态　销售收入=使用人的数量×每个人的使用量=（新顾客+原有顾客×顾客维系率）×每人的使用量

顾客维系率是一个动态概念，说明企业在一段时间内的顾客变化。关系营销的绩效体现在维持原有的顾客，而不是靠吸引新顾客来增加顾客数量。

（3）现状与预期　希望提高顾客份额的企业首先应了解顾客有可能产生的潜在需求。关系营销是以顾客份额所带来的长期利益来衡量企业的成败，这一变化始于信息技术在企业营销计划与活动中的广泛运用。

## 五、关系营销的原则

关系营销的实质是在市场营销中与各关系方建立长期稳定的相互依存的营销关系，以求彼此协调发展，因而必须遵循以下原则：

### （一）主动沟通原则

在关系营销中，各关系方都应主动与其他关系方接触和联系，相互沟通信息，了解情况，形成制度或以合同形式定期或不定期碰头，相互交流各关系方需求变化情况，主动为关系方服务或为关系方解决困难和问题，增强伙伴合作关系。

### （二）承诺信任原则

在关系营销中各关系方相互之间都应做出一系列书面或口头承诺，并以自己的行为履行诺言，才能赢得关系方的信任。承诺的实质是一种自信的表现，履行承诺就是将誓言变成行动，是维护和尊重关系方利益的体现，也是获得关系方信任的关键，是公司（企业）与关系方保持融洽伙伴关系的基础。

### （三）互惠原则

在与关系方交往过程中必须做到相互满足关系方的经济利益，并通过在公平、公正、公开的条件下进行成熟、高质量的产品或价值交换使关系方都能得到实惠。

## 六、关系营销的形态

关系营销是在人与人之间的交往过程中实现的，而人与人之间的关系绚丽多彩，关系复杂。归纳起来大体有以下几种形态：

### （一）亲缘关系营销形态

指依靠家庭血缘关系维系的市场营销，如父子、兄弟姐妹等亲缘为基础进行的营销活动。这种关系营销的各关系方盘根错节，根基深厚，关系稳定，时间长久，利益关系容易协调，但应用范围有一定的局限性。

### （二）地缘关系营销形态

指以公司（企业）营销人员所处地域空间为界维系的营销活动，如利用同省同县的老乡关系或同一地区企业关系进行的营销活动。这种关系营销在经济不发达，交通邮电落后，物流、商流、信息流不畅的地区作用较大。在我国社会主义初级阶段的市场经济发展中，这种关系营销形态仍不可忽视。

### （三）业缘关系营销形态

指以同一职业或同一行业之间的关系为基础进行的营销活动，如同事、同行、同学之间的关系，由于接受相同的文化熏陶，彼此具有相同的志趣，在感情上容易紧密结合为一个"整体"，可以在较长时间内相互帮助，相互协作。

### （四）文化习俗关系营销形态

指公司（企业）及其人员之间具有共同的文化、信仰、风俗习俗为基础进行的营销活动。由于公司（企业）之间和人员之间有共同的理念、信仰和习惯，在营销活动的相互接触交往中易于心领神会，对产品或服务的品牌、包装、性能等有相似需求，容易建立长期的伙伴营销关系。

### （五）偶发性关系营销形态

指在特定的时间和空间条件下发生突然的机遇形成的一种关系营销，如营销人员在车上与同坐旅客闲谈中可能使某项产品成交。这种营销具有突发性、短暂性、不确定性等特点，往往与前几种形态相联系，但这种偶发性机遇又会成为企业扩大市场占有率、开发新产品的契机，如能抓住机遇，可能成为一个公司（企业）兴衰成败的关键。

## 七、关系营销的具体措施

### （一）关系营销的组织设计

为了对内协调部门之间、员工之间的关系和对外向公众发布消息、处理意见等，通过有效的关系营销活动，使得企业目标能顺利实现，企业必须根据正规性原则、适应性原则、针对性原则、整体性原则、协调性原则和效益性原则建立企业关系管理机构。该机构除协调内外部关系外，还将担负着收集信息资料、参与企业的决策预谋的责任。

### （二）关系营销的资源配置

面对当代的顾客、变革和外部竞争，企业的全体人员必须通过有效的资源配置和利用，同心协力地实现企业的经营目标。企业资源配置主要包括人力资源和信息资源。

人力资源配置主要是通过部门间的人员转化、内部提升和跨业务单元的论坛和会议等进行。信息资源共享方式主要是：利用电脑网络、制定政策或提供帮助削减信息超载、建立"知识库"或"回复网络"及组建"虚拟小组"。

### （三）关系营销的效率提升

与外部企业建立合作关系，必然会与之分享某些利益，增强对手的实力，另一方面，企业各部门之间也存在着不同利益，这两方面形成了关系协调的障碍。具体的原因包括：利益不对称、担心失去自主权和控制权、片面的激励体系、担心损害分权。

关系各方环境的差异会影响关系的建立及双方的交流。跨文化间的人们在交流时，必须克服文化所带来的障碍。对于具有不同企业文化的企业来说，文化的整合，对于双方能否真正协调运作有重要的影响。关系营销是在传统营销的基础上，融合多个社会学科的思想而发展起来的。关系营销学认为，对于一个现代企业来说，除了要处理好企业内部关系，还要有可能与其他企业结成联盟，企业营销过程的核心是建立并发展与消费者、供应商、分销商、竞争者、政府机构及其他公众的良好关系。无论在哪一个市场上，关系都具有很重要作用，甚至成为企业市场营销活动成败的关键。所以，关系营销日益受到企业的关注和重视。

## 第三节　直复营销

### 一、直复营销的概念

直复营销又称为直接营销，英文为 Direct - marketing。它是个性化需求的产物，是传播个性化产品和服务的最佳渠道。美国直复营销协会（ADMA）的营销专家将它定义为"一种为了在任何地点产生可以度量的反应或达成交易而使用一种或几种广告媒体的互相作用的市场营销体系"。它区别于其他营销方式的主要特点有：

### （一）目标顾客选择更精确

直复营销的人员可以从顾客名单和数据库中的有关信息中，挑选出有可能成为自己顾客的人作为目标顾客，然后与单个目标顾客或特定的商业用户进行直接的信息交流。从而使目标顾客准确，沟通有针对性。

### （二）强调与顾客的关系

直复营销活动中，直复营销人员可根据每一个顾客的不同需求和消费习惯进行有针对性的营销活动。这将形成与顾客间一对一的双向沟通，将与顾客形成并保持良好的关系。各种研究表明，消费者大部分购买行为属于有计划的购买。直复营销人员深知，顾客们不会被动地待在家中等着广告的到来。所以，他们总是集中全力刺激消费者的无计划购买或冲动型购买，为消费者立即反应提供一切尽可能的方便。

### （三）激励顾客立即反应

通过集中全力的激励性广告使接受者立即采取某种特定行动，并为顾客立即反映提供了尽可能的方便和方式，使人性化的直接沟通即刻实现。

### （四）营销战略的隐蔽性

直复营销战略不是大张旗鼓的进行的，因此不易被竞争对手察觉，即使竞争对手察觉自己的营销战略也为时已晚，因为直复营销广告和销售是同时进行的。

### （五）关注顾客终生价值和长期沟通

直复营销将企业的客户（包括最终客户、分销商和合作伙伴）作为最重要的企业资源，通过完善的客户服务和深入的客户分析来满足客户的需求，关注和帮助顾客实现终生价值。

直复营销起源于邮购活动。1498 年，阿尔定出版社的创始人阿尔达斯·马努蒂厄斯（Aldus Manutius）在意大利威尼斯出版了第一个印有价目表的目录。这普遍被认为是最早有记载的邮购活动。1667 年，威廉·卢卡斯（William Lucas）在英国出版了第一个园艺目录。后来，邮购活动在美国、意大利、英国等地有了一定的发展。到了 1926 年，谢尔曼（Sherman）和沙克海姆（Sackheim）在美国创办了第一个现代图书俱乐部——月月图书俱乐部（The Book of the Month Club）。他们开始运用了免费试用方式，即先向消费者寄书，直到消费者不再订购或者不再付款为止。这与传统的先收款后寄书的方式截然不同。这也是营销人员试图测量顾客终身价值（lifetime customer value）的首次尝试。世界第二大直接反应公司——卡托·文德曼·约翰逊公司（WCJ）创办人莱斯特·文德曼说，生产商 90% 的利润来自回头客，只有 10% 来自零星散客。少损失 5% 的老顾客便可增加 25% 的利润。因此，从战略上讲，企业必须明确自己是要侧重于争夺市场份额，还是要保持顾客或培养忠诚度。据专家分析，面临激烈的市场竞争，维持一个老顾客所需的成本是寻求一个新顾客成本的 1/2，而要使一个失去的老顾客重新成为新顾客所花费的成本则是寻求一个新客户成本的 10 倍。如何把传统广告投放得到的客户保持下去并转化为忠实客户是我们进行直复营销的一个重要目的。

文德曼（Wunderman）先生在 1967 年首先提出直复营销的概念。他认为人类社会开始的交易就是直接的，那种古典的一对一的销售（服务）方式是最符合并能最大限度地满足人们需要的方式，而工业革命所带来的大量生产和大量营销是不符合人性的、是不道德的。

特别是现阶段产品市场鱼目混珠，大量传统广告充斥媒体被大家称之为"眼球经济"，可以说已引起社会公愤，在当今社会条件下，人们更加追求个性化的产品和服务，没有人愿意接受与别人一样的产品和服务。这就是大量营销致命的弱点和大量营销时代衰败、终结的根本原因。

正当消费者对一些产品普遍不信任时，对大量的广告感到厌倦并无所适从时，特别是保健品企业无所适从而营销人员苦苦思考、寻找新的营销方式的时候，直复营销应运而生，并以强大的生命力和适应性迅速席卷所有西方国家，掀起了一场 21 世纪的营销革命。我们国家的保健品药品企业有部分接受并采用了直复营销的方法，但系统使用的还没有。我们把直复营销作为进入市场的主要手段，可以极大地降低风险。

## 二、直复营销的种类

直复营销作为营销活动的一部分，与现代消费者的联系越来越密切。一方面，现代社会生活节奏不断加快，使消费者用于购物的时间渐趋减少。另一方面，信息、通讯技术的发展，信用系统的不断健全，对直复营销的发展提供了契机。

现在，随着信用手段和信息技术的快速发展，直复营销形式得到了空前的发展，其形式不再局限于邮购活动。随着电话、电视及互联网等许多媒体的出现，直复营销形式变得越来越丰富，常见的直复营销形式主要有：

### （一）直接邮寄营销

营销人员把信函、样品或者广告直接寄给目标顾客的营销活动。目标顾客的名单可以租用、购买或者与无竞争关系的其他企业相互交换。使用这些名单的时候，应注意名单的重复，以免同一份邮寄品两次以上寄给同一顾客，引起反感。

### （二）目录营销

营销人员给目标顾客邮寄目录，或者备有目录随时供顾客索取。经营完整生产线的综合邮购商店使用这种方式比较多，如蒙哥马利·华德公司（Montgomery Ward）、西尔斯·罗巴克公司（Sears Roebuck）等。

### （三）电话营销

营销人员通过电话向目标顾客进行营销活动。电话的普及，尤其是 800 免费电话的开通使消费者更愿意接受这一形式。现在许多消费者通过电话询问有关产品或服务的信息，并进行购买活动。

### （四）直接反应电视营销

营销人员通过在电视上介绍产品，或赞助某个推销商品的专题节目，开展营销活动。在我国电视是最普及的媒体，电视频道也较多，许多企业已开始在电视上进行营销活动。

### （五）直接反应印刷媒介

直接反应印刷媒介通常是指在杂志、报纸和其他印刷媒介上做直接反应广告，鼓励目标成员通过电话或回函订购，从而达到提高销售量的目的，并为顾客提供知识等服务。

### （六）直接反应广播

广播即可作为直接反应的主导媒体，也可以作为其他媒体配合，使顾客对广播进行反馈。随着广播行业的发展，广播电台的数量越来越多，专业性越来越全，有些电台甚至针对某个特别的或高度的细分小群体，为直复营销者寻求精确目标指向提供了机会。

### （七）网络营销

营销人员通过互联网、传真等电子通讯手段开展营销活动。目前，像书籍、计算机软硬件、旅游服务等已普遍在网上开始了其营销业务。除此之外，营销人员还利用报纸、杂志、广播电台等媒体进行营销活动。上述几种直复营销方式可以单一运用，也可以结合运用。

## 三、直复营销的特征

尽管直复营销作为一种营销思想早就存在，但是一直到 80 年代，人们仍认为它是分销的一种方法。大家普遍接受的定义是史丹·瑞普（Stan Rapp）和汤姆·柯林斯（Tom Collins）所做的定义，即"直复营销是不经过门市，直接在买卖双方之间完成交易的一种分销形式"。上述定义虽然概括了直复营销的基本本质，但是随着直复营销的作用越来越广泛，它已经很难全面概括直复营销的用途。

直复营销和其数据库关注的是每个消费者和潜在消费者的行为。他们根据消费者过去的购买行为来预测未来的行为。这些信息是以个人为单位进行处理的，即使消费者数以万计，仍可用它来进行对个人行为的分析并做出决策。这并不意味营销调研已过时，但是如果只依靠营销调研所得到的信息，将会做出普遍适用于消费者行为的假设，这一假设运用到个人情况时，可能是错误的。总之，直复营销强调根据有关个人的信息进行分析决策，最终使顾客终身价值达到最大化。

直复营销的特征可以概括为互联性、目标化、控制和连续性。

### （一）互联性（interaction）

指营销人员和消费者之间的相互联系，它包括两层含义：①营销人员怎样在目标市场上提供旨在引起消费者反应的刺激物。②消费者怎样对此做出反应。与消费者的相互联系中，营销人员可以获得能有效地进行目标化和控制的信息和怎样与消费者保持联系的信息。因此，在直复营销的四个特征中，互联性是处于中心位置的。

### （二）目标化（targeting）

是指营销人员选择产品或服务信息的接收的过程，信息的接收可以是已购买过产品或服务的消费者，或极有可能成为主顾的潜在消费者，或广大的潜在消费者。营销人员可以定期检查上次营销活动的结果，以期获得更准确地进行目标化的信息。

### （三）控　制（control）

指的是对营销活动的管理，包括制定目标和计划，做出预算和评估结果。它是一个循环的过程，营销人员一般根据过去控制过程的结果来制定未来的计划。

### （四）连续性（continuity）

是指保留现有的顾客群，向他们销售其他产品和更高级的产品。在企业中，很多利润来源于已有的顾客群，因此连续性显得很重要。与顾客的相互联系中获得的重要数据，能使营销人员更好地与顾客进行沟通，及时获得他们的兴趣和偏好，了解他们对过去营销活动的看法。虽然现在很多企业并未认识到连续性的重要性，但已有研究表明，向已购买过产品的消费者再次销售的成本只占吸引新客户的一小部分。例如在新车市场，上述两种成本的比例为1/5。

直复营销的上述四个特征是相互联系的，其总的目标是通过建立数据库，保留老顾客，吸引新顾客，使顾客终身价值最大化。顾客终身价值是指顾客终身对一个企业带来的总的净收入，它意味着顾客对该企业保持忠诚的期间，将带来的预期未来收入的价值总和。

### 四、传统营销的缺点和直复营销的优势

传统营销涉及推销费用、广告媒体费用、仓储费用、渠道费用等，管理和销售成本很高，而直复营销在一定程度上费用降低了、效率提高了。

1. 直复营销降低了整体顾客成本。直复营销剔除了中间商加价环节，从而降低了商品价格；同时让顾客无需出门就可购物，使他们的时间、体力和精神成本几乎降为零。

2. 直复营销顺应顾客讲求时间效率的趋势。相比较逛街购物，现代人更愿意把宝贵的时间投入到工作、学习、交际、运动、休闲等更有意义的事情中，而直复营销电话（或网络）订货、送货上门的优点为顾客的购物提供了极大的便利。

3. 网络通讯技术的推广促进了直复营销的发展。媒体是直复营销成功的关键。

4. 直复营销顺应顾客个性化需求的趋势。通过直复营销，生产商可根据每位顾客的特殊需要定制产品，从而为顾客提供完全满意的商品。21世纪呼唤直复营销，但营销战略的转变有其经济上的理由。传统的形象广告对许多公司来说实在是太没有针对性。

例如可口可乐的大部分收入是来自 8% 的美国人，但可口可乐却在给 100% 的百姓做上亿元的电视广告。这是一个很不合理的比例，可口可乐试图找到合适的比例。可口可乐明白必须和每个客户建立起更近的关系，因为谁也没有看到过一个客户群买可乐，每一次都是一个单个的客户。

传统的广告面临一个结构性危机。为了不让人忘记，企业必须做更多的广告。但仅仅知名及留下好印象并不够。统计资料表明，每天每个消费者要面临 1600 个广告信息。毫不奇怪，他过一会就会忘掉一大部分，另一部分会错误地记忆。

Braun 咨询公司客户解决方案副总裁 Larry Goldman 把 2002 年称之为"让我们运用"年。在 Braun 咨询公司发布的一份研究报告《2002 年 CRM 十大趋势》中，揭示了它认为在 2002 年整个客户关系管理（CRM）行业最有影响的发展趋势。

## 五、客户关系管理（CRM）

从 20 世纪 90 年代起，市场营销策略开始从"以产品为中心"向"以客户为中心"进行转移，开始强调并实践 Customer/Consumer 客户/消费者、Cost 成本、Channel 渠道、Convenience 方便性——"4C"。"4C"最初关注的是把市场营销概念引入企业的服务组织，对客户/消费者进行高效、便捷、低成本的服务，提高客户/消费者的满意度。"4C"提供了一种"以客户为中心"的理念和初步方法，但在实际企业管理中还有许多细致问题亟待回答。例如：

1. "以客户为中心"或者"以客户为上帝"，是指工作态度，还是工作方法，或是指客户的一切需求都要无条件、100% 地满足？"以客户为中心"和"企业追求利润最大化"，究竟孰重孰轻，哪个是手段，哪个是目的？

2. 如何识别客户的差别？哪部分客户是最具价值的，哪部分是最具成长性的，哪部分是利润低于边际成本的？对各种商务数据，要分析哪些方面，如何能做到定量分析，而不是只停留在定性分析上？

3. 怎样能够最优地整合客户、公司、员工等资源，采用最有效的业务流程开展"一对一"销售和服务，降低整体运营成本，同时提高企业销售收入、客户满意度和员工生产力？对生意、项目、过程和结果采用什么方法掌控，怎样预测未来的销售收入？

4. 面对员工的频繁"跳槽"和客户的流失，如何保住老客户、潜在客户和业务资源？如何有效地开发新客户和新业务？怎样做好客户关怀，提高客户忠诚度？

5. 销售部门内部怎样协同工作，服务部门内部怎样协同工作？销售部门和服务部门之间怎样高效协作？客服人员的水平让客户非常不满，销售代表在不了解的情况下还努力向客户推销新产品，或者客服人员不能及时了解到对所销售产品的保修期已过，还在免费提供服务，怎样避免这种情况？

6. 怎样能做到移动办公和脱网办公？对竞争对手，如何知己知彼、百战不殆？

企业面临着前所未有的激烈市场竞争和挑战：人们的工作和生活节奏越来越快，生意机会稍纵即逝；客户对差别化服务日益挑剔，客户与员工的忠诚度愈发脆弱；产品利润不断降低的同时，企业运营成本却不断上升……

这是传统营销中的客户管理不可避免而又十分重要的难以解决的问题。随着科技的发展和时代的进步，我们迎来了信息经济、网络经济、知识经济的新纪元，一种崭新的、称之为CRM的企业管理理论和软件呈现在我们面前，为企业打开了通往发展和成功的大门。20世纪90年代中、后期，"以客户为中心"的市场营销理论经过不断演绎，孕育出一整套相关的企业管理理论和实践方法，CRM正是在此过程中应运而生并走向成熟。

美国艾克认为，在e时代企业只有做到CCPR（方便、关怀、个人化、立即响应），才能更好地维系客户关系。

**1. 让客户更方便（Convenient）**　要让客户更便于取得企业的服务，就如同家门口的杂货店，随时想要的都可以去取。很多企业设立了800热线电话以便解答客户疑问。但实践证明，高频率的电话占线率已经成为电话沟通的重要阻碍。在e时代，企业必须让客户自己选择是由电话、网站、传真、E-mail或面对面等不同沟通方式，与企业接触，取得产品信息或服务。

**2. 对客户更亲切（Care）**　由于过分重视科学技术及其设备，使得很多企业与客户接触时，变成了冰冷的"自动贩卖机"，尤其当企业与客户间的关系纯粹只有给钱和交货时，客户对企业的选择也只有价格，所以只要有更便宜的供应来源，客户就流失了，因此客户对企业毫无忠诚度可言。

**3. 个人化（Personalized）**　企业要把每一个客户当作一个永恒的宝藏，而不是一次交易，所以必须了解每一个客户的喜好与习惯，并适时提供建议，例如杂货店的例子，老板要知道张先生的家庭状况、消费习惯及信用度等，才能提出最合适的建议。

**4. 立即响应（Real time）**　企业对于客户行为，必须透过每次接触不断学习，并且很敏感地立即响应，如同杂货店那样，当张先生去而复返，而且再次拿起同一商品，这说明张先生对酱油真的有兴趣，但有可能正在比较二家商店的价格，这时企业应该立即反应，在最短的时间内，主动提出理由说服客户购买。e时代的客户关系管理，就是建立CCPR（方便、关怀、个性化、立即响应）的经营模式，透过网络与技术让千里以外的客户都能感受到企业的关怀。由此，企业的商机将迅速增加。

传统客户管理和客户关系管理（CRM）的比较：

区别一：传统客服是被动的，客户没有问题，就不需要有客服，顶多过年过节寄张卡片。客户关系管理则是主动的，不但要解决客户关于产品的种种疑难杂症，还要主动与客户联络，促使客户再度上门，欢迎客户来问东问西。

区别二：传统客服认为客户打电话来问事情，或打电话给客户，都是一种麻烦事。因为客户打电话来，多半是产品有问题，要抱怨或解决；打电话给客户，不是账没缴清，就是有事情要主动说明。但在客户关系管理观念下，客户不联络、不响应，是疏离的表现，比抱怨还可怕。抱怨代表客户还想延续使用产品，疏离，则代表产品寿命将要告终。客户关系管理不但要在抱怨阶段就试图化解客户的不满与失望，更要在不断联络的过程中，创造客户对新产品的期望。

区别三：传统客服与行销是分开的，行销靠懂说服技巧的业务人员；客服多依赖维修工程师或总机。客户关系管理则将行销与客服合为一体，将客服视为另一种行销通路，把新产品推销给老客户，或依照老客户的分门别类需求创造新产品，都可以透过客服中心处理，因此称为"后端行销"。

以客户关系管理观念建立的客服中心，通过网络、电话等低成本操作，本身就成为公司的市场调研中心、新产品的开发中心和试卖点，与通路、前端行销和客户形成合作无间的三角回路。从以上客户关系管理与传统客户服务的比较来看，客户关系管理以对客户的关怀为核心进行一对一的沟通，直复营销的核心也从客户的角度出发，故两者的有效的结合，必将实现企业销售的提升、企业形象的提升和顾客终生价值的实现。

## 六、以 CRM 为中心的直复营销

### （一）直复营销离不开客户，CRM 触及到销售各个环节

CRM 是触及到企业内许多独立部门的商业理念，它需要一个"新的以客户为中心"的商业模式，并被集成了前台和后台办公系统的一整套应用系统所支持。这些整合的应用系统确保了更令人满意的客户体验，而客户满意度直接关系到企业能否获得更多的利润。企业已有资源毫无疑问是企业最大的资产之一，因而需要细心管理。对现有客户和潜在客户的培养和挖掘现在则被认为是企业获得进一步成功的关键。资料显示发展一个新客户要比保留一个老客户多出 5 倍的投入。投资于现有客户，使其满意度增加会对客户忠诚度有直接的影响，进而影响到企业的最终效益。以上所有的过程直复营销均不可少，直复营销离不开客户，离不开客户关怀。

### （二）直复营销电子商务策略必须与 CRM 的业务模型紧密结合方更有效

我们知道 CRM 涵盖了销售、市场营销和客户服务三方面的企业活动。这些客户接触点必须能够提供增强客户关系。随着电子商务将成为主要的业务渠道，其与 CRM 的整合必不可少。因此，企业的电子商务策略必须与 CRM 的业务模型同步以确保客户体验的一致性。否则，相互独立的两种系统会导致资源的浪费并产生互不协调的结果，从而使客户感到失望和不满意。

一个"精彩"的 CRM 系统应该是客户和企业双赢的情形。最终用户可以获得增值服务，而公司管理层可以收到有关企业围绕客户运作情况的持续不断的准确而最新的信息。

### （三）直复营销和 CRM 营销数据库的关系

直复营销离不开营销数据库的支持。营销数据库由有关顾客和潜在顾客的经过处理的数据组成，企业通过数据库可以获得目标顾客的信息，向他们销售产品和服务，并与顾客建立关系。

营销数据库的反馈作用，促进了营销人员与消费者之间的沟通。营销数据库通常包括顾客姓名、购买商品（或者询问商品）、购买地点及交易金额和购买原因等。简单的

营销数据库可以仅包括前三项。通过数据库，企业可以建立顾客档案，根据有关数据预测未来交易的情况，并及时查看顾客不再购买产品的原因。通过对数据库的分析，营销人员还可以获得企业与顾客之间关系的发展情况、销售渠道的作用及对顾客购买起作用的营销组合因素等。

现在营销数据库不仅在直复营销领域，而且在其他营销活动中起着越来越大的作用。许多零售企业、批发企业、耐用消费品企业和组织市场企业，也在纷纷建立营销数据库。

营销数据库的数据应具有三个特点：正确性、完全性和方便性。计算机技术的不断发展，为建立和利用营销数据库奠定了基础。

### （四）CRM 有助于直复营销效果的精确分析

深入的智能性分析需要统一的客户数据作为切入点，并使所有企业业务应用系统融入到分析环境中，再将分析结果反馈给管理层和整个企业内部，这样便增加了信息分析的价值。企业决策者会权衡这些信息做出更全面及时的商业决策。

通过对客户数据的全面分析来测量客户带给企业的价值及衡量客户的满意度。搜集到的信息可显示客户类别、服务级别及主要障碍等，这是做出管理报告和完成各种企业任务的基础，比如潜在消费的优先级定位、监视销售周期中某一特定阶段所花费的时间，或是正在处理的问题的种类等。

### （五）CRM 有助于维护直复营销顾客的忠诚

在直复营销中，维持客户忠诚度越来越关键的同时也变得越来越困难。对现有客户和潜在客户的培养和挖掘现在被认为是企业获得进一步成功的关键。CRM 为实现这一目标提供了便利和可能，同时，通过即时反应和即刻的服务，建立和提升了客户忠诚度。"竞争就在点击鼠标的一刹那"的说法越来越被证实其重要性。

为了使客户服务能够协调一致，所有与客户的互动行为都必须通过建立在有先进技术支撑的一套通用的系统集成来管理。电话、传真、E－mail、网站这些相互独立的客户交互接触点常常给客户一个关于企业的不完整的印象。这种脱节的运作不仅使客户不满意，也会影响到企业对现有客户资料的把握。由于不完整的客户背景资料，互不相关的客户接触点妨碍了企业获得客户带来的最大利益。

### 七、以 CRM 为中心的直复营销的"五大关键"

业界一致认为销售、市场营销和客户服务是 CRM 的三大功能支柱。这些是客户与企业联系的主要领域，无论这些联系发生在售前、售中还是售后，或是在客户需要服务或信息及想进一步购买的现有关系中。直复营销的关键在于销售和客户服务，CRM 得以实现，对于直复营销效果的倍增十分关键。

### （一）客户服务

提到客户关系管理，客户服务可能是最关键的内容。直复营销提供的客户服务是能否保留满意的忠诚客户的关键。如今客户期望的服务已经超出传统的电话呼叫中心的范围。呼叫中心正在向可以处理各种通讯媒介的客户服务中心演变。电话互动必须与 E - mail、传真、网站及其他任何客户喜欢使用的方式相互整合。随着越来越多的客户进入互联网通过浏览器来查看他们的订单或提出询问,自助服务的要求发展越来越快。

客户服务已经超出传统的帮助平台。"客户关怀"的术语如今用来拓展企业对客户的职责范围。与客户积极主动的关系是客户服务的重要组成部分。客户服务能够处理客户各种类型的询问,包括有关的产品、需要的信息、订单请求、订单执行情况,以及高质量的现场服务。

## (二)销售

销售力量自动化(SFA)是 CRM 中成长最快的部分。销售人员与潜在客户的互动行为、将潜在客户发展为真正客户并保持其忠诚度是使企业盈利的核心因素。SFA 常被拓展为包括销售预测、客户名单和报价管理,建议产生及赢输分析。销售人员是企业信息的基本来源,必须要有获得最新现场信息和将信息提供给他人的工具。

## (三)市场营销

营销自动化包括商机产生、商机获取和管理、商业活动管理及电话营销。初步的大众营销活动被用于首次客户接触,接下来是针对具体目标受众的更加集中的商业活动。个性化很快成为期望的互动规范,客户的喜好和购买习惯被列入考虑范围。旨在更好地向客户行销,带有有关客户特殊需求信息的目录管理和一对一行销应运而生成为趋势。

市场营销迅速从传统的电话营销转向网站和 E - mail。这些基于 Web 的营销活动给潜在客户更好的客户体验,使潜在客户以自己的方式、在方便的时间查看他需要的信息。

为了获得最大的价值,必须与销售人员合作对这些商业活动进行跟踪,以激活潜在消费并进行成功/失败研究。市场营销活动的费用管理及营销事件(如贸易展和研讨会)对未来计划的制定和 ROI 分析至关重要。

## (四)共享的客户资料库

共享的客户资料库把销售、市场营销和客户服务连接起来。作为企业与其相关利益群体之间首要接触点的这三个方面,如果缺乏统一的方法,未能结合与集成这些功能,将不会达到理想的效果。横跨整个企业集成客户互动信息会使企业从部门化的客户联络转向所有的客户互动行为都协调一致。如果一个企业的信息来源相互独立,那么这些信息会有重复、互相冲突并且会是过时的。这对企业的整体运作效率将产生负面影响。著名的 Gartner Group 公司把采用集成方法的销售、营销和客户服务应用系统称为技术激活关系管理(Technology Enabled Relationship Management)。这种方法改进了企业与其客户互动行为的方式,使企业能更好地满足客户的需求。

## 八、直复营销在我国的现状和发展前景

作为无店铺零售的一种形式，直复营销在美国、欧洲等一些发达国家得到了迅速发展。以美国为例，1991 年，美国直复营销的销售额为 1400 亿美元，占无店铺零售总额的 80%。近年来，美国直复营销销售额年平均增长率为 10% ~ 15%，其发展速度为传统零售业的 2 倍。

在我国，直复营销经过近 20 年的缓慢发展，已经初具规模，但是普及面一直很低。目前其主要形式为直接邮寄营销、杂志、报纸营销、电视营销和网上营销等。现在很多企业把直复营销进行了改变，如天年公司的顾客营销、保健品和医疗器械的社区活动直复营销在我国的发展将经历从大城市向中小城市和农村发展的阶段。尽管直复营销在我国的发展困难重重，但作为一种充满吸引力的无店铺零售方式，不久的将来，它会受到企业和消费者的青睐。下列趋势表明直复营销在我国的发展已具备了一定的条件。

1. 随着我国消费者收入水平的不断提高，生活节奏的加快，工作压力的加重，需求层次向上转移，消费者对闲暇时间更加珍惜，消费观念和生活方式正在悄悄发生变化。尤其是近两年来，备受年轻人欢迎的时装、图书邮购的兴起都表明了这一变化。

2. 国内外著名的直复营销企业，像戴尔计算机公司、中国书店的加盟将会提高直复营销的声誉，有助于消费者改变对直复营销"先入为主"的偏见。

3. 全国范围的金融结算系统和信用系统已初步形成，这对长期困扰的购物支付问题提供了探索性的答案。

4. 电话的普及，尤其是 800 免费电话的开通，以及电视媒体的丰富，都为中国消费者对直复营销方式做出反应提供了极大的方便。

5. 高昂的广告费用和庞大的库存所占用的资金，都为企业探索节省资金的零售方式提供了契机。

直复营销在我国正处于生命周期的介绍期，其蓬勃发展尚需要一定的时间。只要企业努力培养这一市场，它将会引起一场零售革命，而这一革命的直接受益者为企业和众多消费者。

在中国市场顾客如此之多的环节中，传统的方法对直复营销的精确客户分析、及时反馈要求逐渐难以满足，故建立以 CRM 为核心的直复营销系统势在必行！

总而言之，直复营销在营销渠道中的重要性越来越大，随着竞争的激烈和经济的发展，人们对于直复营销的认识逐渐趋于正常。CRM 理念在中国的引入才短短的几年，但自从 CRM 理念被搬进中国以来就极为受宠，其与营销策略的结合，尤其是与直复营销结合，更能体现出其前景和价值。

但客户关系管理和直复营销有利嫁接需要考虑种种因素，譬如企业资源、客户群体的地理位置、教育水平、认可的服务的方式等，无论如何，将直复营销和客户关系管理结合，对企业的发展和利润率增长无疑都是有利的。

## 【案例分析】

### 中美史克 PPA 事件危机管理（关系营销成功的案例）

中美史克天津制药有限公司是一家现代化合资制药企业。自 1987 年 10 月投资建厂以来，年生产能力 23 亿片（粒、支）。其代表产品肠虫清（阿苯达唑，下同）、泰胃美（西咪替丁，下同）、芬必得、康得、百多帮等在中国已家喻户晓。其中康泰克为支柱性产品，年销售额在 6 亿人民币左右。美国一项研究表明，PPA（即苯丙醇胺）会增加患出血性中风的危险。2000 年 11 月 6 日，美国食品与药物监督管理局（FDA）发出公共健康公告，要求美国生产厂商主动停止销售含 PPA 的产品。中国国家药品监督管理局（SDA）于 2000 年 11 月 16 日发布了《关于暂停使用和销售含苯丙醇胺药品制剂的通知》，与美国 FDA 所发健康公告仅隔 10 天，并且是以中国红头文件的形式发至中国各大媒体。在 15 种被暂停使用和销售的含 PPA 的药品当中，包含了中美史克天津制药有限公司生产的康泰克和康得 2 种产品。

康泰克进入中国市场已有 11 年历史，由于其独特的缓释技术和显著的疗效，在国内抗感冒药市场具有极高的知名度，可谓家喻户晓。中国 SDA 通告一出，顿时引起社会的极大关注。媒体争相报道，经销商纷纷来电，康泰克多年来在消费者心目中的优秀品牌地位陷入危机之中。由于这次的 PPA 事件，使占感冒药市场 40% 的康泰克一夜之间离开市场。怎样安抚消费者，怎样处理经销商的退货，怎样得到大股东的继续支持，怎样让员工稳定，一系列问题突然摆在中美史克公司面前。可是，面对这样的情况，中美史克公司没有自乱阵脚，而是有条不紊地做好各种工作。首先，中美史克公司内部成立危机管理小组，召开全体员工大会稳定人心，将《给医院的信》《给客户的信》发往全国，召开了新闻媒介恳谈会，开通 15 条消费者热线。其次，对于经销商，中美史克公司明确的予以允诺，没有返款的不用再返款，已经返款的以 100% 的比例退款。最后，积极说服公司的大股东恢复对公司的信心，继续向公司投资。在解决了这些问题，PPA 事件 289 天之后，即 2001 年 9 月 3 日，中美史克公司紧紧把握市场商机，充分利用康泰克原有品牌效应，成功地将新康泰克推向市场。新康泰克成分里用 PSE（伪麻黄碱）代替了 PPA。新康泰克不仅受到消费者青睐，而且很快恢复了原来的市场份额。现在天津史克公司的新康泰克年销售额约 4 亿元，在 OTC 市场中占有率超过了 30%。

案例分析：通过中美史克公司 PPA 事件危机管理，我们不难看出这是一个非常成功的关系营销案例，为什么说它是一个成功的关系营销案例呢？这个案例成功的关键在哪呢？这个案例成功的关键就在于其关系营销中的公关策略及对于公共关系的危机处理。

危机管理是指组织为应付各种危机所进行的信息收集、信息分析、问题决策、计划制定、措施制定、化解处理、动态调整、经验总结和自我诊断的全过程。危机管理的目的就是变危险为机遇，使之越过陷阱进入新的发展阶段。企业危机管理不仅是对危机发生时的应对管理，更要对危机事件的形成过程进行分析和判断，从经营战略到管理措施，从组织结构到资源分配上做好充分准备。在危机管理当中，我们需要明确危机的特点：突发性、威胁性、风险性、紧迫性、双重性，以及在这些特点的要求之下，危机管理应遵循的5S原则。5S原则指的是：①速度第一原则。在危机发生后，企业在危机处理过程中，迅速地采取措施并不间断发布信息强化企业各种解决危机的努力，就能有效防止危机的扩大化，加快重塑企业形象的进程。②系统运行原则。在进行危机管理时必须系统运作，绝不可顾此失彼。只有这样才能透过表面现象看本质，创造性地解决问题，化害为利。③承担责任原则。面对危机事件勇于承担责任是企业在危机公关过程中的"具体行动"。④真诚沟通原则。⑤权威证实原则。

笼统地说，中美史克在企业遭受危机的同时紧扣了消费者、经销商、企业员工、股东这四个公司价值链的关键环节，且从行动和认知上将消费者利益置于价值链的核心位置，牢牢把握住了危机管理里的5S原则，同时以坦诚之态度与政府、公众和媒体进行合作，使得其在失去旧康泰克市场时，反而树立了良好形象。而这种良好的形象也给"新康泰克"上市铺平了道路。

具体来说，就是在PPA事件危机处理的过程中，中美史克公司一直采取积极的态度，在做好安抚消费者工作的同时，极力采取各种措施进行补救，具体表现在以下几方面：

第一，建立危机管理小组，统筹危机管理。危机是对组织公共关系管理能力的最大考验。危机刚发生，中美史克便组建了一个跨部门的危机管理小组，由总经理领导，10位公司经理等主要部门主管参与，10余名工作人员负责跟进。危机管理小组明确工作职责，下设沟通小组，负责信息发布和内外部的信息沟通，是所有信息的发布者；市场小组，负责加快新产品开发；生产小组，组织调整生产并处理正在生产线上的中间产品。危机管理小组有权调动组织的人、财、物资源，有利于在整个危机处理过程中的总体统筹，同时具有发布危机信息的权威性。

第二，及时与外部沟通，表明公司对待这次事件的态度。11月20日，也就是"康泰克""康得"被国家药品监督管理局叫停后的第四天，中美史克公司在北京国际俱乐部举行了记者恳谈会。面对咄咄逼人的媒体，公司总经理杨伟强开诚布公，代表公司表示：国家药品监督管理局的一切决定，中美史克都无条件接受，不管公司受到多大的损失，也要将消费者的健康放在第一位；同时也通过媒体向全社会通报，中美史克在接到国家药品监督管理局通知的第二天，就停止了"康泰克""康得"的生产与销售。

第三，妥善处理与客户的利益关系。由于"康泰克"与"康得"的高知名度，其在全国的销售商有几万家。可以说是这些销售商与中美史克共同创造了"康泰克""康得"的市场辉煌。在危急关头，如何处理与合作伙伴的关系？公司向所有的客户承诺：不让客户受到任何损失，事件带来的一切损失均由中美史克承担，没有卖出的货可以退回中美史克公司，结果总计8万多箱、价值2亿多元的"康泰克""康得"很快退回了公司。

第四，保障职工利益，争取职工支持，共渡难关。国家药品监督管理局的通知公布之后，媒体开始相继报道，公司面临的压力越来越大，员工们的疑虑开始积累，担心企业的生存和自己的就业安全。针对这样一种局面，公司在 11 月 17 日召开了全体员工大会，介绍了事件的起因和来龙去脉，同时公司向全体员工表明：公司不裁员，不会让任何一个员工因"PPA"事件下岗。为此，公司还以《给全体员工一封信》的形式，将公司对员工的承诺书面化。公司的坦诚相待和对员工利益的周到考虑，赢得了全体员工的支持。企业的做法感动了公司的全体员工，许多员工纷纷表示：一定要与企业共渡难关，如果企业需要，可以扣减自己的工资。

第五，采取有效的媒介关系管理措施，强化危机信息的传播管理。大众传媒是组织和公众沟通的桥梁，对危机的解决起着重要的作用。发生危机之后，公众和传媒迫切需要相关的信息，组织的传播压力很大。在对外传播之前，组织内部首先必须统一传播的口径与传播的内容，并且尽快成为第一消息来源，掌握对外发布信息的主动权。中国环球公关公司统一接听和处理媒体来电，对每一敏感问题准备答案。同时确定统一的对外信息发布渠道、发言口径及发言人。提供敏感问题的标准回答，并在恳谈会召开前夕进行了特别演练，使中美史克能够从容面对巨大的舆论压力。

第六，密切监测，积极沟通。全面监控国内的各类媒介、网站及公司的有关竞争对手的消息，及时获取相关的最新动态，收集有关报道的剪报，每天及时汇总有关媒介报道的情况，以便准确评估事态发展程度，为决策下一步的行动提供依据。在恳谈会前后，尽可能充分地与媒介沟通，开通热线电话，对经销商和消费者提出的问题给予解答，以增加媒介和目标受众对公司的理解与同情。

值得一提的是，面对一些新闻媒体的不公正宣传，中美史克并没有做过多追究，只是尽力争取媒体的正面宣传以维系企业形象，总经理频频接受国内知名媒体的专访，争取为中美史克公司说话的机会。对待暂停令后同行的大肆炒作和攻击行为，中美史克公司保持了应有的冷静，既未反驳，也没有说一句竞争对手的坏话。在面对对手的攻击时，中美史克表现出一个成熟企业对待竞争对手的最起码的态度与风度。一番努力，终于取得了不凡的效果，用《天津日报》记者的话说："面对危机，管理正常，生产正常，销售正常，一切都正常。"中美史克公司遭遇 PPA 事件，通过成功的危机公关，顺利渡过难关。

【分析讨论引导】

1. 中美史克危机处理中用到的关系营销有哪些？
2. 中美史克危机处理中能够取得成功的关键是什么？

【问题思考】

1. 什么叫电子商务和网络营销？
2. 简述电子商务和网络营销的异同。
3. 论述关系营销在当今经济社会里的意义。
4. 对于"有人说直复营销就是直销或者传销"你怎么看？

# 附录

# 主要参考书目

1. 董飞. 国际市场营销学. 北京：北京大学出版社，2013.

2. 杨耀丽，杨秀丽. 市场营销学. 上海：上海财经大学出版社，2013.

3. 何静文，戴卫东. 市场营销学. 北京：北京大学出版社，2014.

4. 李永前，金璟，朱克西. 市场营销学理论与实务. 成都：西南财经大学出版社，2013.

5. 陈阳. 市场营销学. 第 2 版. 北京：北京大学出版社，2012.

6. 胡凌，胡志雯. 国际市场营销. 北京：清华大学出版社，2004.

7. 张辉，余苏珍，王力. 市场营销理论与实务. 南昌：江西高校出版社，2013.

8. 袁连升，成颖. 市场营销学：理论、案例与实训. 北京：北京大学出版社，2012.

9. 徐丙臣. 市场营销学理论与实践. 北京：中国经济出版社，2011.

10. 吴健安. 市场营销学. 第 5 版. 北京：清华大学出版社，2013.

11. 菲利普·科特勒. 营销管理. 北京：中国人民大学出版社，2002.

12. 金文辉. 市场营销学. 北京：中国中医药出版社，2006.

13. 董国俊. 药品市场营销学. 北京：人民卫生出版社，2009.

14. 张钦德. 药品经营与管理. 北京：人民卫生出版社，2002.

15. 官翠玲. 医学市场营销学. 北京：中国中医药出版社. 2010.

16. 吴蓬. 药事管理学. 北京：人民卫生出版社，2007.

17. 顾海. 医药市场营销学. 北京：人民卫生出版社，2006.

18. 陈洁. 药物经济学. 北京：人民卫生出版社，2006.

19. 李建峰，董媛，张馨予. 市场营销实务. 北京：北京师范大学出版社，2011.

20. 吴虹. 医药市场营销实用技术. 北京：中国医药科技出版社，2008.

21. 汤少梁. 医药市场营销学. 北京：科学出版社，2007.

22. 常永胜. 营销渠道：理论与实务. 北京：电子工业出版社，2009.

23. 汤少梁. 医药市场营销学. 北京：科学出版社. 2010.